全国中医药行业中等职业教育"十二五"规划教材

中西医结合妇科

(供中医专业用)

主　编　冯冬兰（南阳医学高等专科学校）
副主编　刘志宏（山东中医药高等专科学校）
　　　　齐会英（甘肃省中医学校）
　　　　钱爱云（河南理工大学医学中专部）
编　委　(以姓氏笔画为序)
　　　　牛国英（南阳医学高等专科学校）
　　　　冯冬兰（南阳医学高等专科学校）
　　　　刘志宏（山东中医药高等专科学校）
　　　　刘志霞（陇东学院）
　　　　齐会英（甘肃省中医学校）
　　　　杨祖艳（保山中医药高等专科学校）
　　　　贾凡林（曲阜中医药学校）
　　　　钱爱云（河南理工大学医学中专部）
　　　　黄俊婷（广东省新兴中药学校）

中国中医药出版社
·北　京·

图书在版编目（CIP）数据

中西医结合妇科/冯冬兰主编. —北京：中国中医药出版社，2015.8（2020.8重印）
全国中医药行业中等职业教育"十二五"规划教材
ISBN 978-7-5132-2502-1

Ⅰ.①中… Ⅱ.①冯… Ⅲ.①妇科病–中西医结合疗法–中等专业学校–教材
Ⅳ.①R711

中国版本图书馆 CIP 数据核字（2015）第 108477 号

中国中医药出版社出版
北京经济技术开发区科创十三街 31 号院二区 8 号楼
邮政编码　100176
传真　010 64405750
保定市中画美凯印刷有限公司印刷
各地新华书店经销

*

开本 787×1092　1/16　印张 18.5　字数 412 千字
2015 年 8 月第 1 版　2020 年 8 月第 4 次印刷
书　号　ISBN 978-7-5132-2502-1

*

定价 52.00 元
网址　www.cptcm.com

如有印装质量问题请与本社出版部调换（010 64405510）
版权专有　侵权必究
社长热线　010 64405720
购书热线　010 64065415　010 64065413
微信服务号　zgzyycbs
书店网址　csln.net/qksd/
官方微博　http://e.weibo.com/cptcm
淘宝天猫网址　http://zgzyycbs.tmall.com

全国中医药职业教育教学指导委员会

主 任 委 员 卢国慧（国家中医药管理局人事教育司司长）
副主任委员 赵国胜（安徽中医药高等专科学校校长）
　　　　　　　张立祥（山东中医药高等专科学校校长）
　　　　　　　姜德民（甘肃省中医学校校长）
　　　　　　　王国辰（中国中医药出版社社长）
委　　　员（以姓氏笔画为序）
　　　　　　　王义祁（安徽中医药高等专科学校党委副书记）
　　　　　　　王秀兰（上海中医药大学医学技术学院院长）
　　　　　　　卞　瑶（云南中医学院职业技术学院院长）
　　　　　　　方家选（南阳医学高等专科学校校长）
　　　　　　　孔令俭（曲阜中医药学校校长）
　　　　　　　叶正良（天士力控股集团有限公司生产制造事业群首席执行官）
　　　　　　　包武晓（呼伦贝尔职业技术学院蒙医蒙药系副主任）
　　　　　　　冯居秦（西安海棠职业学院院长）
　　　　　　　尼玛次仁（西藏藏医学院院长）
　　　　　　　吕文亮（湖北中医药高等专科学校校长）
　　　　　　　刘　勇（成都中医药大学峨眉学院院长、四川省食品药品学校校长）
　　　　　　　李　刚（亳州中药科技学校校长）
　　　　　　　李　铭（保山中医药高等专科学校校长）
　　　　　　　李伏君（株洲千金药业股份有限公司副总经理）
　　　　　　　李灿东（福建中医药大学副校长）
　　　　　　　李建民（黑龙江中医药大学佳木斯学院院长）
　　　　　　　李景儒（黑龙江省中医药学校校长）
　　　　　　　杨佳琦（杭州市拱墅区米市巷街道社区卫生服务中心主任）
　　　　　　　吾布力·吐尔地（新疆维吾尔医学专科学校药学系主任）
　　　　　　　吴　彬（广西中医学校校长）
　　　　　　　宋利华（连云港中医药高等职业技术学校党委书记）
　　　　　　　迟江波（烟台渤海制药集团有限公司总裁）

张美林（成都中医药大学附属医院针灸学校党委书记、副校长）
张登山（邢台医学高等专科学校教授）
张震云（山西药科职业学院副院长）
陈　燕（湖南中医药大学护理学院院长）
陈玉奇（沈阳市中医药学校校长）
陈令轩（国家中医药管理局人事教育司综合协调处副主任科员）
周忠民（渭南职业技术学院党委副书记）
胡志方（江西中医药高等专科学校校长）
徐家正（海口市中医药学校校长）
凌　娅（江苏康缘药业股份有限公司副董事长）
郭争鸣（湖南中医药高等专科学校校长）
郭桂明（北京中医医院药学部主任）
唐家奇（湛江中医学校校长、党委书记）
曹世奎（长春中医药大学职业技术学院院长）
龚晋文（山西职工医学院/山西省中医学校党委副书记）
董维春（北京卫生职业学院党委书记、副院长）
谭　工（重庆三峡医药高等专科学校副校长）
潘年松（遵义医药高等专科学校副校长）

秘 书 长 周景玉（国家中医药管理局人事教育司综合协调处副处长）

前　言

中医药职业教育是我国现代职业教育体系的重要组成部分，肩负着培养中医药多样化人才、传承中医药技术技能、推动中医药事业科学发展的重要职责。教育要发展，教材是根本，是提高教育教学质量的重要保证，是人才培养的重要基础。为贯彻落实习近平总书记关于加快发展现代职业教育的重要指示精神和《国家中长期教育改革和发展规划纲要（2010—2020年）》，国家中医药管理局教材办公室、全国中医药职业教育教学指导委员会紧密结合中医药职业教育特点，适应中医药中等职业教育的教学发展需求，突出中医药中等职业教育的特色，组织完成了"全国中医药行业中等职业教育'十二五'规划教材"建设工作。

作为全国唯一的中医药行业中等职业教育规划教材，本版教材按照"政府指导、学会主办、院校联办、出版社协办"的运作机制，于2013年启动编写工作。通过广泛调研、全国范围遴选主编，组建了一支由全国60余所中高等中医药院校及相关医院、医药企业等单位组成的联合编写队伍，先后经过主编会议、编委会议、定稿会议等多轮研究论证，在400余位编者的共同努力下，历时一年半时间，完成了36种规划教材的编写。本套教材由中国中医药出版社出版，供全国中等职业教育学校中医、护理、中医护理、中医康复保健、中药和中药制药等6个专业使用。

本套教材具有以下特色：

1. 注重把握培养方向，坚持以就业为导向、以能力为本位、以岗位需求为标准的原则，紧扣培养高素质劳动者和技能型人才的目标进行编写，体现"工学结合"的人才培养模式。

2. 注重中医药职业教育的特点，以教育部新的教学指导意见为纲领，贴近学生、贴近岗位、贴近社会，体现教材针对性、适用性及实用性，符合中医药中等职业教育教学实际。

3. 注重强化精品意识，从教材内容结构、知识点、规范化、标准化、编写技巧、语言文字等方面加以改革，具备"精品教材"特质。

4. 注重教材内容与教学大纲的统一，涵盖资格考试全部内容及所有考试要求的知识点，满足学生获得"双证书"及相关工作岗位需求，有利于促进学生就业。

5. 注重创新教材呈现形式，版式设计新颖、活泼，图文并茂，配有网络教学大纲指导教与学（相关内容可在中国中医药出版社网站www.cptcm.com下载），符合中等职业学校学生认知规律及特点，有利于增强学生的学习兴趣。

本版教材的组织编写得到了国家中医药管理局的精心指导、全国中医药中等职业教育学校的大力支持、相关专家和教材编写团队的辛勤付出，保证了教材质量，提升了教材水平，在此表示诚挚的谢意！

我们衷心希望本版规划教材能在相关课程的教学中发挥积极的作用，通过教学实践的检验不断改进和完善。敬请各教学单位、教学人员及广大学生多提宝贵意见，以便再版时予以修正，提升教材质量。

国家中医药管理局教材办公室
全国中医药职业教育教学指导委员会
中国中医药出版社
2015 年 7 月

编写说明

《中西医结合妇科》是由全国中医药职业教育教学指导委员会、国家中医药管理局教材办公室统一规划、宏观指导，由中国中医药出版社组织编写的"全国中医药行业职业教育'十二五'规划教材"之一。本教材供中医等专业中职学生、在职教育及相应水平的学员使用。

全书内容共分十七章。第一章至第六章论述了中西医结合妇科发展简史及女性的解剖、生理、病理及诊治等特点；第七章至第十五章论述了月经病、女性生殖系统炎症、外阴白色病变及外阴瘙痒、妊娠病、常见分娩期并发症、产后病、女性生殖器官肿瘤、不孕症及葡萄胎和子宫脱垂等疾病的中西医发病机制及诊疗常规；第十六、十七章介绍了计划生育和妇科常用特殊检查。

本教材的编写框架借鉴了历版《中西医结合妇产科学》的成功经验，并结合临床实际和中职学生特点，做了适当的调整，旨在体现职业教育专业设置与产业需求、课程内容与职业标准、教学过程与生产过程的"三对接"，力争突出思想性、科学性、实用性、启发性和教学适用性。本教材立足于中、西医两种基本理论和各自不同的学科特点，并注意汲取当代中西医结合妇科研究的最新成果，对其进行了不同程度的融合，系统阐述了中西医结合妇科的基本理论、基本知识和基本技能。针对中医中职类学生的特点，力求文字简练，言简意赅，通俗易懂。在基础理论的编写上，将中、西医对女性的解剖、生理、病理及诊治特点的认识融合在一起，合并论述，使其成为一体。在对中医疾病的证型划分和选方上，以易学实用、基本够用为原则，主要参考近年来中医执业助理医师、中西医结合执业助理医师及中医执业医师的考试内容，去繁从简，按照传统成熟的《中医妇科学》内容进行；在疾病种类和中、西医内容对照的安排上，则根据临床实际情况和中、西医的各自优势进行取舍，有些地方只重点讲述中医或西医内容；有些西医疾病相当于中医的多个疾病，其临床表现的主要方面不同，对应的中医疾病就不一样，对于能参照已经学过的相关中医疾病辨病辨证施治的，不再另作论述，只予简单提示，如子宫颈癌，临床上以无规律出血为主症者，可参考"崩漏"辨证施治，以阴道排液量增多为主症者，可参考"带下病"辨证施治，以减轻学生学习负担，满足其日后获得中医执业助理医师及中医执业医师资格的需求和临床的基本需求。在诊断内容上，力求帮助学生建立临床诊断思路，开创临床思维模式，培养其临床辨病和辨证能力。中医妇科疾病大多以主要症状命名，同一症状可见于很多西医疾病；而同一西医疾病由于其临床表现的主要方面不同，对应的中医疾病也不相同，因此中、西医疾病大多无法完全一一对应，本教材根据临床实际，在病名分类上大多以西医病名为目，个别以中医为目进行讨论。在中、西医疾病的对应关系上，力求就常见相关中医或西医疾病尽可能地给予提示，以便学生对这些疾病建立一种客观而相对全面的中西医辨病和辨证思路。医案讨论则选取与教材重点教学内容密切相关的名家医案医话或个人临床工作中在诊断或治疗上确有特色或有启发意义的医案，有针对性地提出问题，引导学生讨论思考，避免其泛泛而读，学而无获；同时激发其探求书本知识和阅读医学名著的兴趣。

本教材第一章、第七章由冯冬兰编写；第九章、第十章及第六章（第四节）由刘志宏编写；第四章、第五章、第六章（前三节）由钱爱云编写；第八章、第十二章由齐会英编写；第十三章由杨祖艳编写；第二章、第十四章由黄俊婷编写；第三章由牛国英编写；第十一章、第十五章由刘志霞编写；第十六章、第十七章由贾凡林编写。全书由冯冬兰统稿。

中西医结合妇科起步较晚，是一门正在发展中的年轻学科，需要不断发展完善。中职中医类学生学制短，中、西医基础较薄弱，如何能使这些学生很好地掌握中西医结合妇科临床所需的基本知识、服务于基层，是个值得探索的问题。本教材在这方面做了一定的尝试，但由于编者水平有限，教材中内容难免有不足之处，恳切希望各校师生在使用过程中提出宝贵意见，以便再版时进一步修订完善。

《中西医结合妇科》编委会
2015 年 7 月

目 录

第一章 绪论
第一节 中西医结合妇科的定义、范围及特点 1
第二节 中、西医妇科发展简史及中西医结合妇科发展现状 1
一、中医妇科发展概况 1
二、西医妇产科发展概况 4
三、中西医结合妇科的研究与发展 5

第二章 女性的解剖和生理特点
第一节 西医对女性生殖器官的认识 6
一、外生殖器 6
二、内生殖器 7
三、邻近器官 10
四、骨盆 11
第二节 中医对女性生殖器官的认识 12
一、外生殖器 12
二、内生殖器 12

第三章 女性生殖生理
第一节 女性一生各期的生理特点 14
第二节 月经生理 15
一、月经及月经的生理现象 15
二、中医对月经产生机理的认识 16
三、西医对月经产生机理的认识 19
第三节 带下生理 25
第四节 妊娠生理 25
一、中医对妊娠生理的认识 25
二、西医对妊娠生理的认识 26
第五节 分娩及产褥期生理 29
一、中医对分娩的认识 29
二、西医对分娩的认识 30
三、中医对产褥生理的认识 42
四、西医对产褥生理的认识 42
第六节 哺乳期生理 43

第四章 妇科疾病的病因病机
第一节 病因 44
一、淫邪因素 44
二、七情内伤 45
三、生活因素 45
四、体质因素 45
五、其他因素 46
第二节 病机 46
一、脏腑功能失常 46
二、气血失调 47
三、冲任二脉损伤 48

第五章 妇科疾病的诊断与辨证
第一节 四诊 49
一、问诊 49
二、望诊 50
三、闻诊 51
四、切诊 51
第二节 妇产科检查与诊断基本知识 52
一、妇科检查 52
二、妊娠诊断 55
三、孕妇腹部检查 59

第三节　辨证 ………………… 61
　一、月经病、带下病、妊娠病、产后病的辨证要点 ………… 61
　二、常见妇科脏腑辨证与气血辨证证型及证候 ……………… 61
第四节　辨病与辨证 ………… 63
　一、辨病与辨证的关系 ……… 63
　二、辨病与辨证结合 ………… 63

第六章　治法概要
第一节　中医常用内治法 …… 65
第二节　外治法的特点和适应证 … 66
第三节　妇产科用药禁忌 …… 68
第四节　内分泌治疗 ………… 68

第七章　月经病
第一节　功能失调性子宫出血 … 71
　一、无排卵性功血 …………… 71
　二、排卵性功血 ……………… 79
第二节　月经后期 …………… 91
第三节　月经过少 …………… 93
第四节　月经先后无定期 …… 95
第五节　多囊卵巢综合征 …… 96
第六节　闭经 ………………… 101
第七节　痛经 ………………… 107
第八节　子宫内膜异位症 …… 111
第九节　代偿性月经 ………… 116
第十节　经前期综合征 ……… 117
第十一节　绝经综合征 ……… 119
第十二节　月经病医案讨论 … 123
　一、医案讨论 ………………… 123
　二、医案讨论参考 …………… 129

第八章　女性生殖系统炎症
第一节　前庭大腺炎 ………… 138
第二节　非特异性外阴炎及阴道炎症 ……………………… 140
第三节　宫颈炎 ……………… 146
第四节　盆腔炎性疾病 ……… 150

第五节　盆腔炎性疾病后遗症 … 155
第六节　女性生殖系统炎症医案讨论 ……………………… 158
　一、医案讨论 ………………… 158
　二、医案讨论参考 …………… 159

第九章　外阴白色病变及外阴瘙痒
第一节　外阴鳞状上皮增生 … 163
第二节　外阴硬化性苔藓 …… 164
第三节　外阴硬化性苔藓合并鳞状上皮增生 ………………… 165
第四节　外阴瘙痒（阴痒）…… 165

第十章　妊娠病
第一节　妊娠剧吐 …………… 167
第二节　异位妊娠 …………… 170
第三节　自然流产 …………… 174
第四节　前置胎盘 …………… 179
第五节　胎盘早剥 …………… 182
第六节　胎膜早破 …………… 185
第七节　妊娠期高血压疾病 … 186
第八节　羊水量异常 ………… 193
　一、羊水过多 ………………… 193
　二、羊水过少 ………………… 195
第九节　妊娠病医案讨论 …… 196
　一、医案讨论 ………………… 196
　二、医案讨论参考 …………… 198

第十一章　常见分娩期并发症
第一节　产后出血 …………… 200
第二节　子宫破裂 …………… 204

第十二章　产后病
第一节　产褥感染 …………… 208
第二节　晚期产后出血 ……… 211
第三节　产后缺乳 …………… 214
第四节　产后关节痛 ………… 217
第五节　产后排尿异常 ……… 219
　一、产后尿潴留 ……………… 220
　二、产后小便频数与失禁 …… 222

第六节　产后病医案讨论 …………… 223
　一、医案讨论 ………………… 223
　二、医案讨论参考 …………… 224

第十三章　女性生殖器官肿瘤
第一节　子宫肌瘤 ………………… 227
第二节　宫颈癌 …………………… 231
第三节　子宫内膜癌 ……………… 236
第四节　女性生殖器官肿瘤医案
　　　　讨论 ……………………… 239
　一、医案讨论 ………………… 239
　二、医案讨论参考 …………… 240

第十四章　不孕症
第一节　不孕症 …………………… 242
第二节　不孕症医案讨论 ………… 247
　一、医案讨论 ………………… 247
　二、医案讨论参考 …………… 247

第十五章　其他疾病
第一节　葡萄胎 …………………… 249
第二节　阴道前后壁膨出及子宫
　　　　脱垂 ……………………… 252
　一、阴道前后壁膨出 ………… 252
　二、子宫脱垂 ………………… 253

第十六章　计划生育
第一节　避孕 ……………………… 258
　一、宫内节育器 ……………… 258
　二、激素避孕 ………………… 259
　三、其他避孕 ………………… 260
第二节　人工终止妊娠术 ………… 261
　一、药物流产 ………………… 261
　二、手术流产 ………………… 261
第三节　节育措施常见不良反应的
　　　　中医药治疗 ……………… 262
　一、宫环出血 ………………… 262
　二、流产术后出血 …………… 263
第四节　计划生育措施的选择 …… 264

第十七章　妇产科常用特殊检查
第一节　基础体温测定 …………… 266
第二节　常用激素测定 …………… 267
第三节　输卵管通畅检查 ………… 269
　一、输卵管通液术 …………… 269
　二、子宫输卵管造影术 ……… 270
第四节　妇产科内窥镜检查 ……… 272
　一、阴道镜检查 ……………… 272
　二、宫腔镜检查与治疗 ……… 274

附录　中医妇科常用方剂 ……… 276
主要参考书目 …………………… 282

第一章 绪 论

第一节 中西医结合妇科的定义、范围及特点

中西医结合妇科是综合运用中、西医学的基础理论与方法来认识和研究女性的解剖、生理、病理和诊治规律,用以防治女性特有疾病的一门学科。它是中医临床医学的重要组成部分,属于中职中医专业学生的主干课程之一。

中西医结合妇科主要从中、西医基础理论出发,研究女性生殖器官的解剖、功能和月经、带下、妊娠、分娩、产褥、哺乳等女性特有生理,以及与此有关的女性特有疾病。

中医妇科和西医妇科虽然分属于两种不同的理论体系,各有其自身特点,但两者的研究对象和治疗目标相同,其间又有许多相通之处。临床诸多疑难疾病,通过中、西医的联手,可互为弥补,相得益彰,迎刃而解。找出中、西医妇科之间的内在联系和相同之处,以便相互借鉴、合作,提高治病疗效就是学习中西医妇科的任务和特点。

第二节 中、西医妇科发展简史及中西医结合妇科发展现状

一、中医妇科发展概况

中医妇科是在中医学的形成和发展中逐渐建立和成熟起来的。根据我国历史的发展顺序,将其发展史分为8个阶段,现阐述如下:

(一) 夏、商、周及春秋、战国时期

夏、商、周为中医妇科的萌芽时期,此期主要有关于难产、种子和胎教理论的记载。

春秋、战国时期为中医妇科的奠基时期。此期出现了我国历史上第一个妇科医生。《史记·扁鹊仓公列传》记载:"扁鹊名闻天下,过邯郸,闻贵妇人,即为带下医。"这里的"带下医"即指妇科医生。我国现存的第一部医学巨著《黄帝内经》(简称《内经》)提出了妇女的解剖、月经生理、妊娠诊断等基本理论。如《素问·上古天真论》说:"女子七岁,肾气盛,齿更发长;二七而天癸至,任脉通,太冲脉盛,月事以时下,

故有子……七七，任脉虚，太冲脉衰少，天癸竭，地道不通，故形坏而无子也。"这段话为中医妇科奠定了理论基础。该书还初步论述了妇女一些疾病的病理，如血崩、月事不来、带下、不孕、肠覃、石瘕等；记载了第一个治疗血枯经闭、调经种子的药方——四乌贼骨一藘茹丸。《内经》的理论为中医妇科的发展奠定了基础。

(二) 秦汉时期

汉代已有妇产科病案的记载。马王堆汉墓出土的《胎产书》是我国现存最早的产科专著。张仲景所著的《金匮要略》不仅记载妇人病三篇，内容包括经、带、胎、产和杂病等，而且有证有方，收集处方30多首；并开创了阴道冲洗和阴道用药的先河，如以狼牙汤沥阴中、用蛇床子包裹成锭剂纳阴中等。与张仲景同时代的著名外科专家华佗，能够针、药并用正确处理胎死不下。

(三) 魏晋隋唐时期

西晋王叔和著《脉经》，提出了"居经""避年""激经"之说。南齐褚澄著《褚氏遗书》，提倡晚婚及节制生育。北齐徐之才著《逐月养胎法》，论述了胎儿逐月发育情况及怀胎十月养生和调摄的注意事项。

隋代巢元方著《诸病源候论》，其中37～44卷论述了妇产科疾病的病因、病机及临床所见，内容包括经、带、胎、产和妇科杂病等，并明确提出妊娠为阴历10个月左右。

唐代孙思邈所著的《备急千金要方》将妇人胎产列于卷首，以示重视。唐代昝殷著的《经效产宝》是我国现存最早的产科专著，全书分上、中、下3卷及续编1卷，共41门，260余方，每门前有短论、后有附方，内有妊娠病12论、难产4论、产后病25论，是我国现存理论较完备的产科专著。至此，中医妇产科学的框架已经形成。

(四) 宋代

宋代设有管理医事的太医局，太医局内设有9科，产科是其中之一，并设有产科教授。这是世界医事制度上妇产科最早的独立分科。由于有了明确的分科，妇产科得以迅速发展。

此期出现了一些重要的妇产科专著。如杨子建著《十产论》，对各种异常胎位和助产方法做了叙述。朱端章著《卫生家宝产科备要》，收集了宋代以前的产科论著，还明确记述了产后"三冲"危急证，即冲心、冲胃、冲肺的证候和治疗方法。齐仲甫著《女科百问》，将妇产科病归纳为100个问题，逐一解答，并附有理、法、方、药。

宋代在妇产科方面成就最大和影响最大的是陈自明和他的著作《妇人大全良方》。陈自明汇集和系统总结了南宋以前40余种医籍中有关妇产科的理论和临证经验，并结合自己的临床经验著成此书。全书分调经、众疾、求嗣、胎教、妊娠、坐月、产难、产后8门，共260余论，首先提出"妇人以血为基本"的学术观点。陈氏的书是宋代论述比较全面的妇产科专著，对后世的影响很大。

（五）金元时期

金元时期，四大医家的独特见解和临床经验从不同角度丰富了妇科学的内容。

刘完素在学术上倡导"火热论"，提出"女子不月，先泻心火，血自下也"，主张用寒凉药物泻火以通经，并提出"妇人童幼天癸未行之间皆属少阴，天癸既行皆从厥阴论之，天癸已绝乃属太阴经也"。这是后世治少女重肾经、中年妇女重肝经、绝经期妇女重脾胃的理论依据。

张子和著《儒门事亲》，善用汗、吐、下法以驱病，同样用汗、吐、下法逐瘀以通经。他还提出了"凡看妇人病，入门先问经"和"凡治妇人病，不可轻用破气行血之药，恐有娠在疑似之间"的精辟见解。

李杲善用补脾升阳除湿、益气补血等法。这些治法也广泛应用于妇科。他在《兰室秘藏》中提出了"妇人血崩，是肾水阴虚，不能镇守胞络相火，故血走而崩也"，对今天月经病的治疗有一定的指导意义。

朱丹溪倡"阳常有余，阴常不足"，治疗上重视保存阴精。对于产前调养，主张"当清热养血"，认为"产前安胎，黄芩、白术为妙药也"。另外，他在《格致余论》中第一次明确描述了子宫的形态，即"阴阳交媾，胎孕乃凝，所藏之处，名曰子宫，一系在下，上有两歧，一达于左，一达于右"。

（六）明代

明代妇科专著较多，较重要的妇产科著作有以下几部：薛己著《薛氏医案》，以命门真阴真阳立论，对妇科理论有重要影响。万全著《广嗣纪要》《妇人秘科》，在《广嗣纪要》中提出女子因先天生理缺陷而造成的不孕症有五，即螺、纹、鼓、角、脉，称为"五不女"，对临床有一定参考价值。王肯堂著《证治准绳·女科》，综合前人有关妇产科的论述和治疗方药，分门别类编写成书，对妇科疾病的治疗论述甚详。武之望著《济阴纲目》，广集别说，细列纲目，资料较全。赵养葵著《邯郸遗稿》，独重命门学说。张介宾著《景岳全书》，有《妇人规》两卷，理论性、系统性、科学性、实用性较强，他极力提倡补肾，对命门、三焦均有专篇论述，学术上突出肾主生殖。

（七）清代与民国时期

清代将妇产科统称为妇人科或女科。此期妇产科的著作较多，现存数十种，流传较广。首推傅山的《傅青主女科》影响较大，其内容、体例及所用方药，与其他妇科书截然不同。用药简易平和，风格独特，正如祁尔诚在该书序言中说："其居心与仲景同，而立方与仲景异……谈症不落古人窠臼，制方不失古人准绳，用药纯和，无一峻品，辨证详明，一目了然。"其观点认为妇科病主要在肾、肝、脾、血、气和冲、任、督、带的失常。吴谦等著《医宗金鉴》，是由政府组织编写的一部医学教科书。书中妇科常见病基本具备，且编有歌诀，易学易记，是一本较好的医学入门书，流传甚广。亟斋居士著《达生篇》，明天地生养自然之理，论胎前、临产、产后调护之法，难产救治之方，通俗易懂，尽人能晓，并提出了临产六字真言，即"睡、忍痛、慢临盆"。

此期还出现了以唐容川、张锡纯等为代表的中西医汇通学派，在他们的著作中有不少妇科内容。张锡纯著《医学衷中参西录》，重视调理脾肾和活血化瘀。书中与妇科有关的医案、医话、医论多有创见，其用于防治流产的寿胎丸及治疗月经过多的安冲汤、固冲汤、理冲汤等为后世所常用。

（八）现代

中华人民共和国成立后，中医事业得到了很大的发展。1956年以后各省市相继建立了中医学院，连续编写了八版《中医妇科学》统一教材，开展了博士、硕士研究生等不同层次的医学教育，培养了一大批中医妇科人才，推动了中医妇科的发展。

二、西医妇产科发展概况

（一）妇产科的起源与发展

在现存的古埃及、古希腊、古罗马等国家的医学文档中，即有关于女性生殖器解剖、女性月经、避孕、分娩、疾病治疗等的相关论述。其中Soranus被誉为妇产科学的创始人，他撰写的《论妇女病》对妇科学发展贡献较大。

文艺复兴时期，意大利解剖学家Fallopio首次发现了输卵管并完整描述了女性内生殖器官，输卵管因此命名并沿用至今。16世纪，法国外科医师Pare发明了转胎位术。1609年，法国助产士Bourgeois出版了最早的助产术专著。大约17世纪英国Chamberlen家族发明了产钳。英国产科医师Smwllie在1752～1764年间发表了《论助产学理论与实践》，对分娩各过程进行了充分解说。1774年英国产科医师Hunter出版了《图解人体妊娠子宫解剖》，描述了胎儿发育的各个阶段。至此，一门独立的科学已基本形成。

1801年，阴道窥器问世，使妇科检查发生了重大变化。1809年，美国外科医师完成了巨大卵巢囊肿切除术。1813年，第一例经阴道子宫切除术完成。1853年，英国医师完成了第一例成功的经腹子宫切除术。1878年，开始采用手术治疗子宫颈癌。1898年，奥地利医师首创广泛性子宫切除术。直至20世纪30年代，子宫切除术才广泛用于临床。1957年华裔美国医师李敏求应用甲氨蝶呤成功治愈绒癌，开创了实体瘤化疗的先河。1960年，口服避孕药首次在美国批准上市。20世纪40年代，腹腔镜应用于临床。1957年，第一部腹腔镜手术专著出版，使得这一新技术在世界上广泛传播。1978年，英国医师采用体外受精和胚胎移植的方法诞生了第一例"试管婴儿"。20世纪80～90年代，子宫颈癌成为第一个病因明确的恶性肿瘤，并直接导致了2006年人类第一个肿瘤疫苗的问世。

（二）西医妇产科在我国的发展

大约于19世纪初，西方医学开始传入我国。1929年，杨崇瑞在北京创办了第一家西医助产学校和产院"北京国立第一助产学校和附属产院"，开始了中国人自己创办西医妇产科学校和医院的先河。西医院的开设，推动了我国妇产科的发展，1877年和1892年，在中国分别完成了第一例子宫肿瘤手术和剖宫产手术。但长期以来，我国的妇产科学和妇女保健事业一直处于落后状态，新中国成立后才开始快速发展。1988年，大陆首例"试管婴儿"诞生。计划生育方面，1963年，第一批国产口服避孕药研制成功，距世界上第一个口服避孕药的上市仅3年。20世纪50年代的大规模子宫颈癌普查普治和"两病"（子宫脱垂和尿瘘）防治，极大地提高了我国妇女的健康水平。在以林巧稚为代表的广大妇产科工作者的长期努力下，我国妇产科学发展迅猛，产科方面，由于对妊娠期并发症和合并症的研究不断深入；催产、引产及剖宫产技术的不断改进；产前、产时各种胎儿监测技术的应用普及；以及围产期保健制度的建立，产科质量大大提高，我国孕产妇死亡率和围产儿死亡率已迈入了世界中等以上发达国家水平。妇科方面，对子宫内膜异位症等各种妇科疾病的基础与临床研究水平持续提升，以腹腔镜和宫腔镜为主的各种微创手术发展迅速，形成了我国自己的诊治特色。

三、中西医结合妇科的研究与发展

中西医汇通学派的先祖为张锡纯和唐容川。新中国成立以后，有一批医学工作者开始探索中西医结合治疗妇科病，出现了许多中西医结合的新成果。如1964年，上海第一医学院藏象专题研究组的《肾的研究》，其中有关于"无排卵性功能性子宫出血病的治疗法则与病理机制的探讨"及"妊娠中毒症中医辨证分类及其治疗法则的探讨"；20世纪60年代，山西医学院附属第一医院开展了"中西医结合治疗宫外孕"；1978年江西省妇女保健院的"中药药物锥切治疗早期宫颈癌"及针灸纠正胎位、防治难产等，为中西医结合妇科的发展提供了线索和途径。

中西医结合妇科起步晚、发展慢。20世纪90年代以后，我国才逐渐有部分院校开设中西医结合临床专业，直到2006年第一版新世纪全国高等医学院校规划教材《中西医结合妇产科学》（供中西医结合临床医学专业用）才问世。中西医结合研究诊治妇科疾病任重而道远，希望有志于此的后来者能将其不断发扬光大，在此领域里做出新的创举，使之日趋完善，成为一门更加成熟的学科。

第二章 女性的解剖和生理特点

第一节 西医对女性生殖器官的认识

一、外生殖器

女性外生殖器指生殖器官的外露部分,位于两股内侧间,前为耻骨联合,后为会阴,包括阴阜、大阴唇、小阴唇、阴蒂和阴道前庭,统称为外阴(图 2-1)。

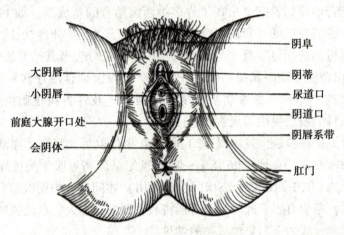

图 2-1 女性外生殖器

1. **阴阜** 为耻骨联合前方的皮肤隆起,皮下脂肪组织丰富。青春期该部开始生长呈倒三角形分布的阴毛。阴毛的疏密和色泽存在种族和个体差异,为女性第二性征之一。

2. **大阴唇** 为两股内侧一对纵行隆起的皮肤皱襞,自阴阜向后延伸至会阴。大阴唇外侧面为皮肤,有色素沉着和阴毛分布,内含皮脂腺和汗腺;内侧面湿润似黏膜。皮下为疏松结缔组织和脂肪组织,含丰富血管、淋巴管和神经,外伤后易形成血肿。未产妇女两侧大阴唇自然合拢,遮盖阴道口及尿道口,起保护作用;产后向两侧分开,绝经后可萎缩。

3. **小阴唇** 系位于两侧大阴唇内侧的一对薄皮肤皱襞,表面湿润、色褐、无毛、富含神经末梢。两侧小阴唇前端融合,并分为前后两叶,前叶形成阴蒂包皮,后叶形成阴唇系带。

4. 阴蒂 位于两小阴唇顶端下方，部分被阴蒂包皮围绕，由海绵体构成，可勃起。阴蒂富含神经末梢，为性反应器官。

5. 阴道前庭 为一菱形区域，前为阴蒂，后为阴唇系带，两侧为小阴唇。阴道口与阴唇系带之间有一浅窝，称舟状窝（又称阴道前庭窝）。阴道前庭内有以下结构：

（1）前庭球 又称球海绵体，位于前庭两侧，由一对细长的勃起组织构成。其前端与阴蒂相接，后端膨大，与同侧前庭大腺相邻，表面被球海绵体肌覆盖。

（2）前庭大腺 又称巴多林腺，位于大阴唇后部，被球海绵体肌覆盖，如黄豆大，左右各一。腺管开口于前庭后方小阴唇与处女膜之间的沟内。性兴奋时，分泌黏液起润滑作用。正常情况下不能触及此腺；若腺管口闭塞，形成前庭大腺囊肿或前庭大腺脓肿则可触及。

（3）尿道外口 位于阴蒂头后下方，其后壁上有一对并列腺体，称为尿道旁腺。尿道旁腺开口小，容易有细菌潜伏。

（4）阴道口及处女膜 阴道口位于尿道外口后方的前庭后部。其周缘覆有一层较薄的黏膜皱襞，称处女膜，内含结缔组织、血管及神经末梢。处女膜多在中央有一孔，孔的形状和大小变异大，多呈圆形或新月形。处女膜可因性交或剧烈运动而破裂，经阴道分娩后则仅留有处女膜痕。

二、内生殖器

女性内生殖器位于真骨盆内，包括阴道、子宫、输卵管和卵巢，后两者合称附件（图2-2）。

（一）阴道

阴道是性交器官，也是月经血排出及胎儿娩出的通道。

1. 位置和形态 位于真骨盆下部中央，为一上宽下窄的管道。其前壁长7~9cm，与膀胱和尿道相邻；后壁长10~12cm，与直肠贴近；上端包绕子宫颈阴道部；下端开口于阴道前庭后部。子宫颈与阴道间的圆周状隐窝，称为阴道穹隆。按其位置分为前、后、左、右4部分，其中后穹隆最深，与盆腔最低的直肠子宫陷凹紧密相邻，临床上可经此穿刺或引流。平时阴道前后壁紧贴，有利于阻止致病菌的侵入。

2. 组织结构 阴道壁自内向外由黏膜、肌层和纤维组织膜构成。黏膜层由复层鳞状上皮覆盖，无腺体，淡红色，有许多横行皱襞，有较大伸展性，青春期后受性激素影响有周期性变化。肌层由内环和外纵两层平滑肌构成，纤维组织膜与肌层紧密相贴。阴道壁富有静脉丛，损伤后易出血或形成血肿。

（二）子宫

子宫是孕育胚胎、胎儿和产生月经的器官。

1. 形态 子宫是有腔壁厚的肌性器官，呈前后略扁的倒置梨形，重约50g，长7~

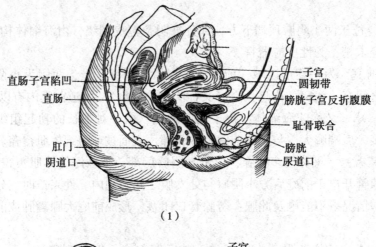

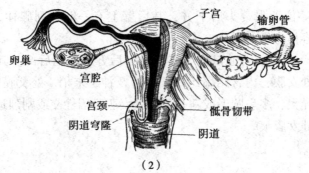

图2-2 女性内生殖器
(1) 矢状断面观；(2) 后面观

8cm，宽4~5cm，厚2~3cm，容量约5mL。子宫上部较宽，称为子宫体。子宫体顶部称为子宫底。子宫底两侧称为子宫角。子宫下部较窄呈圆柱状，称为子宫颈。子宫体与子宫颈的比例因年龄而异，女童期为1:2，成年妇女为2:1，老年期为1:1。

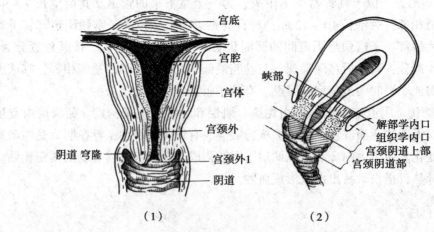

图2-3 子宫各部
(1) 子宫冠状断面；(2) 子宫矢状断面

子宫腔为上宽下窄的三角形，两侧通输卵管，尖端朝下通子宫颈管。子宫体与子宫颈之间形成最狭窄的部分，称为子宫峡部，在非孕期长约1cm，其上端因解剖上狭窄，称为解剖学内口；下端因在此处子宫内膜转变为子宫颈黏膜，称为组织学内口。妊娠期子宫峡部逐渐伸展变长，妊娠末期可达7~10cm，形成子宫下段，成为软产道的一部分。子宫颈内腔呈梭形，称为子宫颈管，成年妇女长2.5~3.0cm，其下端称为子宫颈外口，通向阴道（图2-3）。未产妇的子宫颈外口呈圆形，已产妇受分娩影响形成横裂而分为上下两唇。

2. 位置 子宫位于盆腔中央，前为膀胱，后为直肠，下端接阴道，两侧有输卵管和卵巢。子宫底位于骨盆入口平面以下，子宫颈外口位于坐骨棘水平稍上方。当膀胱空虚时，成人子宫的正常位置呈轻度前倾前屈位。子宫的位置主要靠子宫韧带及骨盆底肌和筋膜的支托而维持正常，如子宫韧带、骨盆底肌及其筋膜薄弱或受损伤，则可导致子宫脱垂。

3. 组织结构 子宫体和子宫颈的组织结构不同。

(1) **子宫体** 子宫体壁由3层组织构成，由内向外分为子宫内膜层、肌层和浆膜层。

①子宫内膜层 位于子宫腔与子宫肌层之间。子宫内膜分为3层：致密层、海绵层和基底层。内膜表面2/3为致密层和海绵层，统称为功能层，受卵巢性激素影响发生周期性变化而脱落形成月经。基底层为靠近子宫肌层的1/3内膜，不受卵巢激素影响，不发生周期性变化。

②子宫肌层 较厚，非孕时厚约0.8cm，由大量平滑肌束和少量弹力纤维组成，分为3层：内层肌纤维环行排列，中层肌纤维交叉排列，外层肌纤维纵行排列。肌层有血管贯穿其中，子宫收缩时能压迫血管，有效地控制子宫出血。

③子宫浆膜层 为覆盖子宫底部及其前后面的脏腹膜。在子宫前面，近子宫峡部处的腹膜向前反折覆盖膀胱，形成膀胱子宫陷凹。在子宫后面，腹膜沿子宫壁向下，至子宫颈后方及阴道后穹隆再折向直肠，形成直肠子宫陷凹，也称为道格拉斯陷凹，为盆腔最低位置。

(2) **子宫颈** 主要由结缔组织构成，含少量平滑肌纤维、血管及弹力纤维。子宫颈管黏膜为单层高柱状上皮，黏膜内腺体分泌碱性黏液，形成黏液栓堵塞子宫颈管。黏液栓成分及性状受性激素影响，发生周期性变化。子宫颈阴道部由复层鳞状上皮覆盖，表面光滑。子宫颈口柱状上皮与鳞状上皮交接处是宫颈癌的好发部位。

4. 子宫韧带 共有4对。

(1) **圆韧带** 起自子宫角的前面、输卵管近端的稍下方，在阔韧带前叶的覆盖下向前外侧走行，到达两侧骨盆侧壁后，经腹股沟管止于大阴唇前端。有维持子宫呈前倾位置的作用。

(2) **阔韧带** 位于子宫两侧，呈翼状的双层腹膜皱襞，由覆盖子宫前后壁的腹膜自子宫侧缘向两侧延伸达盆壁而成，能够限制子宫向两侧倾斜。阔韧带中有丰富的血管、神经、淋巴管及大量疏松结缔组织，称为宫旁组织。

(3) **主韧带** 又称为宫颈横韧带。在阔韧带的下部，横行于宫颈两侧和骨盆侧壁之间。为一对坚韧的平滑肌和结缔组织纤维束,是固定子宫颈位置、防止子宫下垂的主要结构。

(4) 宫骶韧带　起自子宫体和子宫颈交界处后面的上侧方,向两侧绕过直肠到达第2、3骶椎前面的筋膜,向后向上牵引子宫颈,间接维持子宫前倾位置。

(三) 输卵管

输卵管为一对弯曲而细长的肌性管道,位于阔韧带上缘内,内侧与子宫角相连通,外端游离呈伞状,与卵巢相近。全长8~14cm,为精子和卵子相遇受精的场所和运送受精卵的通道。输卵管由内向外分为间质部、峡部、壶腹部和伞部4部分。伞部开口于腹腔,开口处有许多指状突起,有"拾卵"作用。壶腹部是精子和卵子相遇结合形成受精卵的场所。输卵管由浆膜层、平滑肌层和黏膜层3层构成。浆膜层为外层,平滑肌层为中层,黏膜层为内层。输卵管肌肉可由远端向近端有节律地蠕动,管内的黏膜受性激素的影响有周期性变化。

(四) 卵巢

卵巢为一对扁椭圆形的性腺,是产生与排出卵子,并分泌甾体激素的性器官。由外侧的骨盆漏斗韧带和内侧的卵巢固有韧带悬于盆壁与子宫之间,借卵巢系膜与阔韧带相连。成年女性卵巢为4cm×3cm×1cm大小,重5~6g,灰白色;青春期前卵巢表面光滑;青春期开始排卵后,表面逐渐凹凸不平。绝经后卵巢变小变硬,阴道检查不易触到。

卵巢表面无腹膜,由单层立方上皮(生发上皮)覆盖,上皮的深面有一层致密纤维组织(卵巢白膜),再往内为卵巢实质,分为皮质和髓质。皮质是卵巢的主体,由卵泡、黄体和它们退化形成的残余结构及间质组织组成;髓质由疏松结缔组织、丰富的血管、神经、淋巴管及少量与卵巢韧带相连续的平滑肌纤维构成(图2-4)。

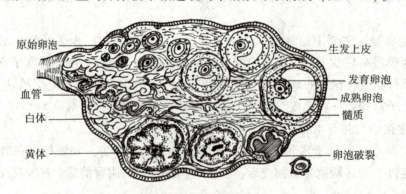

图2-4　卵巢的构造(切面)

三、邻近器官

女性生殖器官与尿道、膀胱、输尿管、直肠及阑尾相邻,当其出现病变时,常会累及邻近器官。

1. 尿道 为一肌性管道，始于膀胱三角尖端，穿过泌尿生殖膈，终于阴道前庭部的尿道外口。女性尿道短而直，长4~5cm，与阴道接近，容易发生泌尿系统感染。

2. 膀胱 为一囊状肌性器官。排空的膀胱位于耻骨联合和子宫之间，膀胱充盈时可凸向盆腔甚至腹腔。膀胱底部与子宫颈及阴道前壁相连，其间组织疏松，盆底肌肉及其筋膜受损时，膀胱与尿道可随子宫颈及阴道前壁一并脱出。

3. 输尿管 为一对圆索状肌性管道，管壁厚1mm，全长约30cm，粗细不一。起自肾盂，在腹膜后沿腰大肌前面偏中线侧下行（腰段）；在骶髂关节处跨髂外动脉起点的前方进入骨盆腔（盆段），并继续在腹膜后沿髂内动脉下行，到达阔韧带基底部向前内方行，在子宫颈部外侧约2.0cm，于子宫动脉下方穿过，位于子宫颈阴道上部的外侧1.5~2.0cm处，斜向前内穿越输尿管隧道进入膀胱。

4. 直肠 于盆腔后部，上接乙状结肠，下接肛管，前为子宫及阴道，后为骶骨，全长15~20cm。直肠前面与阴道后壁相连，盆底肌肉与筋膜受损伤，常与阴道后壁一并脱出。

5. 阑尾 为连于盲肠内侧壁的盲端细管，形似蚯蚓，其位置、长短、粗细变异很大，常位于右髂窝内，下端有时可达右侧输卵管及卵巢位置，妇女患阑尾炎时有可能累及右侧附件及子宫，并且如果发生在妊娠期，增大子宫将阑尾推向外上侧，容易延误诊断。

四、骨盆

女性骨盆是躯干和下肢之间的骨性连接，是支持躯干和保护盆腔脏器的重要器官，同时又是胎儿娩出时必经的骨性产道，其大小、形状直接影响分娩过程。通常女性骨盆较男性骨盆宽而浅，有利于胎儿娩出。

（一）骨盆的组成

1. 骨盆的骨骼 骨盆由骶骨、尾骨及左右两块髋骨组成。每块髋骨又由坐骨、髂骨和耻骨融合而成。

2. 骨盆的关节 包括耻骨联合、骶髂关节和骶尾关节。

3. 骨盆的韧带 连接骨盆各部之间的韧带中有两对重要的韧带，一对是骶、尾骨与坐骨结节之间的骶结节韧带，另一对是骶、尾骨与坐骨棘之间的骶棘韧带。

（二）骨盆的分界

以耻骨联合上缘、髂耻缘及骶岬上缘的连线为界，将骨盆分为假骨盆和真骨盆两部分。假骨盆又称大骨盆，位于骨盆分界线之上，与产道无直接关系；真骨盆又称小骨盆，是胎儿娩出的骨产道。

（三）骨盆的类型

1. 女型 最常见。骨盆入口呈横椭圆形，入口横径较前后径稍长。骨盆侧壁直，坐骨棘不突出，耻骨弓较宽，坐骨棘间径≥10cm。

2. 男型 少见。骨盆入口略呈三角形，两侧壁内聚，坐骨棘突出，耻骨弓较窄，坐骨切迹窄呈高弓形，骶骨较直而前倾，致出口后矢状径较短。骨盆腔呈漏斗形，易造成难产。

3. 类人猿型 骨盆入口呈长椭圆形，入口前后径大于横径。骨盆两侧壁稍内聚，坐骨棘较突出，坐骨切迹较宽，耻骨弓较窄，骶骨向后倾斜，故骨盆前部较窄而后部较宽。

4. 扁平型 较常见。骨盆入口呈扁椭圆形，入口横径大于前后径。耻骨弓宽，骶骨失去正常弯度，变直向后翘或深弧形，故骨盆浅。

第二节 中医对女性生殖器官的认识

一、外生殖器

外生殖器是指生殖器官的外露部分。中医称为"前阴""阴器""女阴""外阴"等。它包括毛际、阴户、玉门。

1. 毛际 指阴阜。《灵枢·经脉》云："胆足少阳之脉……绕毛际。"即记载了毛际的名称。青春期该部开始生长阴毛，阴毛的疏密能反应肾气的盛衰。

2. 阴户 指女性阴蒂、大小阴唇、阴唇系带及阴道前庭的部位，又称"四边"。阴户一词最早见于《校注妇人良方》，阴户具有保护内生殖器的作用，是抵御外邪的第一道屏障。

3. 玉门 指阴道口和处女膜的部位。《诸病源候论·带下候》说："已产属胞门，未产属龙门；未嫁属玉门。"然而从《备急千金要方》等其他古医籍对玉门的相关记载来看，则玉门并非未嫁女的专用语，已婚、产后者也称玉门。玉门是娩出胎儿及排出月经、带下、恶露的关口，是合阴阳的出入口，也是防御外邪入侵的关口。

二、内生殖器

内生殖器是指生殖器官内藏的部分，包括阴道、子宫、胞脉、胞络、子门等。

（一）阴道

阴道一词最早见于《诸病源候论》，又称"产道"。它与现代人体解剖学中阴道的名称、解剖位置是一致的，为娩出胎儿及排出月经、带下、恶露的通道。

（二）子宫、胞脉、胞络

1. 子宫 又名胞宫、女子胞、子脏、子处、血室、胞室等。为女性重要的内生殖器官，包括西医的子宫、输卵管和卵巢。金元时期朱丹溪在《格致余论·受胎论》中形象地描述了中医学所说的子宫的形态，曰："阴阳交媾，胎孕乃凝，所藏之处，名曰子宫。一系在下，上有两歧，一达于左，一达于右。"子宫的位置是居于带脉之下，小腹正中，直肠之前，膀胱之后，下口连接阴道。子宫的功能主要是产生月经和孕育胎儿，此外还有发动分娩、分泌带液、排出恶露之功。子宫的功能只有在肾气盛，天癸至，任脉通，冲脉盛，脏腑气血充盈的情况下，才能发挥正常。

子宫属奇恒之腑，其形态中空似腑，功能藏精似脏，似脏非脏，似腑非腑，能藏能泻。如经期、分娩期表现为泻而不藏，非行经期、妊娠期藏而不泻。故《素问·五藏别论》称其为"奇恒之腑"。张景岳在《类经·藏象类·奇恒脏腑藏泻不同》中说："女子之胞，子宫是也，亦以出纳精气而成胎孕者为奇。"

2. 胞脉　即隶属于子宫的脉络。《素问·评热病论》云："胞脉者，属心而络于胞中。"又云："月事不来者胞脉闭也。"胞脉受心所主，并将阴血下注子宫，以维持子宫的正常功能。

3. 胞络　也是隶属于子宫的脉络。《素问·奇病论》云："胞络者系于肾。"《诸病源候论·阴挺出下脱候》说："胞络伤损，子脏虚冷，气下冲，则令阴挺出，谓之下脱。"胞络具有维系子宫正常解剖位置的作用。

（三）子门

子门指子宫颈口的部位。最早见于《黄帝内经》，又名子户。为排出月经和娩出胎儿的门户。

第三章 女性生殖生理

第一节 女性一生各期的生理特点

根据女性年龄和生殖内分泌变化特点，一般分为6个阶段，但各阶段之间无截然界限。

1. 新生儿期 指出生后4周内。新生女婴由于受到胎盘及母体卵巢产生的女性激素的影响，出生后外阴较丰满，乳房略隆起或有少许泌乳，出生后脱离母体血中女性激素水平迅速下降，可出现少量阴道流血，短期内这些生理变化均能自然消退。

2. 儿童期 指出生后4周~12岁。儿童期早期（约8岁之前）下丘脑-垂体-卵巢轴的功能处于抑制状态，卵泡无雌激素分泌，生殖器呈幼稚型。后期（约8岁之后）这种抑制状态解除，卵巢内的卵泡有一定发育并分泌性激素，但达不到成熟阶段，逐渐向青春期过渡。

3. 青春期 世界卫生组织规定青春期为10~19岁。此期下丘脑-垂体-卵巢轴被激活，卵巢中的卵泡开始发育和分泌性激素，生殖器官变为成人型，第二性征出现，生长加速，月经第一次来潮（青春期的重要标志），初步具有生育能力。

4. 性成熟期（生育期） 18岁左右开始，历时约30年。此期卵巢功能成熟，周期性排卵，生殖与内分泌功能最旺盛。受卵巢激素的影响，生殖器官各部及乳房亦呈周期性变化。

5. 绝经过渡期 指卵巢功能开始衰退至最后一次月经的时期。一般始于40岁以后，历时1~2年或10~20年。此期卵巢功能逐渐衰退，常出现无排卵性月经。世界卫生组织将卵巢功能开始衰退至绝经后1年内的时期称为围绝经期。

6. 绝经后期 指绝经后的生命时期。在其早期，卵巢内卵泡耗竭，停止分泌雌激素，但卵巢间质仍能分泌少量雄激素转化为雌酮，成为循环中的主要雌激素。60岁以后进入老年期，卵巢功能完全衰竭，雌激素水平低落，生殖器官进一步萎缩，骨代谢失常、骨质疏松，易发生老年性阴道炎和骨折。

第二节 月经生理

一、月经及月经的生理现象

(一) 月经

中医认为月经是周期性的子宫出血，月月如期，经常不变，又称为"月事""月信"或"月水"。西医认为月经是伴随卵巢周期性排卵而出现的子宫内膜周期性脱落及出血。

(二) 月经的生理现象

1. 月经初潮 月经第一次来潮，称为"初潮"。受地域、气候、风俗、种族、营养等因素影响，初潮年龄因人而异，我国一般早自 11～12 岁，迟至 16 岁，平均 14 岁。初潮后 1 年左右，月经周期或前或后不规律，甚至停闭数月，如不伴其他不适，为生理性自然过渡。

2. 月经周期 出血的第 1 天为月经周期的开始，两次月经第 1 天之间的间隔时间称为 1 个月经周期，月经周期一般为 28～30 天，但在 21～35 天之间波动，亦属正常。

3. 经期 即月经持续时间，正常经期一般为 2～7 天。

4. 经量 指每次排出经血的总量，正常月经每月的经量为 30～80mL；经量一般第 1 天稍少，第 2、3 天较多，第 4 天逐渐减少。

5. 经色 一般为暗红色，开始时较浅，继而逐渐加深，最后又转淡红。

6. 经质 不稀不稠，不凝固，无血块，无特殊气味。月经由血液、子宫内膜碎片、宫颈黏液及脱落的阴道上皮细胞构成；经血中还含有前列腺素及来自子宫内膜的大量纤溶酶，纤溶酶溶解纤维蛋白，故经血不凝。

7. 绝经 妇女一生中最后一次月经，停经达 1 年以上者，称为"绝经"。受体质、营养等因素的影响，绝经年龄因人而异，在我国大多数女性在 45～54 岁绝经，平均 49.5 岁。绝经前会出现月经周期或前或后、经量或多或少的现象，历时 1～3 年，最后终止不来。

8. 经期反应 一般无明显的不适感。部分妇女可出现轻微小腹胀满不适、腰酸肢软、乳房轻度作胀、情绪变化等现象，月经过后即自然消失，不影响工作和生活，属于生理现象。

9. 月经生理的特殊现象 月经一般为 21～35 天一行。此外，尚有身体无病而月经惯常两个月一至的，称为"并月"；三个月一至的，称为"居经"或"季经"；一年一至的，称为"避年"；终身不行经而能受孕的，称为"暗经"；孕初仍按月行经，量少而无损于胎儿的，称为"激经"，又名"盛胎""垢胎"。这些都是月经生理的特殊现象，不作病论。临床上，应以生育能力是否正常作为主要依据，判断其月经情况是否属于正常。

二、中医对月经产生机理的认识

月经的产生是肾气盛，天癸至，任脉通，太冲脉盛，脏腑、气血、经络协调作用于胞宫，使其定期藏泻的结果。故月经产生机理从天癸、经络、气血、脏腑与月经的关系来认识。

（一）天癸、经络、气血、脏腑与月经的关系

1. 经络与月经 经络内属脏腑，外络肢节，沟通上下内外，是感应传导信息的通路系统。经络之中以冲、任、督、带四脉与女性生理及月经关系最为密切。

（1）冲脉

①经络联系 冲脉起于胞中，上至于头，下至于足，与诸阳经和足三阴经相通；且与足阳明经交会于气街穴，与足少阴肾经相并。既得诸阳经和足三阴经的充养，又受到先、后天之本的供养，为十二经气血汇聚之处，能蓄溢和调节十二经气血。故王冰说："冲为血海。"《灵枢·逆顺肥瘦》称之为"五脏六腑之海"，《灵枢·海论》称之为"十二经之海"。

②生理作用 冲脉起于胞中，为十二经气血汇聚之要冲，能广聚脏腑之血，下注胞宫，化为月经，故冲脉为月经之本。

（2）任脉

①经络联系 任脉起于胞中，其经脉络肝、脾、肾，取三经之精血以养之，与冲脉相会于咽喉，得冲脉相辅，称为"阴脉之海"。

②生理作用 任脉起于胞中，主一身之阴，总司人体的精、血、津、液，为人体妊养之本而主胞胎。只有任脉之气通，胞宫才能得阴精充养，经孕如常。

此外，月经的产生还受督脉的调节和带脉的约束。督脉为"阳脉之海"。任、督二脉同起于胞中，又相会于龈交穴，二脉分司阴阳，共同维持人体阴阳脉气的平衡，从而保持胞宫功能的正常。带脉起于季胁，回身一周，如带束腰，具有约束诸经而使经脉气血循行保持常度的作用。

总之，冲、任、督三脉同起于胞中，一源而三歧；带脉环腰一周，络胞而过。四脉上连十二经脉及脏腑，下通胞宫，在天癸的作用下，各司其职，共同调节和维持月经的生理。

2. 天癸与月经 天癸，源于先天，藏于肾，男女皆有，是促进人体生长、发育和生殖的一种精微物质。

天癸的"至"与"竭"决定着月经的"潮"与"止"。天癸是在肾气旺盛时期，靠水谷精微的滋养支持，由肾中真阴不断化生充实而成熟的。肾气盛，则天癸至，并促使任脉通、太冲脉盛，血溢胞宫，产生月经从而发挥促月经、促生殖的作用；肾气衰，则天癸竭，经、孕终止。肾为天癸之源，天癸的至与竭由肾气主宰。

3. 气血与月经 月经的主要成分是血，而气为血之帅，血为气之母，二者相互滋

生、相互为用，气顺血和，则月经如常。可见气血是构成月经的物质基础。

4. 脏腑与月经　脏腑在月经的产生中起着重要的调节作用。血是月经的主要成分，而血的生化、贮藏、统摄及运行等均由脏腑所司，脏腑安和，各司其职，气血调畅，血海按时满盈，定期溢泻，月经才能如常。脏腑之中，以肾、肝、脾（胃）与月经的关系最为密切。

（1）**肾**　在月经的产生中起着主导作用。

①肾精为经血之源　月经的主要成分是血，而肾藏精，主生殖，精血互化，精血同源。

②肾为天癸之源　天癸的"至"与"竭"决定着月经的"潮"与"止"。而肾气盛则天癸至；肾气衰，则天癸竭。

③肾为冲任之本　任通冲盛，血溢胞宫，才能化生月经，而冲任二脉精血的通盛是以肾气盛、天癸至为前提的。

④肾为气血之根　气血是构成月经的物质基础。《冯氏锦囊秘录》云："气之根，肾中之真阳也；血之根，肾中之真阴也。"阐明了肾中有阴阳二气，为气血之根。

⑤肾为五脏阴阳之根本　五脏安和，各司其职，则经候如期。而肾中真阴真阳能濡养和温化全身脏腑组织，肾中阴阳平衡协调，五脏才能正常。

⑥肾与胞宫相系　胞宫主司月经，肾通过胞络直接与胞宫相连属，如《素问·奇病论》曰："胞络者系于肾。"冲、任、督三脉均起于胞中，而肾脉与冲脉下行支相并，与任脉交会于"关元"，与督脉同是"贯脊属肾"，故又通过与冲、任、督三脉相通而与胞宫相系。

⑦肾与脑髓相通　肾主骨生髓，通于脑。而脑为元神之府，主宰人体的一切生命活动，月经的产生也受其调节。

综上所述，肾通过调节脏腑、气血、天癸、冲任、胞宫、脑等多个环节而掌控月经，在月经的产生中起着主导和决定作用，所以《傅青主女科》认为"经本于肾""经水出诸肾"。

（2）**肝**　肝藏血，主疏泄，具有贮藏血液、调节血量和调畅气机的作用。脏腑化生的气血，除营养周身以外，则贮藏于肝。肝血下注血海而司血海，参与月经周期、经期、经量的调节；此外，肝脉还通过与冲、任、督三脉交会而与胞宫相联系，从而调节胞宫的蓄溢藏泻。

肝肾同居下焦，一藏一泻，一开一阖，二者协调则血海胞宫蓄溢藏泻有度，经候如常。

（3）**脾（胃）**　脾胃为后天之本，气血生化之源，也是经血之源。脾主运化，又主中气，具有统摄血液、固摄子宫之权，脾气健旺，则血旺而循常道，月经正常。胃为水谷之海，多气多血之腑，足阳明胃经与冲脉相会于气街，故有"冲脉隶于阳明"之说。胃中水谷盛，则冲脉血盛，胞宫满盈，月事如期。

（4）**心**　心主血脉，心气有推动血液在经脉内运行的作用。《素问·评热病论》说："胞脉者，属心而络于胞中。"所以心通过胞脉与胞宫直接连属，心气下通，血注入胞，则经行如期。

(5) **肺** 肺主气，调节一身之气，朝百脉而输精微，如雾露之溉，输布精微于胞宫，亦参与月经的生理活动。

综上所述，脏腑在月经的产生中，虽各有所主，但又相互关联，共同协调，调节月经。脏腑、天癸、气血、冲脉、任脉、督脉、带脉协调作用于胞宫，是月经产生的生理基础。其中肾、天癸、冲脉、任脉、胞宫是产生月经的中心环节，各环节之间互相联系，不可分割，通常称之为"肾－天癸－冲任－胞宫生殖轴"。这与西医学"下丘脑－垂体－卵巢－子宫"的调节轴机理相似。

这一月经产生的过程可简化为下图（图3-1）。

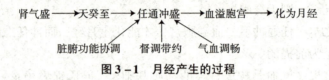

图3-1 月经产生的过程

（二）月经周期的调节

1. 月经周期的节律 月经具有周期性、节律性，在月经周期的不同时期，肾中阴阳消长、气血盈亏变化呈现规律性，一般分为以下4个时期。现以28天为一月经周期，阐述如下：

(1) **行经期** 行经第1～4天，此期子宫排出经血，泻而不藏。经期既是本次月经的结束，又是新周期开始的标志，呈现"重阳转阴"特征，是由重阳向重阴转变的过渡期。

(2) **经后期** 月经周期第5～12天，为月经干净后至经间期前的一段时期，此期血海由虚渐盈、子宫藏而不泻，为阴长期。阴长即是肾水、天癸、阴精、血气等渐复充盛，至重阴状态。

(3) **经间期** 月经周期第12～16天，由于位于两次月经中间，故称经间期，又称"絪缊（氤氲）之时""的候""真机"。经间期是重阴转阳、阴盛阳生之际，是种子的时候。

(4) **经前期** 月经周期第16～28天，即经间期之后至经潮前的一段时期。此期阴盛阳生渐至重阳。重阳是指月经周期阴阳消长节律中阳生的高峰时期，此时阴阳俱盛，以备种子育胎。若受孕，则血聚养胎，月经停闭不潮；未孕则盛极必衰，旧去新生，血海满溢，月经来潮。

月经周期中4个不同时期的连续与再现，形成了月经周期的月节律。

2. 月经周期的调节机理 从古至今关于月经周期的调节论述较少，主要有"天人相应说""肾阴阳转化说""脑－肾－天癸－冲任－胞宫轴说"等，但目前较为公认的是"肾－天癸－冲任－胞宫生殖轴"说。即在月经周期的调节中，肾气、天癸、冲任、气血、胞宫有着规律性的变化，在肾气的主导下，天癸起着决定性的作用，使任通冲盛，气血调和，作用于胞宫，调控子宫依时下血，形成月经。

（三）绝经机理

关于绝经机理，《素问·上古天真论》提出："七七，任脉虚，太冲脉衰少，天癸竭，地道不通，故形坏而无子也。""七七"之年，肾气虚，任虚冲衰，天癸竭，最终导致自然绝经。

三、西医对月经产生机理的认识

月经是伴随卵巢周期性排卵而出现的子宫内膜周期性脱落及出血。这一过程要受到下丘脑-垂体-卵巢轴的调节及其他内分泌腺体的影响。通常需要从以下几个方面去认识：

（一）卵巢的周期性变化

卵巢是女性的性腺，主要功能是生殖和内分泌，即产生卵子、排卵和分泌性激素。青春期开始至绝经前，卵巢在形态和功能上发生周期性变化，称卵巢周期。其变化如下：

1. 卵泡的发育及成熟 始基卵泡是卵巢的基本生殖单位。新生女婴卵泡总数约200万个，儿童期多数退化，至青春期约剩30万个。青春期，在促性腺激素的刺激下，卵泡开始发育成熟。每月有一批卵泡（3~11个）发育，其中只有一个优势卵泡成熟并排卵，其余卵泡在发育不同阶段自行退化，称为卵泡闭锁。妇女一生中一般有400~500个卵泡发育成熟并排卵。

卵泡生长过程一般分为始基卵泡、窦前卵泡、窦状卵泡和排卵前卵泡4个阶段（图3-2）。

始基卵泡由一个卵母细胞和环绕其周围成单层梭形的前颗粒细胞组成。由始基卵泡发育成窦前卵泡需9个月以上的时间，从窦前卵泡发育到成熟卵泡需85日，卵泡生长的最后阶段即月经周期的卵泡期（自月经第1日至卵泡发育成熟称为卵泡期），正常需15日左右。

排卵前卵泡即成熟卵泡，直径可达18~23mm，卵泡向卵巢表面突出，其结构包括：①卵泡外膜；②卵泡内膜；③颗粒细胞；④卵泡腔（腔内充满大量清澈的卵泡液和雌激素）；⑤卵丘（呈丘状突出于卵泡腔，卵细胞深藏其中）；⑥放射冠（直接围绕卵细胞的一层颗粒细胞，呈放射状排列）；⑦透明带（放射冠与卵细胞之间一层很薄的透明膜）（图3-3）。卵泡内膜和颗粒细胞能分泌大量雌激素。

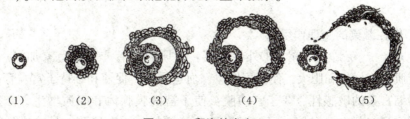

图3-2 卵泡的发育

(1) 始基卵泡；(2) 窦前卵泡；(3) 窦状卵泡；(4) 排卵前卵泡；(5) 排卵

2. 排卵 卵细胞和它周围的卵丘颗粒细胞被一起排出的过程称为排卵。随卵细胞排出的还有放射冠、透明带及少量的颗粒细胞。排卵前，成熟卵泡分泌的雌激素高峰对下丘脑产生正反馈作用，在卵泡破裂前36小时，垂体释放的促性腺激素出现LH/FSH（黄体生成素/卵泡刺激素）峰，LH峰的形成是即将排卵的可靠指标。排卵大多发生在下次月经来潮前14日左右。卵子可由两侧卵巢轮流排出，也可由一侧卵巢连续排出。

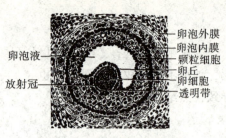

图3-3 排卵前卵泡示意图

3. 黄体形成及退化 排卵后卵泡液流出，卵泡腔内压下降，卵泡壁塌陷，卵泡颗粒细胞和内膜细胞向内侵入，和其外围的卵泡外膜一起，在LH峰作用下，共同形成黄体。排卵后7~8日，黄体体积和功能达高峰，直径1~2cm，外观黄色。黄体能分泌雌激素和孕激素。

若卵子受精，黄体继续增大，转变为妊娠黄体，至妊娠3个月末退化。若卵子未受精，黄体在排卵后9~10日开始退化，最后退变为白体。排卵日至月经来潮为黄体期，一般为14日。黄体衰退后月经来潮，卵巢中又有新的卵泡发育，开始新的周期。

（二）卵巢性激素分泌的周期性变化及其生理作用

卵巢合成及分泌的性激素主要有雌激素、孕激素和少量的雄激素。

1. 卵巢性激素分泌的周期性变化

（1）雌激素 卵泡开始发育时，雌激素分泌量很少，至月经第7日，其分泌量迅速增加，排卵前达峰值。排卵后卵泡液中雌激素释放至腹腔，循环中雌激素暂时下降，排卵后1~2日，黄体开始分泌雌激素，循环中雌激素又逐渐上升，至黄体成熟时，循环中雌激素形成又一高峰。此后，黄体萎缩，雌激素水平急剧下降，在月经期达最低水平。

（2）孕激素 卵泡期卵泡不合成孕酮，当LH峰发生时，卵泡的颗粒细胞黄素化，开始分泌少量孕酮。排卵后黄体合成孕酮逐渐增加，黄体成熟时分泌量达最高峰，此后逐渐下降，至月经来潮时降至卵泡期水平。

（3）雄激素 女性的雄激素大部分来自肾上腺，小部分来自卵巢。来自卵巢的雄激素由卵泡膜和卵巢间质合成。排卵前卵巢合成雄激素增多，能促进非优势卵泡闭锁并提高性欲。

2. 卵巢性激素的生理作用

（1）雌激素的生理作用 ①外生殖器：使阴唇发育丰满，色素加深。②子宫肌：促进子宫肌细胞增生和肥大，使肌层增厚，血运增加，促使和维持子宫发育；增加子宫平滑肌对缩宫素的敏感性。③子宫内膜：使子宫内膜腺体和间质增生、修复。④子宫颈：使子宫颈口松弛、扩张；子宫颈黏液分泌增加，质变稀薄，易拉成丝状。⑤输卵管：促进输卵管肌层发育及上皮分泌活动，加强输卵管平滑肌节律性收缩的振幅。⑥阴道上皮：使阴道上皮细胞增生和角化，黏膜变厚；增加细胞内糖原含量，糖原经寄生在阴道内的乳杆菌分解为乳酸，使阴道维持酸性环境，防止致病菌的繁殖。⑦卵巢：协同FSH促进卵泡发育。⑧下丘脑、垂体：通过对下丘脑和垂体的正负反馈调节，控制促性腺激素的分泌。⑨第二性征：促使乳腺管增生，乳头、乳晕着色，促进其他第二性征的发育。⑩代谢作用：促进水钠潴留；促进肝脏高密度脂蛋白合成，抑制低密度脂蛋白合成，降低循环中胆固醇水平；维持和促进骨基质代谢。

(2) 孕激素的生理作用　孕激素通常在雌激素作用的基础上发挥作用。①子宫肌：降低子宫平滑肌兴奋性及其对缩宫素的敏感性，抑制子宫收缩，有利于胚胎及胎儿在子宫内生长发育。②子宫内膜：使子宫内膜从增生期转化为分泌期，为受精卵着床做准备。③子宫颈：使子宫颈口闭合，黏液分泌量减少，质变黏稠。④输卵管：抑制输卵管平滑肌节律性收缩的频率和振幅。⑤阴道上皮：加快阴道上皮细胞脱落。⑥下丘脑、垂体：孕激素在黄体期对下丘脑、垂体有负反馈作用，抑制促性腺激素分泌。⑦乳房：促进乳腺腺泡发育。⑧体温：兴奋下丘脑体温调节中枢，使基础体温在排卵后升高0.3℃～0.5℃，临床上可以此作为判定排卵日期的标志之一。⑨代谢作用：促进水钠排泄。

(3) 雌、孕激素的协同与拮抗作用　雌、孕激素协同促进女性生殖器和乳房发育，为妊娠准备条件；二者的拮抗作用表现在雌激素促进子宫内膜增生及修复，孕激素则限制子宫内膜增生，使子宫内膜从增生期转化为分泌期。而且二者在子宫收缩、输卵管蠕动、子宫颈黏液变化、阴道上皮细胞角化和脱落及水钠代谢等方面也表现为拮抗作用。

(4) 雄激素的生理作用　能促使阴蒂、阴唇和阴阜发育，促进阴毛、腋毛生长；促进蛋白质合成，肌肉生长，刺激骨髓中红细胞增生。在性成熟期前，促使长骨骨基质生长和钙的保留；性成熟后可致骨骺关闭，生长停止。青春期开始增加，过多则会对雌激素产生拮抗作用。

(三) 子宫内膜及其他生殖器的周期性变化

卵巢周期使女性生殖器官发生一系列周期性变化，其中以子宫内膜周期性变化最显著。

1. 子宫内膜的周期性变化　子宫内膜基底层无周期性变化，但在经后能再生修复内膜创面，形成新的功能层。功能层受卵巢性激素的影响可发生周期性变化。其变化以一个正常月经周期28日为例分述如下：

(1) 增殖期　月经周期第5～14日，相当于卵泡发育成熟阶段，又分为早、中、晚3期。此期在雌激素作用下，子宫内膜上皮、腺体和间质、血管均呈增殖变化。内膜厚度由早期的1～2mm，增厚至晚期的3～5mm，表面高低不平，略呈波浪形；腺上皮细胞增生，由低柱状到高柱状，并增殖为假复层上皮，核分裂象增多，腺体数目增多，伸长呈弯曲状；间质由致密变为疏松、水肿；小动脉增生，由直而壁薄向伸长弯曲变化，管壁变厚、管腔增大。

(2) 分泌期　月经周期第15～28日，相当于黄体期，也分早、中、晚3期。此期雌激素使内膜继续增厚，到分泌晚期子宫内膜增厚达 10mm，呈海绵状；在孕激素作用下，子宫内膜呈分泌反应，腺体更增长弯曲，腺上皮细胞出现含糖原的核下空泡，腺体内的分泌上皮细胞顶端胞膜破裂，细胞内的糖原排入腺腔（顶浆分泌），内膜腺体开口面向宫腔，有糖原等分泌物溢出；间质更加水肿、疏松；螺旋小动脉进一步增生、卷曲，并超出内膜厚度。此期内膜的变化有利于受精卵着床。

(3) 月经期　月经周期第 1~4 日。子宫内膜功能层从基底层崩解脱离，这是孕酮和雌激素撤退的最后结果。经前 24 小时，内膜螺旋小动脉持续痉挛性收缩，导致远端血管壁及组织缺血坏死、剥脱，坏死的内膜与血液相混经阴道排出，形成月经。

2. 生殖器其他部位的周期性变化　受卵巢性激素的影响，生殖器官的其他部位也呈周期性变化：

(1) 子宫颈黏液的周期性变化　经后子宫颈黏液的量很少，之后不断增加，至排卵期量多、质稀、透明，拉丝度可达 10cm 以上，有利于精子的穿透。排卵后黏液分泌量逐渐减少，质变黏稠、浑浊，拉丝易断。

(2) 阴道黏膜的周期性变化　排卵前，阴道上皮底层细胞增生，逐渐演变为中层细胞与表层细胞，使阴道上皮增厚，表层细胞角化，其程度在排卵期最明显。排卵后，表层细胞脱落。

(3) 输卵管的周期性变化　排卵前雌激素能促进输卵管发育及增强输卵管肌层的节律性收缩，使输卵管黏膜上皮纤毛细胞生长，体积增大；非纤毛细胞分泌增加，有利于卵子运输和为其提供种植前的营养物质，排卵后孕激素抑制输卵管肌层的节律性收缩和输卵管黏膜上皮纤毛细胞的生长，并减低分泌细胞分泌黏液。雌、孕激素相互制约、协同作用，保证了受精卵在输卵管内的正常运行。

(四) 月经周期的调节

月经周期的调节是个复杂过程，主要涉及下丘脑、垂体和卵巢。下丘脑分泌促性腺激素释放激素（GnRH），调节垂体促性腺激素的释放，调控卵巢功能。卵巢分泌的性激素又能反馈调节下丘脑、垂体激素的释放。下丘脑、垂体与卵巢之间相互作用、相互影响，形成完整协调的神经内分泌系统，称为下丘脑-垂体-卵巢轴。

下丘脑是下丘脑-垂体-卵巢轴的启动中心，下丘脑弓状核神经细胞呈脉冲式分泌 GnRH，脉冲间隔为 60~120 分钟，GnRH 直接通过垂体门脉系统进入腺垂体，调节垂体促性腺激素的合成和分泌。

垂体分泌的与生殖调节直接有关的激素是促性腺激素和催乳素（PRL）。

促性腺激素包括卵泡刺激素（FSH）和黄体生成素（LH），其分泌亦呈脉冲式。FSH 是卵泡发育必需的激素，能直接促进窦前卵泡及窦状卵泡的生长发育；促进雌二醇的合成与分泌；调节优势卵泡的选择和非优势卵泡的闭锁；在卵泡期晚期与雌激素协同，诱导颗粒细胞生成 LH 受体，为排卵及黄素化做准备。LH 在卵泡期能刺激卵泡膜细胞合成雄激素；排卵前促使卵细胞进一步成熟及排卵；在黄体期维持黄体功能，促进雌、孕激素的合成与分泌。

PRL 具有促进乳汁合成的功能，其产生主要受下丘脑分泌的多巴胺（催乳素抑制因子）的抑制性控制。由于多巴胺与 GnRH 对同一刺激同时发生效应，因此当 GnRH 的分泌受到抑制，可出现促性腺激素水平下降，多巴胺分泌也受到抑制而催乳素水平上升，临床表现为闭经泌乳综合征。促甲状腺激素释放激素（TRH）也能刺激催乳素的分泌，TRH 升高，也可使一些甲状腺功能减退的妇女出现泌乳现象。

卵巢分泌的雌、孕激素对下丘脑和垂体具有反馈调节作用。

月经周期的调节是下丘脑分泌 GnRH，使垂体 FSH 分泌增加，促进卵泡发育，分泌雌激素，子宫内膜发生增殖期变化。随着卵泡发育，雌激素水平逐渐升高，它对下丘脑的负反馈作用加强，抑制下丘脑 GnRH 的分泌，使垂体 FSH 分泌减少。当雌激素浓度升高至 200pg/mL 以上，并持续 48 小时，即对下丘脑和垂体产生正反馈作用，刺激 GnRH、LH 和 FSH 大量释放，形成排卵前 LH/FSH 峰，促使成熟卵泡排卵；排卵后，LH 和 FSH 均急剧下降，在少量 LH 和 FSH 作用下，黄体形成并逐渐发育成熟，分泌雌激素和孕激素，使子宫内膜发生分泌期变化。排卵后 7~8 日，雌、孕激素的分泌达到高峰，两者联合对下丘脑和垂体产生负反馈调节作用，使 FSH 和 LH 分泌相应减少，黄体开始萎缩，雌、孕激素下降，子宫内膜失去雌、孕激素的支持而坏死、脱落，月经来潮。雌、孕激素的下降解除了对下丘脑和垂体的负反馈抑制作用，FSH 分泌增加，卵泡开始发育，新的月经周期开始，如此周而复始（图 3-4，图 3-5）。

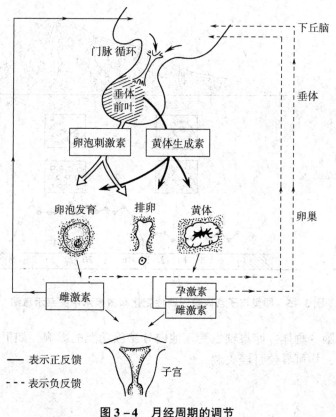

图 3-4 月经周期的调节

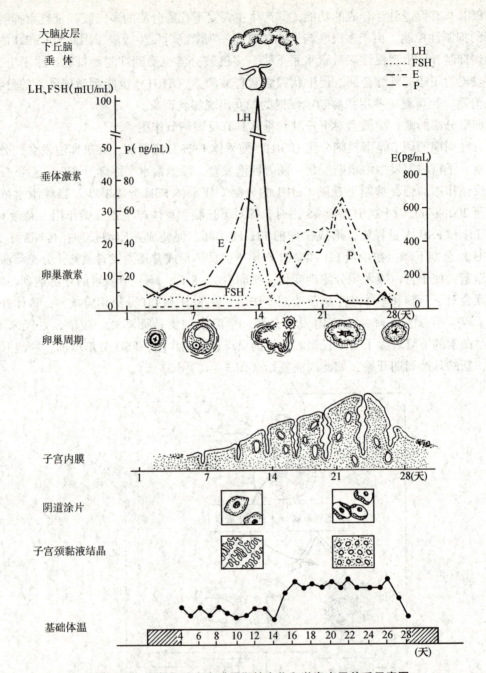

图3-5 卵巢与子宫内膜周期性变化和激素水平关系示意图

此外,下丘脑-垂体-卵巢轴也受其他内分泌腺功能的影响,如甲状腺、肾上腺及胰腺的功能异常,均可导致月经失调。

第三节 带下生理

带下有广义与狭义之分。广义的带下泛指妇女带脉以下的疾病,即妇女的经、带、胎、产疾病和杂病;狭义的带下则是指生理性带下和病理性带下(带下病)。

(一) 带下的生理现象和作用

生理性带下是健康女子润泽于阴户和阴道的无色无臭或略显白色、黏而不稠的阴液。女子生而即有,发育成熟后分泌明显,而且有明显的周期性变化,表现为经行前后、经间期分泌量增多,女性怀孕以后在孕初其量也稍有增多,绝经后则明显减少。

带下属津液,以液为多,具有润泽阴道、阴户及防御外邪的作用。

(二) 带下产生的机理

带下的产生是脏腑、津液、经络协调作用于胞宫的结果。

1. 脏腑与带下 带下属津液,与脾肾密切相关。肾者水脏,主津液,生理性带下由肾精所化,肾气主藏泻,其产生、排泄与肾有关。肾气充盛,天癸至,其分泌则呈周期性变化。脾主运化,既是气血生化之源,也是津液生化之源,脾的运化转输,不仅能将胃肠吸收的水谷精气和津液输布全身,灌溉脏腑、形体、诸窍,同时也泌布于胞宫,渗润于阴道,与精之余合共同形成生理性的带下。

2. 经络与带下 带下由任脉总司,督脉温化,带脉约束。任脉出胞中循阴器,为阴脉之海,总司人体的精、血、津液,而带下属津液,布露于子宫、阴道、阴户,故由任脉总司。督脉为阳脉之海,任、督同起于胞中,相会于龈交穴,任脉所司之阴液离不开督脉的温化,若失去督脉的温化则化为湿邪而为病理性带下。带脉约束诸经,约束带液,使其泌至有常。

第四节 妊娠生理

一、中医对妊娠生理的认识

妊娠是从受孕到分娩的过程。"两精相搏,合而成形"是妊娠的开始,"十月怀胎,一朝分娩"是妊娠的结束。

(一) 受孕的机理

女子发育成熟,月经按期来潮,就具备了受孕的功能。受孕的机理是肾气盛,天癸至,女子任通冲盛,月事以时下,男子精壮,精气溢泻,择氤氲之时,阴阳交媾,两神相搏,合而成孕。氤氲之时又称"的候""真机",即西医学之排卵期。

(二)妊娠的生理现象

妊娠后,阴血下聚冲任,以养胎元,孕妇机体处于阴血不足、阳气偏亢的状态。

1. 停经 孕后一般月经停止,不再来潮。临床上对停经的女性,应首先考虑是否妊娠,尤其是月经一向规律的女性,更需考虑这一点。

2. 脉滑 孕后一般六脉滑疾流利,按之应指,尺脉尤甚。

3. 早孕反应 孕早期可见恶心呕吐、厌食择食、嗜酸、嗜睡或晨起头晕等现象。一般在孕3个月后逐渐消失。

4. 乳房变化 孕早期孕妇会感觉乳房发胀或触痛,孕8周起乳房逐渐增大,乳头、乳晕着色,乳晕外周有散在性褐色小结节隆起。孕4~5个月后,部分可挤出少量乳汁。

5. 子宫增大、小腹膨隆 妊娠6周左右,子宫增大呈球形,3个月后子宫底的高度超出盆腔,在腹部可以触及,小腹部开始膨隆。妊娠4~5个月后孕妇可自觉胎动。

6. 轻度下肢肿胀 妊娠6个月后,因胎体增大,阻滞气机,水道不利,常可出现足踝部轻度肿胀,休息后可自行消退。

二、西医对妊娠生理的认识

妊娠是胚胎和胎儿在母体内生长发育的过程。成熟卵子受精是妊娠的开始,胎儿及其附属物自母体排出是妊娠的终止。

(一)受精及受精卵发育、输送与着床

获能的精子与次级卵母细胞相遇于输卵管,结合形成受精卵的过程称为受精。受精发生在排卵后12小时内,整个过程约需24小时。晚期囊胚种植于子宫内膜的过程称受精卵着床。

1. 受精卵的形成 精液射入阴道内,精子离开精液,经子宫颈管进入子宫腔及输卵管腔,其顶体表面的糖蛋白被生殖道分泌物中的 α、β 淀粉酶降解,同时顶体膜结构中胆固醇与磷脂比率和膜电位发生变化,降低顶体膜稳定性,此过程称为精子获能。精子获能的主要部位是在子宫腔和输卵管腔。卵子从卵巢排出,经输卵管伞部捡拾,停留在输卵管壶腹部与峡部连接处等待受精。精子与卵子相遇时,精子头部顶体外膜破裂,释放出顶体酶,溶解卵子外围的放射冠和透明带,这一过程称为顶体反应。精子穿过放射冠和透明带与卵子相融合,受精开始。卵原核与精原核相融合,受精完成。当精子头部与卵子表面接触后,透明带结构即发生改变,阻止其他精子进入,保证了人类单精子受精。

受精后30小时,借助输卵管蠕动和输卵管上皮纤毛推动受精卵向宫腔方向移动。同时开始有丝分裂,形成多个子细胞,称为分裂球。受精后72小时受精卵分裂成桑椹胚,随后形成早期囊胚。受精后第4日,早期囊胚进入宫腔,第6~7日受精卵开始着床。

2. 受精卵着床 受精卵着床需经过定位、黏附和侵入3个过程:①定位:透明带

消失，晚期囊胚以其内细胞团端接触子宫内膜；②黏附：晚期囊胚黏附在子宫内膜后，囊胚表面滋养细胞分化为两层，外层为合体滋养细胞，内层为细胞滋养细胞；③侵入：合体滋养细胞分泌蛋白溶解酶，溶解细胞、间质及血管，滋养细胞穿透侵入子宫内膜、内1/3肌层及血管，囊胚完全埋入子宫内膜中且被内膜覆盖。

受精卵着床必须具备的条件：①透明带消失；②囊胚细胞滋养细胞分化出合体滋养细胞；③囊胚和子宫内膜同步发育且功能协调；④孕妇体内有足够数量的孕酮，子宫有一个极短的敏感期允许受精卵着床。

受精卵着床后，子宫内膜迅速发生蜕膜变。此时的子宫内膜称蜕膜。按蜕膜与囊胚的部位关系，将蜕膜分为底蜕膜、包蜕膜和真蜕膜。

（二）胚胎、胎儿发育特征

从末次月经第1日开始计算，妊娠全过程约为40周。妊娠10周内的人胚称为胚胎，是主要器官结构分化形成时期。妊娠11周起称为胎儿，是各器官发育成熟的时期。

4周末：可以辨认出胚盘与体蒂。

8周末：胚胎初具人形，头大，占整个胎体近一半。能分辨出眼、耳、鼻、口、手指及足趾，各器官正在分化发育。心脏已形成，B型超声可见心脏搏动。

12周末：胎儿身长约9cm，顶臀长6~7cm。外生殖器已发育。四肢可活动。

16周末：胎儿身长约16cm，顶臀长12cm。从外生殖器可确认胎儿性别。头皮已长出毛发，胎儿已开始出现呼吸运动。部分孕妇已能自觉胎动。

20周末：胎儿身长约25cm，顶臀长16cm。皮肤暗红，出现胎脂，全身覆盖毳毛，并可见少许头发。开始出现吞咽、排尿功能。检查孕妇时用听筒能从腹壁听到胎心音。

24周末：胎儿身长约30cm，顶臀长21cm。各脏器均已发育，皮下脂肪开始沉积，皮肤仍呈皱缩状，出现眉毛和睫毛，出生后可有呼吸，但生存力极差。

28周末：胎儿身长约35cm，顶臀长25cm，体重约1000g。四肢活动好，有呼吸运动。出生后可存活，易患特发性呼吸窘迫综合征。

32周末：胎儿身长约40cm，顶臀长28cm，体重约1700g。皮肤深红仍呈皱缩状，面部毳毛已脱落，出现脚趾甲，睾丸下降，生活力尚可。出生后注意护理能存活。

36周末：胎儿身长约45cm，顶臀长32cm，体重约2500g。皮下脂肪较多，面部皱褶消失。指（趾）甲已达指（趾）端。出生后能啼哭及吸吮，生活力良好，基本能存活。

40周末：胎儿身长约50cm，顶臀长36cm，体重约3400g。发育成熟，皮肤粉红色，皮下脂肪多，外观体形丰满，足底皮肤有纹理。男性睾丸已降至阴囊内，女性大小阴唇发育良好。出生后哭声响亮，吸吮能力强，能很好存活。

（三）胎儿的附属物及其功能

胎儿附属物包括胎盘、胎膜、脐带和羊水。

1. 胎盘 由羊膜、叶状绒毛膜和底蜕膜构成。妊娠足月胎盘多为圆形或椭圆形，重450~650g，直径16~20cm，厚1~3cm，中央厚，边缘薄。分为胎儿面和母体面。胎儿面表面被覆羊膜，呈灰白色，光滑半透明，母体面表面呈暗红色，蜕膜间隔形成若干浅沟分成母体叶。

胎盘具有以下功能：气体交换、营养物质供应、排出胎儿代谢产物、防御功能和合成功能。胎盘能阻止母血中某些有害物质进入胎儿血中，但其屏障作用极有限。各种病毒（如风疹病毒、巨细胞病毒等）及大部分药物均可通过胎盘，影响胎儿。细菌、弓形虫、衣原体、螺旋体不能通过胎盘屏障，但可在胎盘部位形成病灶，破坏绒毛结构后进入胎体感染胚胎及胎儿。母血中免疫抗体如IgG能通过胎盘，使胎儿在出生后短时间内获得被动免疫力。

胎盘能合成多种激素和酶。激素有蛋白、多肽和甾体激素，如人绒毛膜促性腺激素、人胎盘生乳素、雌激素、孕激素等。酶有缩宫素酶、耐热性碱性磷酸酶等。

人绒毛膜促性腺激素（简称绒促性素，hCG）是由合体滋养细胞合成的糖蛋白激素，由α、β亚基组成。受精后第6日滋养细胞开始分泌微量hCG。受精后第10日能在母血清中检测出$\beta-hCG$，成为诊断早孕的最敏感方法。至妊娠8~10周血清hCG浓度达高峰，持续约10日迅速下降，至妊娠中晚期血清浓度仅为峰值的10%，产后2周内消失。hCG的功能：①维持月经黄体寿命，使经黄体增大成为妊娠黄体，增加甾体激素的分泌以维持妊娠；②促进雄激素转化为雌激素，刺激孕酮的形成；③抑制植物血凝素对淋巴细胞的刺激作用，hCG能吸附于滋养细胞表面，以免胚胎滋养层被母体淋巴细胞攻击；④刺激胎儿睾丸分泌睾酮，促进男性性分化；⑤能与母体甲状腺细胞TSH（促甲状腺激素，下同）受体结合，刺激甲状腺活性。

2. 胎膜 胎膜是由外层的平滑绒毛膜和内层的羊膜组成。妊娠14周末，羊膜与绒毛膜的胚外中胚层相连封闭胚外体腔，羊膜腔占据整个宫腔并随妊娠进展逐渐增大。妊娠晚期两者轻轻相贴可分开。胎膜能维持羊膜腔的完整性，对胎儿起到保护作用，并在分娩发动上有一定作用。

3. 脐带 脐带是连接胎儿与胎盘的条索状组织，一端连于胎儿腹壁脐轮，一端附着于胎盘胎儿面。胚胎及胎儿借助脐带悬浮于羊水中。妊娠足月时脐带长30~100cm，平均约55cm，表面有羊膜覆盖，呈灰白色。内有一条脐静脉，两条脐动脉。血管周围为来自胚外中胚层的胶样组织，称为华通胶，能保护脐血管。脐带是母体与胎儿气体交换、营养物质供应和代谢产物排出的重要通道。脐带受压使血流受阻时，可致胎儿缺氧，甚至危及胎儿生命。

4. 羊水 充满在羊膜腔内的液体，称为羊水。

(1) 羊水的来源　妊娠早期的羊水主要来自母体血清经胎膜进入羊膜腔的透析液。妊娠中期以后，羊水主要来自胎儿尿液。妊娠晚期胎肺参与羊水的生成。

(2) 羊水的吸收　①约50%由胎膜完成；②胎儿吞咽羊水；③脐带每小时能吸收羊水40~50mL；④孕20周前，胎儿角化前皮肤有吸收羊水功能，但量很少。

(3) 母体、胎儿、羊水三者间的液体平衡　羊水在羊膜腔内不断进行液体交换，以保持羊水量相对恒定。母体和胎儿间的液体交换主要通过胎盘。母体与羊水的交换主要通过胎膜。羊水与胎儿的交换量较少，主要通过胎儿消化管、呼吸道、泌尿道及角化前皮肤等。

(4) **羊水量、性状及成分** 妊娠期羊水量逐渐增加，妊娠 38 周约 1000mL，此后逐渐减少。妊娠 40 周约 800mL。过期妊娠时羊水量可减少至 300mL 以下。妊娠早期羊水为无色澄清液体。足月时略混浊、不透明，内可见小片状物悬浮（胎脂、胎儿脱落上皮细胞、毳毛、毛发、少量白细胞、白蛋白、尿酸盐等）。羊水中含大量激素和酶，pH 值约为 7.20。

(5) **羊水的功能** ①保护胎儿：羊膜腔内恒温，能避免胎儿受到外力挤压，临产宫缩时分散压力，避免胎儿局部受压。避免子宫肌壁或胎儿对脐带直接压迫引起胎儿窘迫，防止胎体畸形及胎肢粘连。②保护母体：减少胎动对母体所致的不适感；临产后，前羊水囊借助楔形水压扩张宫口及阴道；破膜后羊水冲洗滑润阴道，减少感染机会。

第五节 分娩及产褥期生理

一、中医对分娩的认识

妊娠全程 40 周，即 280 天。临床上预产期的推算方法，一般从末次月经的第 1 天算起，月数加 9（或减 3），日数加 7（农历加 14）。

分娩是指成熟胎儿及胎衣从母体全部娩出的过程。临产时会出现腰腹阵阵作痛，小腹重坠，渐痛渐紧，一阵紧一阵，直至子门开全，阴户窘迫，胎儿、胎衣（亦称胞衣）相继娩出，分娩方为结束。

(一) 临产征兆

在分娩发动前数周，孕妇可有一些临产征象出现。

1. 释重感 妊娠末期胎儿先露部入盆后，孕妇自觉上腹部轻松，如释重物，呼吸变得轻松，但可能感到行走不便和尿频。《胎产心法》载有"临产自有先兆，须知凡孕妇临产，或半月数日前，胎胚必下垂，小便多频数"，很符合临床实际。

2. 见红 临产前 24~48 小时，子宫颈内口附近的胎膜与该处的子宫壁剥离，毛细血管破裂有少量出血与子宫颈管内黏液相混，经阴道排出，称为见红，是分娩即将开始比较可靠的征象。

3. 试胎、弄胎 《医宗金鉴·妇科心法要诀》云："妊娠八九个月时，或腹中痛，痛定仍然如常者，此名试胎……若月数已足，腹痛或作或止，腰不痛者，此名'弄胎'。"试胎、弄胎均为不规律的宫缩，腹痛间隔与持续时间不恒定、无进行性加强趋势，即西医假临产。

(二) 正产现象

1. 离经脉 《脉经》指出："妇人欲生，其脉离经。夜半觉，日中则生也。"临产时可扪得产妇中指本节有脉搏跳动,称为离经脉。《产孕集》则认为:"尺脉转急,如切绳转珠者,欲产也。"说明尺脉转急也是临产的征兆之一。

2. 阵痛 从规律宫缩至胎儿胎盘娩出期间,腹部出现的阵发性疼痛,称阵痛,为分娩正式发动的标志和现象。开始时阵痛间隔时间 5~6 分钟,逐渐缩短为 2~3 分钟,最后为 1~2 分钟。正如《十产论》所云:"正产者,盖妇人怀胎十月满足,阴阳气足,忽腰腹作阵疼痛,相次胎气顿陷,至于腰腹痛极甚,乃至腰" 重痛,谷道挺进,继之浆破血出,儿遂自生。"又如《达生篇》所言:"渐痛渐紧,一阵紧一阵,是正产,不必惊慌。"即指此阶段的表现。同时《达生篇》还总结了"睡、忍痛、慢临盆"的临产调护六字要诀。睡、忍、慢的目的是为了养精蓄锐,以便胎儿转正,宫口开全,则可一娩而下。此六字高度概括了产妇分娩时应有的精神状态,对产妇分娩状态有较好的指导意义。

二、西医对分娩的认识

妊娠满 28 周及以上,胎儿及其附属物从临产开始到由母体娩出的全过程,称为分娩。妊娠满 28 周至不满 37 足周期间分娩,称为早产;妊娠满 37 周至不满 42 足周期间分娩,称为足月产;妊娠满 42 周及以上分娩,称过期产。

(一)决定分娩的四因素

影响分娩的因素为产力、产道、胎儿和精神心理因素。

1. 产力 是将胎儿及其附属物从子宫腔逼出的力量,包括子宫收缩力、腹肌和膈肌收缩力及肛提肌收缩力。

(1) 子宫收缩力 是最主要的产力,贯穿于分娩全过程。临产后子宫收缩力使子宫颈管缩短、消失,宫口扩张,胎儿下降,胎儿和胎盘娩出。正常子宫收缩力具有以下特点。

①节律性 子宫体肌肉的收缩(简称宫缩)是不随意的、有规律的阵发性收缩并伴有疼痛。每次宫缩由弱渐强,维持一定时间,随后由强渐弱,直至消失进入间歇期,子宫肌肉松弛,然后再次收缩,如此反复,直至分娩结束。临产开始时,宫缩每次持续 30 秒,间隔 5~6 分钟。随产程进展,宫缩持续时间渐长,间歇时间渐短,当宫口开全(10cm)后,宫缩持续时间可达 60 秒,间歇时间为 1~2 分钟。宫缩进行时子宫肌壁和胎盘受压,血流量减少;间歇时其血流又恢复充盈,这种节律性宫缩有利于胎儿血流灌注。

②对称性 指宫缩起自两侧子宫角部而且对称,以微波形式向子宫底中线集中,然后向子宫下段扩散。

③极性 是指子宫底部的收缩力最强,向下则逐渐减弱,其强度是子宫下段的 2 倍。

④缩复作用 是指子宫体部肌肉在宫缩时肌纤维缩短变宽,间歇期不能恢复到原来长度,反复收缩后,肌纤维越来越短,使宫腔内容积缩小,迫使胎先露部下降及子宫颈

管逐渐消失。

（2）**腹肌和膈肌收缩力**　第二产程时起重要辅助作用，与宫缩相配合，有助于胎儿娩出。第三产程时可协助胎盘娩出。

（3）**肛提肌收缩力**　有助于胎头内旋转、仰伸及娩出。第三产程时有助于胎盘娩出。

2. 产道　产道是胎儿娩出的通道，分为骨产道和软产道两部分。

（1）**骨产道**　指真骨盆，是产道的重要部分，与分娩关系密切。共分为3个平面。

①骨盆入口平面　呈横椭圆形，前为耻骨联合上缘，两侧为髂耻缘，后为骶岬上缘，有4条径线（图3-6）。耻骨联合上缘中点至骶岬上缘正中间的距离为入口前后径，平均值11cm；左右髂耻缘之间的最大距离为入口横径，平均值13cm；左骶髂关节至右髂耻隆突间的距离为左斜径，右骶髂关节至左髂耻隆突间的距离为右斜径，平均值12.75cm。

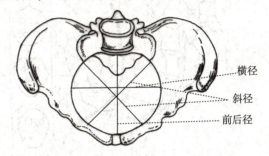

图3-6　骨盆入口平面各径线

②中骨盆平面　呈纵椭圆形，是骨盆最小、最窄的平面，前为耻骨联合下缘，两侧为坐骨棘，后为骶骨下端。有两条径线（图3-7）：耻骨联合下缘中点经坐骨棘连线中点至骶骨下端间的距离为中骨盆前后径，平均值11.5cm；两侧坐骨棘间的距离，为中骨盆横径，又称坐骨棘间径，平均值10cm。

③骨盆出口平面　由两个不在同一平面的三角形组成。前三角的顶端为耻骨联合下缘，两侧为耻骨降支；后三角的尖端为骶尾关节，两侧为骶结节韧带。坐骨结节间径为两个三角形共同的底。出口平面有4条径线（图3-8）。耻骨联合下缘至骶尾关节间的距离为出口前后径，平均值11.5cm；两坐骨结节末端内缘的距离为出口横径，又称坐骨结节间径，平均值9cm；坐骨结节连线中点至耻骨联合下缘中点间的距离为出口前矢状径，平均值6cm；坐骨结节连线中点至骶尾关节间的距离为出口后矢状径，平均值8.5cm。若出口横径稍短，而出口后矢状径较长，两径之和大于15cm，正常大小的胎头可通过后三角区经阴道娩出。

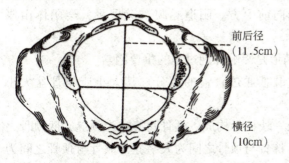

图3-7　中骨盆平面各径线

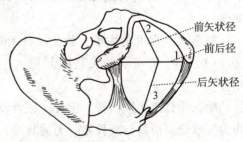

图3-8　骨盆出口平面各径线

(2) 骨盆轴与骨盆倾斜度

①骨盆轴 是连接骨盆各平面中点的假想曲线，此曲线上段向下向后，中段向下，下段向下向前。分娩时，胎儿即沿此轴娩出（图3－9）。

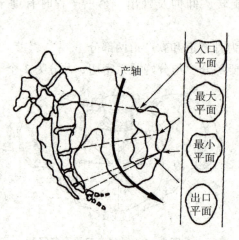
图3－9 骨盆轴

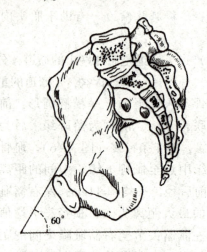
图3－10 骨盆倾斜度

②骨盆倾斜度 妇女站立时，骨盆入口平面与地平面形成的角度，一般为60°（图3－10）。

(3) 软产道 是由子宫下段、子宫颈、阴道及骨盆底软组织构成的管道。

①子宫下段的形成 由非孕时长约1cm的子宫峡部伸展形成。妊娠12周时，峡部已扩展成子宫腔的一部分，至妊娠末期其长度达7～10cm，形成子宫下段。临产后由于子宫肌的缩复作用，子宫体部肌肉越来越厚，子宫上下段肌壁厚薄不同，在子宫内面两者之间形成环状隆起，称生理缩复环。正常情况下，此环不易自腹部见到。

②子宫颈变化 临产前子宫颈管长2～3cm。临产后由于子宫体收缩的牵拉、胎先露部的支撑及楔形前羊水囊的下压，使子宫颈管变成漏斗状，随后逐渐短缩消失。宫口扩张也是上述因素作用的结果。初产妇多是子宫颈管先短缩消失，继之宫口扩张；经产妇则多是两者同时进行。

③盆底、阴道及会阴的变化 临产后阴道上段被逐渐撑开，骨盆底受压，使软产道下段形成一个向前弯的长筒，阴道口开向前上方。阴道黏膜皱襞展平，会阴体由厚变薄。

3. 胎儿 胎儿的大小、胎位及有无畸形是影响分娩过程的重要因素。

(1) 胎儿大小 胎头是胎儿最大、最难通过骨盆的部分。其大小应与骨盆大小相称。

胎头颅骨由两块顶骨、额骨、颞骨及一块枕骨构成。颅骨间缝隙为颅缝，两顶骨之间为矢状缝，顶骨与额骨之间为冠状缝，枕骨与顶骨之间为人字缝，颞骨与顶骨之间为颞缝，两额骨之间为额缝。两颅缝交界处较大空隙为囟门，胎头前囟（大囟门）为菱形，位于胎头前方；后囟（小囟门）为三角形，位于胎头后方（图3－11）。

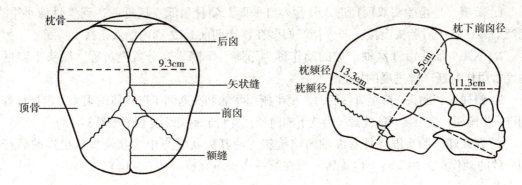

图 3-11 胎头的主要径线

胎头主要有 4 条径线:两侧顶骨隆突间的距离为双顶径,是胎头最大横径,妊娠足月时平均约 9.3cm;鼻根上方至枕骨隆突间的距离为枕额径,胎头以此径衔接,妊娠足月时平均约 11.3cm;前囟中央至枕骨隆突下方相连处之间的距离为枕下前囟径,又称小斜径,胎头俯屈以此径通过产道,妊娠足月时平均约 9.5cm;颏骨下方中央至后囟顶部间的距离为枕颏径,又称大斜径,妊娠足月时平均约 13.3cm。

(2) 胎位 胎体纵轴与骨盆轴一致时容易通过产道。若头盆不称时,则易造成难产。

(3) 胎儿畸形 脑积水、联体双胎、巨大畸胎瘤等可造成胎儿某一部分难以通过产道。

4. 精神因素 分娩对产妇来说是一个应激状态。由于产妇对分娩的安全性有顾虑,会产生焦虑、恐惧心理,使机体产生一系列变化,如心率加快、呼吸急促、神经内分泌改变等,进而影响产力,影响产程的顺利进展。

(二) 枕先露的分娩机制

分娩机制是指胎儿先露部为适应骨盆各平面的不同形态,被动进行一系列适应性转动,以其最小径线通过产道的全过程。以枕左前位为例说明(图 3-12)。

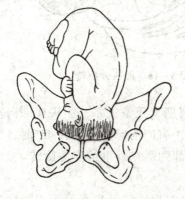

图 3-12 枕左前位分娩机制示意图

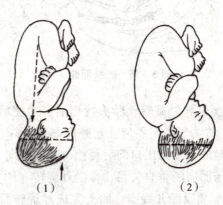

(1)　　　(2)

图 3-13 胎头俯屈

1. 衔接 是指胎头双顶径进入骨盆入口平面，颅骨最低点接近或达到坐骨棘水平。经产妇多在临产后胎头衔接，部分初产妇多在预产期前1~2周内胎头衔接。

2. 下降 胎头沿骨盆轴前进的动作称为下降，下降贯穿分娩全过程。胎头下降的程度常用作判断产程进展的标志。

3. 俯屈 当胎头下降至骨盆底时，呈半俯屈状的胎头遇到了肛提肌的阻力，借杠杆作用进一步俯屈，变衔接时的枕额径为枕下前囟径，有利于胎头继续下降（图3－13）。

4. 内旋转 胎头围绕骨盆纵轴向前旋转，使其矢状缝与中骨盆及骨盆出口前后径相一致的动作称为内旋转。内旋转一般在第一产程末完成（图3－14）。

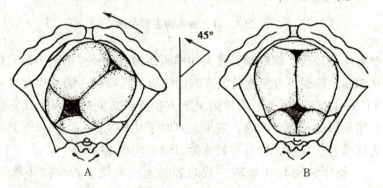

图3－14 胎头内旋转

5. 仰伸 胎头下降到阴道外口时，子宫收缩力和膈肌、腹肌的收缩力迫使胎头下降，肛提肌收缩力又将胎头向前推进，两者共同作用使胎头由向下向前转为向前。当枕骨下部达耻骨联合下缘时，以耻骨弓为支点，胎头逐渐仰伸，娩出胎头（图3－15）。

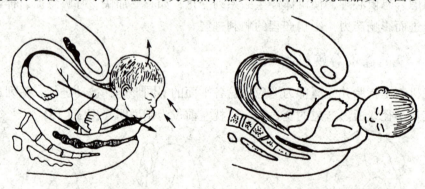

图3－15 胎头仰伸　　　　图3－16 胎头外旋转

6. 复位和外旋转 胎头娩出后，为使胎头与胎肩恢复正常关系，胎头枕部向左旋转45°，称为复位。胎肩在盆腔内继续下降，前（右）肩向前向中线旋转45°时，胎儿双肩径转成与骨盆出口前后径相一致的方向，胎头枕部则需在外继续向左旋转45°以保持胎头与胎肩的垂直关系，称为外旋转（图3－16）。

7. 胎肩及胎儿娩出 胎头完成外旋转后，前肩（右肩）已达耻骨弓下，前肩先娩出，继之后肩也从会阴前缘娩出（图3－17），随后胎体和双下肢娩出。

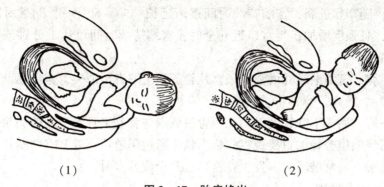

图 3-17 胎肩娩出
(1) 前肩娩出；(2) 后肩娩出

（三）先兆临产及临产的诊断

1. 先兆临产　出现预示不久将要临产的症状，称为先兆临产。

（1）**胎儿下降感**　胎儿先露部下降进入骨盆入口，子宫底位置降低，孕妇会自觉呼吸较前轻快，上腹部较前舒适，进食量增多。

（2）**假临产**　孕妇在分娩发动之前常出现"假临产"。其特点是宫缩持续时间短且不恒定，间隔时间长而不规律；宫缩强度不增强；宫缩同时不伴子宫颈管的短缩和宫口扩张；常在夜间出现，清晨消失；给予镇静药可被缓解。

（3）**见红**　与中医含义相同。

2. 临产的诊断　规律而逐渐增强的子宫收缩是临产开始的标志，持续约30秒，间歇5~6分钟，同时伴有进行性子宫颈管消失、宫口扩张和胎先露部下降，用强镇静药物不能抑制。

（四）分娩的临床经过及处理

1. 总产程及产程分期　总产程即分娩全过程，指从开始出现规律宫缩至胎儿胎盘娩出的全过程，分为3个产程。

（1）**第一产程**　又称子宫颈扩张期，自规律宫缩至宫口开全。初产妇一般需11~12个小时；经产妇需6~8个小时。

（2）**第二产程**　又称胎儿娩出期。从宫口开全到胎儿娩出。初产妇需1~2小时，不应超过2小时；经产妇需数分钟至1小时，但不应超过1小时。

（3）**第三产程**　又称胎盘娩出期。从胎儿娩出后到胎盘胎膜娩出，需5~15分钟，不应超过30分钟。

2. 产程各期的临床表现和处理

（1）第一产程的临床表现和处理

1) 临床表现

①规律宫缩　产程开始时，宫缩持续时间较短（约30秒）且弱，间歇时间较长

(5~6分钟);随产程进展,宫缩持续时间逐渐延长(50~60秒),间歇时间逐渐缩短(2~3分钟),且强度增加;当宫口近开全时,宫缩持续时间可达1分钟或更长,间歇期仅1~2分钟。

②宫口扩张 宫缩渐频并增强,子宫颈管逐渐短缩直至消失,宫口逐渐扩张至开全(10cm)。

③胎头下降 胎头下降程度以胎儿颅骨最低点与骨盆坐骨棘平面的关系为标志,是决定胎儿能否经阴道分娩的重要观察指标,临床通过阴道检查或肛查判断其下降程度。

④胎膜破裂 简称破膜。多发生在宫口近开全或开全时。

2) 产程观察及处理

①子宫收缩 触诊法和胎儿监护仪均可观察子宫收缩,了解宫缩强度、频率及每次宫缩持续时间。触诊法是助产人员将手掌放于产妇腹壁上感知宫缩的方法,宫缩时宫体隆起变硬,间歇期松弛变软。胎儿监护仪有外监护与内监护两种,临床上常用外监护,将宫缩压力探头固定在产妇腹壁宫体近宫底部,连续描记40分钟。

②胎心 潜伏期应每隔1~2小时听胎心1次,活跃期应每15~30分钟听胎心1次,每次听诊1分钟,于宫缩间歇时听取。常用的有木制听筒、电子胎心听诊器等,可获得每分钟胎心率。如用胎儿监护仪观察胎心,还可分辨胎心率变异、瞬间变化及其与宫缩、胎动的关系。一般应每隔15分钟对胎心监护曲线进行1次评估,宫缩频繁时每隔5分钟评估1次,此法能较客观地判断胎儿在宫内的状态。

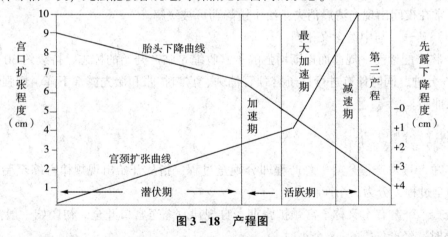

图3-18 产程图

③宫颈扩张和胎头下降 临床多采用产程图描记宫颈扩张和胎头下降程度(图3-18)。其横坐标为临产时间(小时),纵坐标左侧为宫口扩张程度(cm),右侧为先露下降程度(cm)。宫口扩张曲线及胎头下降曲线,是产程图中重要的两项指标。第一产程一般分为潜伏期和活跃期。潜伏期是从规律宫缩到宫口扩张3cm。此期扩张速度较慢,约需8小时,最大时限为16小时。活跃期是指宫口扩张3~10cm。此期扩张速度加快,需4小时,最大时限为8小时。活跃期又分为加速期、最大加速期和减速期。加速期指宫口扩张3~4cm,约需1.5小时;最大加速期是指宫口扩张4~9cm,约需2小时;减速期是指宫口扩张9~10cm,约需30分钟。坐骨棘平面是判断胎头高低的标志。胎头颅骨最低点平坐

骨棘平面时，以"0"表示；在坐骨棘平面上1cm时，以"-1"表示；在坐骨棘平面下1cm时，以"+1"表示，其余依此类推（图3-19）。

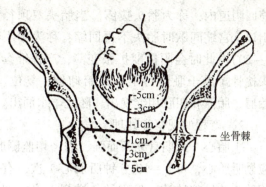

图3-19 胎头下降程度

④胎膜破裂 发现胎膜破裂，前羊水流出，应立即听胎心，并观察羊水性状和流出量，有无宫缩。同时记录破膜时间。

⑤阴道检查 应在严密消毒后进行。可摸清宫口边缘，准确估计子宫颈管消退、宫口扩张、胎膜破否、胎先露部及位置。若先露为头，能确定胎方位。宫口扩张及胎头下降程度不明、疑有脐带先露或脱垂、轻度头盆不称经试产4小时、产程进展缓慢时，阴道检查尤为重要。

⑥肛门检查 应在宫缩时进行。可了解子宫颈软硬度、厚薄，宫口扩张程度，是否破膜，骨盆腔大小，确定胎方位及胎头下降程度。检查次数一般临产初期每隔2~4小时查1次，经产妇和宫缩频繁者应缩短检查间隔。

3）母体观察及处理

①精神安慰 初产妇产程长，容易产生焦虑、紧张和急躁情绪，要使其明白分娩就像"瓜熟蒂落"一样是自然生理过程，并给予适当的安慰和指导，使产妇与助产人员能够密切合作，以便顺利分娩。如产妇在宫缩时喊叫不安，应指导其进行深呼吸，或用双手轻揉下腹部。如产妇腰骶部胀痛，可指导其用手拳压迫腰骶部以减轻不适感。

②血压 宫缩时血压常会升高5~10mmHg，间歇期复原。第一产程期间应每隔4~6小时测量1次血压，发现异常应增加测量次数，并给予相应处理。

③饮食与活动 鼓励产妇少食多餐，吃高热量易消化食物，摄入足够水分，必要时静脉补液，以保证和维持产妇体力。宫缩不强且未破膜时，产妇可适当走动，以加速产程进展。

④排尿与排便 鼓励产妇每2~4小时排尿1次，排尿困难者可导尿，以免膀胱充盈影响宫缩及胎头下降。初产妇宫口扩张<4cm、经产妇<2cm时，可用温肥皂水灌肠，既能清除粪便避免分娩时排便造成污染，又能反射性刺激子宫收缩加速产程进展。但胎膜早破、阴道流血、胎头未衔接、胎位异常、有剖宫产史、宫缩较强估计1小时内分娩及患严重心脏病等情况时不宜灌肠。

⑤其他 用肥皂水和温开水清洗外阴；初产妇、有难产史的经产妇，再次行骨盆外测量。

(2) 第二产程的临床表现和处理

1) 临床表现 胎膜多已破裂。仍未破膜者，给予人工破膜。破膜后宫缩暂停，继而更强更频，1~2分钟1次，每次持续时间可达1分钟。当胎头下降至盆底并压迫直肠时，产妇有排便感，不自主地向下屏气。当胎头降至骨盆出口时，会阴逐渐膨隆变薄，肛门括约肌松弛。宫缩时胎头露出于阴道口，露出部分不断增大，宫缩间歇期，胎头又缩回阴道内，称为胎头拨露。当胎头双顶径越过骨盆出口，宫缩间歇时胎头不再回缩，称为胎头着冠（图3-20）。此时会阴极度扩张变薄，产程继续进展，胎头枕骨露出于耻骨弓下，开始仰伸、复位、外旋转，胎肩、胎体和四肢相继娩出，随之羊水涌出。

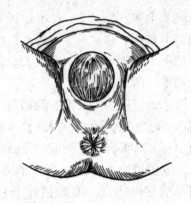

图3-20 胎头着冠

2）产程的观察和处理

①胎心 此期宫缩频而强，需密切监测胎儿胎心，应勤听胎心，每5~10分钟听胎心1次，有条件者应用胎心监护仪监测。发现胎心减慢，应立即行阴道检查，尽快结束分娩。

②指导产妇屏气 正确使用腹压是缩短第二产程的关键，应该指导产妇双足蹬在产床上，两手紧握产床把手，宫缩时深吸气屏住，然后如排便样向下屏气增加腹压。宫缩间歇时，产妇呼气并放松全身肌肉。如此反复屏气，能加速产程进展。

③接产准备 初产妇宫口开全，经产妇宫口扩张在4cm以上且宫缩规律有力时，应将产妇送入产房，做好接产准备工作。让产妇仰卧于产床上（少数坐于特制产椅上行坐位分娩），两腿屈曲分开露出外阴部，在臀下放便盆或塑料布，用消毒纱球蘸肥皂水擦洗外阴部，顺序是大阴唇、小阴唇、阴阜、大腿内上1/3、会阴及肛门周围，然后用温开水冲掉肥皂水。用消毒干纱球盖住阴道口，防止冲洗液流入阴道。最后用聚维酮碘消毒，取下阴道口纱球和臀下便盆或塑料布，铺无菌巾于臀下。接产者准备接产。

④接产 接产者站在产妇右侧，当胎头拨露使阴唇后联合紧张时，开始保护会阴。方法是：在会阴部铺盖无菌巾，接产者右肘支在产床上，右手拇指和其余四指分开，利用大鱼际肌顶住会阴部，每当宫缩时向上向内方托压，左手同时应下压胎头枕部，协助胎头俯屈和使胎头缓慢下降[图3-21（1）]。宫缩间歇时，稍放松保护会阴的右手，以免压迫过久过紧引起会阴水肿。当胎头枕部在耻骨弓下露出时，左手应协助胎头仰伸[图3-21（2）]。此时若宫缩强，应嘱产妇呼气消除腹压，并指导产妇在宫缩间歇时稍向下屏气，使胎头缓慢娩出，以免产力过强造成会阴撕裂。若胎头娩出时发现脐带绕颈一周且较松，可用手将脐带顺胎肩推上或从胎头退下，若脐绕颈过紧或绕颈两周及两周以上，应快速松解脐带，立刻用两把血管钳夹住一段脐带从中间剪断，注意勿伤及胎儿颈部（图3-22）。

胎头娩出后，右手仍应保护会阴，不要急于娩出胎肩，先以左手自鼻根向下颌挤压，挤出口鼻内的黏液和羊水，以减少胎儿胸部娩出后吸入羊水和血液，然后协助胎头复位及外旋转，使胎儿双肩径与骨盆出口前后径一致。接产者左手向下轻压胎儿颈部，协助前肩从耻骨弓下娩出[图3-21（3）]，再拖胎颈向上使后肩从会阴前缘缓慢娩出[图3-21（4）]。双肩娩出后，保护会阴的右手方可放松，然后双手协助胎体及下肢相继以侧位娩出。

若会阴水肿、会阴过紧缺乏弹性、耻骨弓过低、胎儿过大等可能造成会阴撕裂或母儿有病理情况急需结束分娩者，应做会阴后-侧切开术或会阴正中切开术。

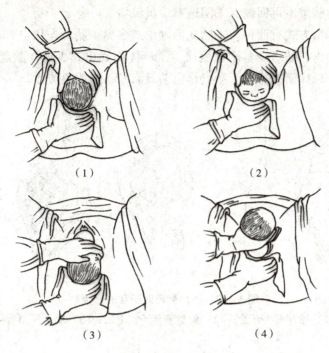

图 3-21 接产过程

(1) 保护会阴,协助胎头俯屈;(2) 协助胎头仰伸;(3) 助前肩娩出;(4) 助后肩娩出

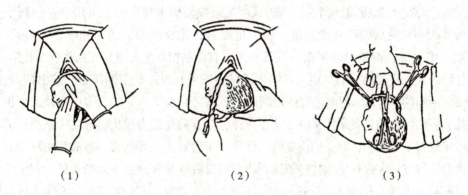

图 3-22 脐绕颈处理

(1) 将脐带顺肩部推上;(2) 把脐带从头上退下;(3) 用两把血管钳夹住,从中间剪断

(3) 第三产程的临床表现和处理

1) 临床表现 胎儿娩出后,宫底降至脐平,产妇略感轻松,宫缩暂停数分钟后再次出现。由于子宫腔容积突然明显缩小,胎盘不能相应缩小而与子宫壁发生错位剥离,剥离面出血,形成胎盘后血肿,子宫继续收缩,剥离面不断增加,最终胎盘完全从子宫壁剥离而娩出。

胎盘剥离的征象有(图 3-23):①子宫体变硬呈球形,子宫底升高达脐上。胎盘剥离后降至子宫下段,下段被扩张,子宫体被上推呈狭长形。②剥离的胎盘降至子宫下段,阴道口外露的一段脐带自行下降延长。③在产妇耻骨联合上方轻压子宫下段时,子宫体上升而外露的脐带不再回缩。④阴道有少量流血。

胎盘剥离及排出方式有两种：①胎儿面娩出式多见，胎盘先从中央剥离，继而周围剥离，胎儿面先排出，随后少量阴道流血。②母体面娩出式少见，胎盘先从边缘剥离，血沿剥离面流出，母体面先排出，胎盘排出前就有较多量阴道流血。

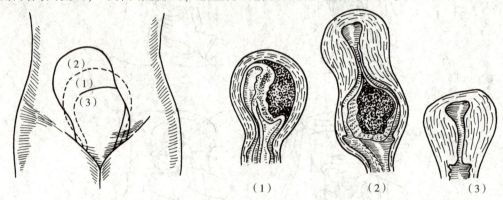

图3-23 胎盘剥离时子宫的形状
（1）胎盘剥离开始；（2）胎盘降至子宫下段；（3）胎盘娩出后

2）处理

①新生儿处理　先清理呼吸道。胎儿胸部娩出后，应迅速擦拭新生儿面部，吸除口鼻中的黏液，以免发生吸入性肺炎。当确认呼吸通畅而仍未啼哭时，可用手轻拍新生儿足底。新生儿大声啼哭后即可处理脐带，用两把血管钳钳夹脐带，两钳相隔2~3cm，在其中间剪断。用75%乙醇消毒脐带根部及其周围，在距脐根0.5cm处用无菌粗线结扎第一道，再在结扎线外0.5cm处结扎第二道，在第二道结扎线外0.5cm处剪断脐带，挤出残余血液，用5%聚维酮碘溶液或75%乙醇消毒脐带断面，待脐带断面干后，以无菌纱布覆盖，再用脐带布包扎。需要注意的是必须扎紧脐带防止出血，又要避免用力过猛造成脐带断裂；消毒时药液不可接触新生儿皮肤，以免灼伤皮肤。处理脐带时新生儿要保暖，目前常用气门芯、脐带夹、血管钳等方法取代双重结扎脐带法，均有脐带脱落早和感染率低的效果。新生儿娩出后还要根据其出生后1分钟内的心率、呼吸、肌张力、喉反射及皮肤颜色5项体征进行阿普加评分（表3-1）。每项为0~2分，满分为10分。8~10分属正常新生儿。4~7分为轻度窒息，又称青紫窒息，需清理呼吸道、人工呼吸、吸氧、用药等才能恢复。3分为重度窒息，又称苍白窒息，缺氧严重需紧急抢救，行直视下喉镜气管内插管并给氧。

表3-1　新生儿阿普加评分

体征	0分	1分	2分
心率	无	<100次/分	≥100次/分
呼吸	无	慢，不规则	规则，啼哭
肌张力	瘫软	四肢稍曲	活动活跃
喉反射	无反应	皱眉	哭声响亮
皮肤颜色	青紫、苍白	躯体红润，四肢青紫	全身红润

②协助胎盘娩出　正确处理胎盘娩出，可减少产后出血的发生。当确认胎盘已完全剥离时，宫缩时以左手握住宫底（拇指置于子宫前壁，其余4指放在子宫后壁）并按压，同时右手轻拉脐带，协助胎盘娩出。当胎盘娩出至阴道口时，接产者双手捧住胎盘，向一个方向旋转并缓慢向外牵拉，协助胎盘胎膜完整剥离（图3-24）。若胎膜部分断裂，用血管钳夹住胎膜断裂上端，继续牵引旋转，直至胎膜完全排出。胎盘胎膜排出后，按摩子宫刺激其收缩以减少出血。在胎盘未完全剥离前切忌用手按揉、下压宫底或牵拉脐带，以免拉断脐带或致胎盘部分剥离引起出血过多。

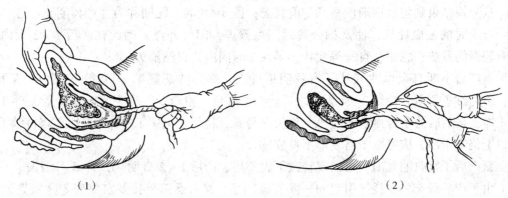

图3-24　协助胎盘娩出

③检查胎盘胎膜　将胎盘铺平，先检查母体面胎盘小叶有无缺损。然后将胎盘提起，检查胎膜是否完整，再检查胎儿面边缘有无血管断裂，以便及时发现副胎盘。副胎盘为一与正常胎盘分离而两者间有血管相连的小胎盘（图3-25）。若有副胎盘、部分胎盘或大部分胎膜残留时，应在无菌操作下徒手入宫腔内取出残留组织。若确认仅有少许胎膜残留，可给予子宫收缩剂待其自然排出。

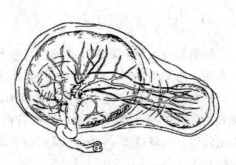

图3-25　副胎盘

④检查软产道　胎盘娩出后应仔细检查会阴、小阴唇内侧面、尿道口周围、阴道及子宫颈有无裂伤。若有裂伤，应立即缝合。

⑤预防产后出血　正常分娩出血量多数不足300mL，遇有产后出血高危因素产妇（有产后出血史、分娩5次以上、多胎妊娠、羊水过多、巨大儿、滞产等），可在胎儿前肩娩出时静脉注射缩宫素10～20U，也可在胎儿娩出后立即肌内注射缩宫素10U或缩宫素10U加于0.9%氯化钠注射液20mL内静脉快速注入，均可促使胎盘迅速剥离减少出血。若胎盘未完全剥离而出血多时，应行手取胎盘术。若第三产程超过30分钟，胎盘仍未排出且出血不多时，应排空膀胱后，再轻轻按压子宫及静脉注射子宫收缩剂，仍不能使胎盘排出时，应行手取胎盘术。若胎盘娩出后出血较多时，可经下腹部直接在宫体肌壁内或肌内注射麦角新碱0.2～0.4mg，并将缩宫素20U加入5%葡萄糖溶液内静脉滴注。

⑥产后观察　产妇分娩后应在产房内观察2小时，协助产妇首次哺乳，注意子宫收

缩、子宫底高度、膀胱充盈否、阴道流血量及会阴、阴道有无血肿等，并测量血压、脉搏。若子宫收缩不良，子宫底上升，表示宫腔内有积血，应挤压子宫底排出积血，并给予宫缩剂。若产妇自觉有肛门坠胀感，多有阴道壁血肿，应行肛查，确诊后给予处理。产后2小时无异常，将产妇连同新生儿送回病室，仍需勤巡视，继续注意宫缩情况及阴道流血量。鼓励产妇及早排尿，因膀胱充盈影响宫缩可致出血。

三、中医对产褥生理的认识

从分娩结束到胞宫逐渐恢复到孕前状态，需6~8周，此期称为"产褥期"。

分娩时的失血耗气，使产妇分娩后阴血骤虚，阳气外浮，因此在产后1~2天内，常有轻微的发热、恶寒、自汗等症状，多在短时间内会自然消失。

新产后不断有余血浊液从子宫及阴道排出，称为"恶露"。开始血色暗红，量稍多，称为红色恶露，持续3~4天；之后转为淡红色，量渐少，称为浆液性恶露，7~10天干净；最后转为不含血色的白色，称为白恶露，持续2~3周。如果血性恶露持续10天以上仍未干净，应考虑子宫复旧不良或感染。

新产后子宫收缩复旧，可出现轻微下腹阵痛，产后1~2日明显，3~5日消失。

由于产后既有失血耗气引起的一派"虚"象，又有恶露外排及宫缩痛等"瘀"候，故产褥期的生理特点是"多虚多瘀"。

四、西医对产褥生理的认识

从胎盘娩出至除乳腺外产妇全身各器官恢复至正常未孕状态所需的一段时期，称为产褥期。通常为6周。此期常见的临床表现如下：

1. 体温 产后体温大多在正常范围内。产后24小时内体温可略升高，一般不超过38℃。产后3~4日乳房血管、淋巴管极度充盈，乳房胀大，伴37.8℃~39℃发热，称为泌乳热。一般持续4~16小时后即下降，不属病态。但需排除其他原因尤其是感染引起的发热。

2. 脉搏 产后脉搏一般略慢，每分钟在60~70次。

3. 子宫复旧 胎盘娩出后，子宫圆而硬，宫底在脐下一横指。产后第1日略上升至脐平，以后每日下降1~2cm，至产后第10日子宫降入骨盆腔内。

4. 产后宫缩痛 产褥早期因子宫收缩引起下腹部阵发性剧烈疼痛，称为产后宫缩痛。于产后第1~2日出现，持续2~3日后自然消失。哺乳时宫缩痛明显，不需特殊用药。

5. 恶露 产后随子宫蜕膜脱落，含有血液、坏死蜕膜等组织经阴道排出，称为恶露。恶露有血腥味，但无臭味，持续4~6周，总量为250~500mL。分为：

（1）血性恶露 含大量血液，色鲜红，量多，有时有小血块。镜下见多量红细胞、坏死蜕膜及少量胎膜。血性恶露持续3~4日。

（2）浆液性恶露 含少量血液，色淡红。镜下见较多坏死蜕膜组织、宫腔渗出液、子宫颈黏液，少量红细胞及白细胞，且有细菌。浆液性恶露持续10日左右。

(3) **白色恶露** 含大量白细胞,色泽较白,质黏稠。镜下见大量白细胞、坏死蜕膜组织、表皮细胞及细菌等。白色恶露持续约3周干净。

子宫复旧不全或宫腔内胎盘胎膜残留或合并感染时,恶露增多,持续时间延长并伴臭味。

6. **褥汗** 产后1周内皮肤排泄功能旺盛,大量排汗,夜间睡眠和初醒时明显,不属病态。

第六节 哺乳期生理

母乳是婴儿最理想的食物,其质和量会随着婴儿的需要而变化。产妇新产后即有乳汁分泌,一般产后30分钟便可开始哺乳。初乳的免疫价值极高,母婴早接触、早哺乳不仅有利于增强婴儿抗病能力,还有利于建立和增进母子感情,同时新生儿吸吮乳头能刺激乳汁分泌,促进母体子宫收缩,减少产后出血,促进胎粪排出。但随着婴儿逐渐长大,所需营养也增加,纯母乳喂养4~6个月后,即应逐渐添加辅食。产后8~10个月应断乳,季节最好选择在气候温凉适宜的时候。

乳汁为气血所化。薛立斋说:"血者,水谷之精气也,和调于五脏,洒陈于六腑,妇人则上为乳汁,下为月水。"因此,哺乳期月经一般停闭不潮,但少数人可有排卵,故仍需采取工具避孕,以免受孕。

第四章 妇科疾病的病因病机

西医妇科疾病的病因病理各有特点，详见各病，本章主要讲述中医病因病机。

第一节 病 因

妇科疾病常见的病因有淫邪因素、七情内伤、生活因素和体质因素。痰饮、瘀血等病理产物也可影响冲任而导致妇科病。但这些致病因素作用于机体是否发病是由体质的强弱及脏腑、气血、冲任督带和胞宫功能正常与否决定的。

一、淫邪因素

风、寒、暑、湿、燥、火（热）在自然界气候正常的情况下称六气。自然界气候反常时，六气则呈异常气象变化而成为致病因素，合称"六淫邪气"。此外，人体阴阳的盛衰、五行的胜复、气血津液及脏腑功能的失常，也表现出类似六淫邪气的特点。这种病邪从内而生，又以五脏病变为主，故称"内生五邪"。为区分二者，常冠以"内""外"二字以示区别。因妇女"以血为本"，寒、热、湿邪易与血相搏而致病，故妇科疾病的病因以寒、热、湿邪较为常见。

1. 寒邪 寒为阴邪，易伤阳气，主痛，主收引，其性凝滞，易使气血阻滞不通。寒邪致病有外寒、内寒、虚寒、实寒之分，且多互相兼见。临床多以虚实为纲。若感受外寒，冒雨涉水，或过食生冷，致寒邪内侵，血为寒凝，损伤冲任，阻滞胞脉，则引发月经后期、经量过少、痛经、闭经、癥瘕等；若机体阳气不足，寒自内生，脏腑功能失调，冲任、胞宫失于温养，则导致闭经、月经后期、痛经、带下病、子肿、宫寒不孕等。

2. 热（火）邪 热（火）为阳邪，其性炎上，耗气伤津，易生风动血。热邪致病也有外热、内热、虚热、实热之分，临床仍以虚实为纲。若素体阳盛，感受热邪，五志过极化火，过服辛辣助阳之品，则可导致阳热内盛；若素体阴虚，热自内生则为阴虚内热。无论实热、虚热均可扰及冲任，迫血妄行，导致月经先期、月经过多、崩漏、经行吐衄、赤白带下、胎漏、胎动不安、恶露不绝等。

3. 湿邪 湿为阴邪，其性重浊黏滞，易阻遏气机，凝滞血运。湿邪致病亦有内湿、外湿之分。若气候潮湿、涉水淋雨、久居潮湿之地以致湿邪内侵，是外湿；若脾肾阳虚，运化失常，湿从内生，属内湿。妇科疾病多以内湿为主。湿从寒化，则为寒湿；湿郁化热，则为湿热；湿聚成痰，则为痰湿；湿邪浸淫，蕴而化火成毒，则为湿毒。湿性趋下，易袭阴位，可发生带下病、经行泄泻、妊娠肿胀、不孕、阴痒等。

二、七情内伤

七情即喜、怒、忧、思、悲、恐、惊，是人对外界刺激的情绪反应。当外来的精神刺激过于突然、强烈或持续过久，可导致七情太过，脏腑气血失常，影响冲任而发生妇产科疾病，其中以怒、思、恐为主。

1. 怒 肝藏血，主疏泄，司血海，与女子生理密切相关。"怒则气上"，抑郁愤怒易伤肝，均可使气分失调而致气滞、气逆，影响冲任，伤及血分而致月经后期、痛经、闭经、缺乳、癥瘕、经行吐衄等。

2. 思 脾统血，为气血生化之源，统摄经血，为胞宫经孕提供物质基础。"思则气结"，思虑过度则伤脾，脾虚气血生化乏源，冲任不足或不固，可致闭经、经量过多或过少、崩漏、胎动不安、产后恶露不净、缺乳等。脾虚湿盛则可导致经行肿胀、子肿、带下病等。

3. 恐 肾主封藏，主水，司开阖，主导月经。"恐则气下"，恐惧过度则伤肾，常使气下、气乱，肾失闭藏，冲任不固而致经、带、胎、产诸病发生，尤以崩漏、堕胎等多见。

对这类情志致病者在药物治疗的同时，应配合心理疗法，即古人云："心病还得心药治。"

三、生活因素

1. 房劳多产 房劳是指房事过早过频，耗精伤肾，以及经期产后余血未净，阴阳交合所产生的病理状态；多产是指产育过多，耗伤气血。房劳多产损伤肾气，耗伤气血，以致肾气不足，气血失调，可引起月经病、带下病、胎动不安、堕胎小产等。

2. 饮食失调 饮食是维持人体生命活动的重要物质。若饮食不节、饥饱失常、饮食偏嗜或寒温失宜，均可损伤脾胃，引起诸疾。如过食辛辣助阳之品，可致月经先期、月经量多、经行吐衄、胎动不安等；过食寒凉生冷食物，可导致痛经、闭经、带下病等。

3. 劳逸失常 过劳则耗伤气血，过逸则气血运行不畅，皆易产生疾病。经期若从事过重的体力劳动，或剧烈运动，可致月经过多或经期延长。孕期过劳持重，可致胞脉不固，引起胎漏、胎动不安；反之，过度安逸，易成滞产。产后虚弱，操劳过早，易致子宫脱垂。

4. 跌仆损伤 妇女在经期、妊娠期不慎跌仆损伤，易导致气血失调，冲任胞宫受损，引起月经过多、胎漏、胎动不安等。手术损伤，如刮宫不当亦可出现经、产诸疾。

四、体质因素

体质受之于父母，并受后天影响。人体由于先天禀赋的不同，后天营养状况和生活习惯的影响，可以形成不同类型的体质。不同的体质往往影响机体对某种致病因素的易感性，而且决定着导致疾病的种类、程度、转归和预后。妇科经、带、胎、产诸疾的发生，往往与体质因素有关。如妇女先天肾气不足，易导致子宫发育不良、闭经、月经过少、不孕、胎动不安、早衰等；若性格内向，肝郁体质者，常可致月经先后无定期、经行乳胀、不孕、子痫等；如素体脾虚气弱，易致月经过多、崩漏、带下病、子肿等。又如同样感受湿邪，由于体质阴阳盛衰的不同，可以寒化或热化，表现出不同的证型。此外，体质强者，则病轻而易治；体质弱者，病重而难愈。妇女的体质因素又可影响到后代。

五、其他因素

在现代社会中又出现了一些新的致病因素，如免疫因素、生物因素、环境因素等都可导致妇科疾病。同时一些病理产物如瘀血、痰饮在一定条件下又转变为致病因素，从而导致妇科疾病的发生和发展。

痰饮致病：痰留体内随气而行，无处不到，故引起的临床症状变化多端，错综复杂，病势缠绵，病程较长。如痰饮内停，阻于冲任、胞宫，气血运行不畅，轻者导致月经后期量少，重者可致闭经、不孕等；若痰饮与血相搏结，积聚胞脉，则胶结成癥瘕积聚。

瘀血致病：瘀血内停，阻碍气机，伤及冲任，胞脉不畅，可致妇科诸多病证，如痛经、闭经、崩漏、癥瘕、不孕等。

第二节 病 机

病机是疾病发生、发展、变化与转归的机理。妇科疾病的发生是致病因素在一定条件下，导致脏腑、气血功能失常，直接或间接损伤冲任的结果。

一、脏腑功能失常

脏腑功能失调均会引起女性生理功能的异常，导致妇产科疾病的发生，其中关系最密切的是肾、肝、脾三脏。

1. 肾 肾藏精，主生殖，胞络系于肾。又肾为水火之宅，内寄阴阳，故在发病机理上，往往出现肾的阴阳失衡、冲任功能异常而导致妇科疾病。临床上可表现为肾气虚、肾阳虚、肾阴虚、肾阴阳俱虚等。若肾气虚则封藏固摄失职，冲任不固，可发生月经病、带下病、妊娠病、产后病等。若肾阴不足，精亏血少，冲任亏虚，胞脉失养可导致月经后期、月经过少、闭经、不孕等；肾阴虚，虚热内生，热扰冲任，迫血妄行，又可导致月经先期、崩漏等。若肾阳不足，气化失常，上不能温煦脾土，下不能温养胞脉，则可导致经行泄泻、宫寒不孕等。阴损及阳，阳损及阴，病程日久可导致阴阳两虚而发生崩漏、绝经前后诸证。

2. 肝 肝藏血，主疏泄，性喜条达。妇人以血为本。若情志不畅，肝气郁结，则血为气滞,冲任阻滞,血海蓄溢失常,可导致月经先后无定期、经行乳胀、痛经、闭经、不孕等。若肝郁化火,热扰冲任,迫血妄行,可见月经先期、月经过多、经期延长、崩漏等。若肝郁乘脾,湿热蕴结,下注冲任,带脉失约,可致带下病、阴痒等。若肝气犯胃,孕初冲脉气盛,夹胃气上逆可致恶阻。若肝阴不足,阴不制阳,阴虚阳亢,可导致经行头痛、妊娠眩晕等。若肝阳上亢,肝风内动,则可致子痫、产后痉证等。

3. 脾(胃) 脾统血,主运化,司中气,与胃同为气血生化之源。若脾失健运,气血生化乏源,冲任失养,血海不能按时满盈,可致月经后期、月经过少、闭经等;冲任血虚,胎失所养,可致胎动不安、胞阻、胎萎不长、堕胎、小产等。若脾气不足,统摄失职,则冲任不固,经血失约,可致月经先期、月经过多、崩漏等;中气不足,冲任不固,不能载胎,可致胎漏、胎动不安、堕胎、小产等。若脾阳不振,运化失职,湿浊内停,下注任带,致带脉失约,任脉不固,可致带下病;湿浊内停,孕期冲脉气盛,夹痰饮上逆,可致妊娠呕吐。

4. 心 心藏神,主血脉,胞脉属心。心受病,每见忧思积虑,暗耗阴血,心血不足,冲任失养,可致月经错后、月经过少;营阴不足,神失所养,可致脏躁、经断前后诸证。

5. 肺 肺主气,主宣发、肃降,朝百脉而通调水道。肺气失于宣降,水道失调,可致子肿、子淋、妊娠小便不通、产后小便不通;阴虚肺燥,经期冲脉气盛,气火上逆,灼肺伤津,损伤肺络,可致经行吐衄;阴虚日久,虚热煎熬,精亏血少,冲任不充,血海干涸,则经少渐致闭经、不孕等。

二、气血失调

气血失调是妇科疾病中常见的发病机理。由于经、孕、产、乳都是以血为用,且皆易耗血,致使机体常处于阴血不足、气偏有余的状态。气血之间是相互依存、相互资生的。气为血之帅,血为气之母;气病可以及血,血病可以及气。故临证时既要分析在气在血的不同,又要注意气和血的密切关系。

1. 血分病机 病在血分,有血虚、血瘀、血热、血寒之分。

素体虚弱,或失血过多,或久病多产等因素引起血虚,血海不足,冲任失养,可导致月经后期、痛经、月经过少,甚至闭经、不孕、胎萎不长、妊娠腹痛、胎动不安、缺乳等。血寒、血热、气虚、气滞、久病、出血、术后等均可导致血瘀,进而引起痛经、闭经、经期延长、妊娠腹痛、产后恶露不绝、产后发热、不孕、癥瘕等。素体阳虚或外感寒邪,血为寒凝,冲任失畅,可引起月经后期、闭经、痛经、癥瘕、产后腹痛、不孕等。素体阳盛或外感热邪或过食辛辣炙煿之品,热搏于血,伤及冲任,迫血妄行,可导致月经先期、月经过多、崩漏、经行吐衄、产后发热、产后恶露不绝等。

2. 气分病机 气分病机多有气虚、气陷、气滞、气逆的不同。

久病体弱,或劳倦过度,或饮食失调,导致中气不足,统摄无权,冲任不固,引起月经先期、月经过多、崩漏、胎漏、胎动不安等。气虚而下陷,可引起子宫脱垂、崩漏。情志抑郁,肝气不舒,气机郁滞,冲任失调,可导致月经先后无定期、痛经、经行乳胀、闭经、不孕等。在妊娠之初，冲脉之气上逆犯胃，胃失和降，而致恶阻；或郁怒伤肝，郁久化火，气火上逆，血随气涌，可致经行吐衄、经行头痛等。

三、冲任二脉损伤

冲为血海，任主胞胎，冲任二脉受损，则血海气血失调，蓄溢失常，以致产生经、带、胎、产诸病。引起冲任受损的原因，有直接和间接两个方面。直接损伤多由于分娩、堕胎、小产或手术时，消毒不严或操作不当，或经期产时，感染邪毒，病邪直伤冲任，侵袭胞宫所致。间接损伤则是由气血失调或脏腑功能失常影响冲任为患。

综上所述，三种病机不是孤立的，而是相互联系、相互影响的。无论何种致病因素损伤机体，无论病变起于何脏何腑、在气在血，最终都因损伤冲任二脉的生理功能而引起妇产科疾病的发生，因此，冲任二脉损伤是导致妇产科疾病的关键病机。

第五章 妇科疾病的诊断与辨证

妇科疾病的诊断方法与内、外科基本相同,但由于妇女在生理、病理方面都有其特点,所以在诊断方面也有其特殊之处,必要时可配合妇科检查及理化检查。本章仅就有关经、带、胎、产及杂病的诊断方法,扼要叙述如下。

第一节 四 诊

四诊是医生通过望、闻、问、切来了解病情、收集临床资料的四种诊断方法,各有其临床意义,临床上由于病变部位和病种的不同,四诊重点也会不同,因此辨病辨证时应四诊合参,不宜偏废。

一、问诊

问诊是妇科诊察疾病的重要方法之一。通过问诊可以了解患者起居、饮食、特殊的生活习惯、疾病的发生发展、诊断治疗经过、现在症状及其他与疾病有关的情况,为临床诊断提供重要依据。在妇科疾病的问诊中,要熟练掌握与妇女经、带、胎、产有关的问诊内容。

1. 年龄 不同年龄的妇女,由于生理上的差异,病理上也各有特点,因此在治疗上各有侧重。青春期常因肾气未充,易导致月经疾患;中年妇女由于胎产、哺乳数伤于血,肝肾失养,常出现月经不调,胎产诸病;老年妇女因脾肾虚衰,常发生经断前后诸证、肿瘤等。

2. 主诉 了解患者最感痛苦的症状、体征及持续时间。这是患者求诊的主要原因,对估计疾病的范围、类别和病情的轻重缓急也有帮助。主诉描述应简洁、明了、精确。

3. 现病史 围绕主症询问发病诱因、疾病发生发展过程、检查治疗情况和结果、目前自觉症状等。如主诉腹痛3天,需了解腹痛的诱因、时间、部位、程度、性质、诊治情况、检查结果及疗效等。

4. 月经史 了解月经初潮年龄,月经周期,月经持续时间,经量、经色、经质、气味,末次月经日期及伴随月经周期而出现的症状,中老年妇女还应了解是否绝经、绝经年龄及绝经后有无阴道出血、骨质疏松症状等。

5. 带下 询问带下的量、色、质、气味、出现时间及有无阴部瘙痒、疼痛等伴随症状。

6. 婚产史 已婚妇女应询问结婚年龄、配偶健康状况、性生活情况、避孕措施、孕产情况（如堕胎、小产、流产及分娩方式等）。孕妇应了解有无不良孕产史、此次妊娠经过、有无妊娠疾病（如胎漏、恶阻等）、孕期用药、是否接触过射线及其他有害物质等。对未婚者，在某些特殊情况下或病情需要时，应了解其有无性生活史、人工流产史。

7. 前后二阴 询问前后二阴有无干涩、疼痛、坠胀、瘙痒、肿痛溃烂、有物坠出等。

8. 既往史 了解与现病史有关的既往病史。如继发性痛经患者，应询问有无人流术、剖宫产术、盆腔炎等病史。对不孕者需了解有无盆腔炎、人工流产、腹部手术等病史。对闭经、月经过少者，需询问有无结核、产后大出血、人工流产等病史。妊娠后有高血压或浮肿者，应询问其孕前是否有慢性肾炎或高血压等病史。

9. 家族史 了解有无遗传性疾病、传染性疾病及肿瘤等病史。

10. 个人生活史 包括职业、工作环境、生活习惯、嗜好等。

二、望诊

望诊主要是观察患者的神、色、形、态、面色、唇舌、月经、带下、恶露等变化测知病情。

1. 望形神 形态是脏腑盛衰的反映；神志是生命活动的体现。望形可以了解发育是否正常及脏腑的虚实，望神可以了解精气的盛衰。望形神的改变对诊断疾病的性质和轻重有重要的参考价值。若面色青白，表情痛苦，弯腰抱腹，多为妇科痛证；若面色苍白，表情淡漠，甚至昏不识人，多为妇科脱证；若面赤唇红，高热烦躁或谵语，多为妇科热证；妊娠晚期，突然四肢抽搐，角弓反张，神昏口噤，多见于子痫。

2. 望面色 面色反映脏腑的虚实和气血的盛衰。如面色萎黄为血虚、脾虚，可见于月经过少、闭经等；面色潮红为阴虚火旺，可见于绝经前后诸证；面色青紫多为瘀血内停，可见于痛经、闭经等；面色晦暗，或面颊有暗斑，兼眼眶黧黑者多为肾气虚衰，可见于闭经、崩漏、不孕等；面部痤疮，尤以经前为甚者，多属肝经郁火或肺胃湿热。

3. 望舌象 舌质反映脏腑寒热、虚实，邪气进退；舌苔反映邪气的性质、深浅及津液之盛衰。舌质红为热，舌质淡为气血两虚，舌质暗或见瘀点为血瘀；苔白主寒，苔黄主热，苔腻为痰湿，苔黑而润为阳虚有寒，苔黑而燥为火炽伤津。但要结合新病、久病进行分析。妇科新病血瘀，如异位妊娠破裂之少腹血瘀、产后胎盘滞留早期，未必见舌质暗有瘀点，故不可拘泥。

4. 望月经 应从月经的量、色、质三方面了解。月经量过多，多属血热或气虚；月经量过少，多属血虚、肾虚或寒凝血滞；月经量时多时少，多属气郁、肾虚。经色紫红或鲜红，多属血热；经色淡红，多属气虚、血虚；经色紫暗，多属瘀滞。经质黏稠，多属瘀、热；经质稀薄，多属虚、寒；夹紫暗血块者，多属血瘀。

5. 望带下 从带下的量、色、质三方面观察。带下量多，多属湿邪较重，或脾虚、肾虚。带下色白，多属脾虚或肾虚；带下色黄，多属湿热或湿毒；带下色赤或赤白相兼，多属血热或邪毒。带下质地清稀，多属脾虚、肾虚；带下质地黏稠，多属湿热蕴结。

6. 望恶露 亦从恶露的量、色、质三方面观察。恶露量多、色淡、质稀者，多为气虚证；色鲜红或紫红、黏稠者，多属血热证；色紫黑有块者，多属血瘀证。

三、闻诊

闻诊是用听觉和嗅觉来诊察患者的方法。包括听声音、嗅气味、听胎心音三个方面。

1. 听声音 主要是听患者的语音、呼吸、嗳气、叹息、咳嗽等声音帮助诊断疾病。如语音低微者，多为气虚；时欲太息，多属肝气郁结；声音高亢者，多属实证；嗳气频作，或恶心呕吐者，多属胃气上逆。

2. 嗅气味 主要是了解月经、带下、恶露的气味。若气味腥臭，多属寒湿；气味臭秽，多属血热或湿热蕴结；恶臭难闻者，要警惕宫颈癌的可能。

3. 听胎心音 妊娠20周后，运用听诊器可在孕妇腹壁相应部位听到胎心音。胎心音的强弱、快慢是判断胎儿发育及有无胎儿宫内窘迫的重要依据。

四、切诊

妇科切诊包括切脉、按肌肤和扪腹部三部分。

（一）切脉

妇女之常脉，一般稍弱于男子，略沉细而柔软，尺脉稍盛。妇科疾病有寒、热、虚、实的辨证，其脉诊与其他科相同。这里仅就经、带、胎、产的常见脉象阐述如下。

1. 月经脉 月经将至，或正值月经来潮期间，脉多滑利，为月经常脉。脉缓细弱无力者，多属气虚、血虚；脉沉细者，多属肾气虚；脉沉细数者，多属肾阴虚；脉沉迟而弱者，多属肾阳虚；脉弦者，多属肝郁气滞；脉涩者，多属血瘀；脉滑者，多属痰湿；脉沉紧者，多属血寒；脉沉迟无力者，多属虚寒；脉滑数、洪数者，多属血热；脉弦数有力者，多属肝郁化热。

2. 带下脉 带下病以脾虚为主。脉缓滑者，多属脾虚湿盛；脉沉弱者，多属肾气虚损；脉滑数或弦数者，多见湿热；脉沉紧或濡缓者，多见寒湿。

3. 妊娠脉 妊娠以后，六脉多平和而滑利，按之不绝，尺脉尤甚，为妊娠常脉。若脉象沉细而涩，或两尺弱甚，多属肾气虚衰，冲任不足，易致胎动不安、堕胎等；若妊娠末期脉见弦而劲急，或弦细而数，多属肝阴不足，肝阳偏亢，易致妊娠眩晕、妊娠痫证。

4. 临产脉 临产之时六脉浮大而滑，欲产则尺脉转急，如切绳转珠，又称为离经脉。同时可扪及中指本节、中节甚至末节两侧脉动应指。

5. 产后脉 产后冲任气血多虚，故产后常脉多见虚缓平和。若脉浮滑而数，多属阴血未复，虚阳上泛，或外感实邪；脉沉细涩弱者，多属血脱虚损诸证。

(二) 按肌肤

医生通过用手直接触摸肌肤可以了解局部冷热、润燥、有无浮肿等情况，在辨证时有一定意义。如肌肤寒冷，特别是四肢不温，多为阳虚；四肢厥冷、大汗淋漓，多属亡阳危候。如手足心热多为阴虚内热。头面四肢浮肿，按之凹陷不起为水肿；按之没指，随按随起为气肿。

(三) 扪腹部

了解腹壁冷热、软硬、胀满、压痛及有无包块和包块之部位、大小、性质等情况。如腹内结块，按之坚硬，推之不移，按之痛甚，痛有定处，为癥为积，多属血瘀；按之有块，时聚时散，推之可移，则为瘕为聚，多属气滞。小腹疼痛拒按，多属实证；隐痛而喜按，多属虚证。妊娠之后，通过扪孕妇腹部还可了解子宫大小与孕周是否相符合，初步推测胎儿状况。

总之，临证时宜四诊合参，抓住主症，分析病变所在，才能做出正确的诊断。

第二节 妇产科检查与诊断基本知识

一、妇科检查

妇科检查又称盆腔检查，包括外阴、阴道、子宫颈、宫体及双侧附件检查。

(一) 基本要求

1. 检查者要关心体贴患者，严肃认真，亲切仔细，操作轻柔。
2. 检查前应让患者排空膀胱，必要时导尿。大便充盈者应于排便或灌肠后检查。
3. 臀部垫单或纸垫应一人一换，一次性使用，以避免感染或交叉感染。
4. 患者取膀胱截石位，臀部置于检查床台缘，头部略抬高，两手平放于身旁，使腹肌松弛。检查者面向患者，立在患者两腿之间。
5. 应避免于经期做妇科检查。若为阴道异常流血则必须检查。检查前消毒外阴，使用无菌手套及器械，以防发生感染。
6. 对无性生活史者禁做阴道窥器检查及双合诊检查，应行直肠－腹部诊。确有检查必要时，应先征得患者及其家属同意后，方可做阴道检查。

(二) 检查方法及步骤

1. 外阴检查 观察外阴发育及阴毛多少和分布情况，有无畸形、皮炎、溃疡、赘生物或肿块，注意皮肤和黏膜色泽及质地变化，有无增厚、变薄或萎缩。观察阴道前庭、尿道口和阴道口。查看尿道口周围黏膜色泽及有无赘生物。无性生活的处女膜一般完整未破，其阴道口勉强可容示指；已有性生活的阴道口能容两指通过；经产妇的处女膜仅余残痕或可见会阴后-侧切瘢痕。检查时还应让患者用力向下屏气，观察有无阴道前后壁膨出、子宫脱垂或尿失禁等。

2. 阴道窥器检查

（1）**放置和取出** 临床常用鸭嘴形阴道窥器，可以固定，便于阴道内治疗操作。将窥器两叶合拢，表面涂以润滑剂。若拟做子宫颈细胞学检查或取阴道分泌物涂片检查时，则不用润滑剂，而改用生理盐水润滑。然后检查者用一手拇指、示指将两侧小阴唇分开，另一手将窥器避开敏感的尿道周围区，斜行沿阴道侧后壁缓慢插入阴道内，边推进边将窥器两叶转正并逐渐张开，暴露子宫颈、阴道壁及穹隆部，然后旋转窥器，充分暴露阴道各壁（图5-1）。取出窥器前，先将前后叶合拢再沿阴道侧后壁缓慢取出。

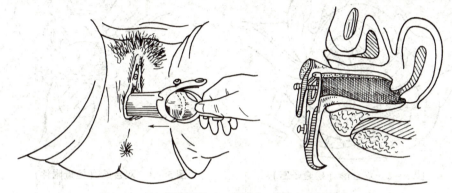

图5-1 阴道窥器检查（暴露子宫颈及阴道侧壁）

（2）**视诊**

①检查阴道 观察阴道前后壁和侧壁及穹隆黏膜颜色、皱襞，是否有阴道横膈、纵隔或双阴道等先天性畸形，有无溃疡、赘生物或囊肿等。注意阴道分泌物的量、色、质和气味。白带异常者应做阴道分泌物涂片或培养等检查。

②检查子宫颈 观察子宫颈大小、颜色、外口形状，有无出血、肥大、糜烂样改变、撕裂、外翻、腺囊肿、息肉、赘生物，子宫颈管内有无出血或分泌物。同时可采集子宫颈外口鳞-柱交接部脱落细胞做子宫颈细胞学检查和HPV检测。

（3）**双合诊** 检查者一手的两指或一指放入阴道，另一手在腹部配合检查，称为双合诊。目的在于检查阴道、子宫颈、宫体、输卵管、卵巢、宫旁结缔组织及盆腔内其他器官或组织有无异常。

检查方法：检查者戴无菌手套，一手示、中两指蘸润滑剂，顺阴道后壁轻轻插入，检查阴道通畅度、深度、弹性，有无畸形、瘢痕、肿块及阴道穹隆情况。再扪触子宫颈大小、形状、硬度、活动度、有无疼痛、肿物或接触性出血。随后检查宫体，将阴道内两指放在子宫颈后方，另一手掌心朝下手指平放在患者腹部平脐处，当阴道内手指向上向前方抬举子宫颈时，腹部手指往下往后按压腹壁，并逐渐向耻骨联合部位移动，通过内、外手指同时分别抬举和按压，相互协调，即能扪清子宫位置、大小、形状、软硬度、活动度及有无压痛（图5-2）。子宫位置一般是前倾略前屈。"倾"指宫体纵轴与身体纵轴的关系。若宫体朝向耻骨，称为前倾；当宫体朝向骶骨，称为后倾。"屈"指宫体与子宫颈间的关系。若两者间的纵轴形成的角度朝向前方，称为前屈，形成的角度朝向后方，称为后屈。扪清子宫后，将阴道内两指由子宫颈后方移至一侧穹隆部，尽可能往上向盆腔深部扪触；与此同时，另一手从同侧下腹壁髂嵴水平开始，由上往下按压腹壁，与阴道内手指相互对合，以触摸该侧附件区有无肿块、增厚或压痛（图5-3）。若扪及肿块，应查清其位置、大小、形状、软硬度、活动度、与子宫的关系及有无压痛等。正常卵巢偶可扪及，触后稍有酸胀感，正常输卵管不能扪及。

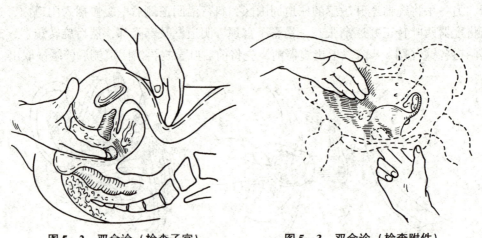

图5-2 双合诊（检查子宫）　　图5-3 双合诊（检查附件）

(4) **三合诊**　经直肠、阴道、腹部联合检查，称为三合诊。方法是双合诊结束后，一手示指放入阴道，中指插入直肠以替代双合诊时的两指，其余检查步骤与双合诊时相同（图5-4），是对双合诊检查不足的重要补充。通过三合诊能扪清后倾或后屈子宫大小，发现子宫后壁、子宫颈旁、直肠子宫陷凹、宫骶韧带和盆腔后部病变，估计盆腔内病变范围及其与子宫或直肠的关系，特别是癌肿与盆壁间的关系，以及扪诊阴道直肠隔、骶骨前方或直肠内有无病变。所以三合诊在生殖器官肿瘤、结核、子宫内膜异位症、炎症的检查时尤显重要。

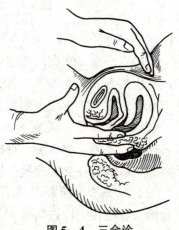

图5-4 三合诊

(5) **直肠-腹部诊**　检查者一手示指伸入直肠，另一手在腹部配合检查，称为直肠-腹部诊。适用于无性生活史、阴道闭锁或有其他原因不宜行双合诊的患者。

（三）记录

检查结果按解剖部位先后顺序记录：

外阴：发育情况及婚产式（未婚、已婚未产或经产）。有异常发现时，应详加描述。

阴道：是否通畅，黏膜情况，分泌物量、色、性状及有无气味。

子宫颈：大小、硬度、有无糜烂样改变、撕裂、息肉、腺囊肿，有无接触性出血、举痛及摇摆痛等。

宫体：位置、大小、硬度、活动度、表面是否平整、有无突起、有无压痛等。

附件：有无块物、增厚或压痛。若扪及块物，记录其位置、大小、硬度，表面光滑与否，活动度，有无压痛及与子宫及盆壁关系。左右两侧情况分别记录。

二、妊娠诊断

妊娠期全过程从末次月经的第1日开始计算，孕龄为280日，即40周。临床上分为3个时期：第13周末之前称为早期妊娠，第14~27周末称中期妊娠，第28周及其后称为晚期妊娠。

（一）早期妊娠的诊断

早期妊娠也称早孕，是胚胎形成、胎儿器官分化的重要时期，因此早期妊娠的诊断目标主要是确诊妊娠、胎儿数目、胎龄，并排除异位妊娠等病理情况。临床上早期妊娠最易被漏诊、误诊，应根据下列常见症状和体征，建立反思维模式，以及早发现和诊断早期妊娠。

1. 症状与体征

（1）停经 停经是妊娠最早的症状，但不是妊娠的特有症状。育龄期有性生活史的健康妇女，无论其平素月经周期是否规律，如果月经错后不至，均应首先考虑是否妊娠。

（2）早孕反应 在停经6周左右出现畏寒、头晕、流涎、乏力、嗜睡、食欲不振、喜食酸物、厌恶油腻、恶心、晨起呕吐等症状，称为早孕反应。多在停经12周左右自行消失。

（3）乳房变化 自觉乳房胀痛是孕早期常见的症状。检查可见妊娠后乳房逐渐增大，静脉显露，乳头增大，乳头乳晕着色加深，乳晕周围皮脂腺增生，出现深褐色结节，称为蒙氏结节。

（4）尿频 前倾增大的子宫压迫膀胱所致。12周后子宫超出盆腔，此症状可消失。

（5）妇科检查 阴道黏膜和子宫颈阴道部充血呈紫蓝色。停经6~8周时，双合诊检查子宫峡部极软，感觉子宫颈与宫体之间似不相连，称为黑加征；子宫增大变软呈球形。停经8周时，子宫为非孕时的2倍，停经12周时为非孕时的3倍，在耻骨联合上方可以触及增大的子宫。

2. 辅助检查

（1）妊娠试验 受精卵着床后不久，即可用放射免疫法测出受检者血液中hCG升高。临床上多用早早孕试纸法检测受检者尿液，结果阳性结合临床表现可以诊断为妊娠。

（2）超声检查 妊娠早期超声检查的主要目的是确定宫内妊娠，排除异位妊娠和滋养细胞疾病，估计孕龄，排除盆腔肿块或子宫异常。停经35天时，宫腔内见到圆形或椭圆形妊娠囊（图5-5）。妊娠6周时，可见到胚芽和原始心管搏动。停经14周，测量胎儿头臀长度，能较准确地估计孕周，矫正预产期。停经9~14周B型超声检查可以排除严重的胎儿畸形，如无脑儿。B型超声测量指标有胎儿颈项透明层和胎儿鼻骨等，可作为孕早期染色体疾病筛查的指标。彩色多普勒超声可见胎儿心脏区彩色血流，可以确诊为早期妊娠、活胎。

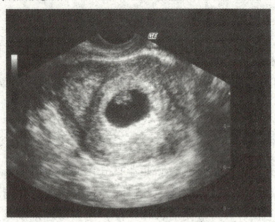

图5-5 超声检查妊娠囊

（3）子宫颈黏液检查 子宫颈黏液量少且黏稠，涂片干燥后光镜下见到排列成行的珠豆状椭圆体，这种结晶见于黄体期，也可见于妊娠期。若黄体期子宫颈黏液稀薄，涂片干燥后光镜下出现羊齿植物叶状结晶，基本能排除早期妊娠。

（4）基础体温（BBT）测定 双相型体温的已婚妇女出现高温相18日持续不降，早孕可能性大。高温相持续超过3周，早期妊娠的可能性更大。

（二）中、晚期妊娠的诊断

中、晚期妊娠是胎儿生长和各器官发育成熟的重要时期，此期诊断的主要目标是判断胎儿生长发育情况、宫内状况和排除胎儿畸形。

1. 病史与症状 有早期妊娠经过，自觉腹部逐渐增大，初孕妇于妊娠20周感到胎动，经产妇感觉略早于初产妇，胎动随妊娠进展逐渐增强，至妊娠32~34周达高峰，妊娠38周后逐渐减少。正常胎动每小时3~5次。

2. 体征与检查

（1）子宫增大 腹部检查时见增大子宫，手测子宫底高度或尺测耻上子宫长度可以估计胎儿大小及孕周（表5-1）。

（2）胎动 指胎儿的躯体活动。一般在妊娠18周后B型超声检查可发现，妊娠20周后孕妇可感觉到胎动。腹部检查时或可以看到或触到胎动。

（3）胎体 妊娠20周后，经腹壁能触到子宫内的胎体。妊娠24周后触诊能区分胎头、胎背、胎臀和胎儿肢体。胎头硬而圆，有浮球感；胎背宽而平坦；胎臀宽而软，形

表 5-1　不同妊娠周期的子宫底高度及子宫长度

妊娠周期	手测子宫底高度	尺测子宫长度（cm）
12 周末	耻骨联合上 2~3 横指	
16 周末	脐耻之间	
20 周末	脐下 1 横指	18（15.3~21.4）
24 周末	脐上 1 横指	24（22.0~25.1）
28 周末	脐上 3 横指	26（22.4~29.0）
32 周末	脐与剑突之间	29（25.3~32.0）
36 周末	剑突下 2 横指	32（29.8~34.5）
40 周末	脐与剑突之间或略高	33（30.0~35.3）

状不规则；胎儿肢体小，且有不规则活动。通过四步触诊法能够查清胎儿在子宫内的位置。

(4) **胎心音**　妊娠 12 周用多普勒胎心听诊仪能够探测到胎心音；妊娠 18~20 周，用听诊器经孕妇腹壁能够听到胎心音，似钟表"滴答"声；速度较快，每分钟 110~160 次。

3. 辅助检查　超声检查不仅能显示胎儿数目、胎产式、胎先露、胎方位、有无胎心搏动、胎盘位置及其与子宫颈内口的关系、羊水量、评估胎儿体重，还能测量胎头双顶径、股骨长等多条径线，了解胎儿生长发育情况。在妊娠 18~24 周，可采用超声进行胎儿系统检查，筛查胎儿结构畸形。

彩色多普勒超声可以检测子宫动脉、脐动脉和胎儿动脉的血流速度波形。妊娠中期子宫动脉血流波动指数（PI）和阻力指数（RI）可以评估子痫前期的风险，妊娠晚期的脐动脉 PI 和 RI 可以评估胎盘的血流，胎儿大脑中动脉（MCA）的收缩期峰值可以判断胎儿贫血的程度。

（三）胎姿势、胎产式、胎先露、胎方位

妊娠 28 周前，羊水相对较多，胎儿在子宫内活动范围较大，胎儿位置不固定。妊娠 32 周后，胎儿生长迅速，羊水相对减少，胎儿的姿势和位置相对恒定。但亦有极少数胎儿的姿势和位置在妊娠晚期发生改变。胎方位甚至在分娩期仍可改变。

1. 胎姿势　胎儿在子宫内的姿势称为胎姿势。正常胎姿势为胎头俯屈，颏部贴近胸壁，脊柱略前弯，四肢屈曲交叉于胸腹前，其体积及体表面积均明显缩小，整个胎体成为头端小、臀端大的椭圆形。

2. 胎产式　胎体纵轴与母体纵轴的关系称为胎产式（图 5-6）。胎体纵轴与母体纵轴平行者，称为纵产式，占足月妊娠分娩总数的 99.75%；胎体纵轴与母体纵轴垂直者，称为横产式，仅占足月分娩总数的 0.25%；胎体纵轴与母体纵轴交叉者，称为斜产式。斜产式属暂时的，在分娩过程中多转为纵产式，偶尔转成横产式。

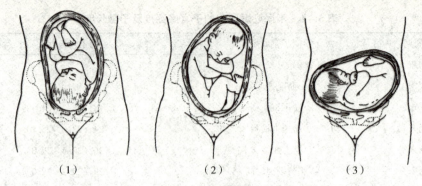

图 5-6 胎产式

(1) 纵产式——头先露；(2) 纵产式——臀先露；(3) 横产式——肩先露

3. 胎先露 最先进入骨盆入口的胎儿部分称为胎先露。纵产式有头先露和臀先露，横产式为肩先露。根据胎头屈伸程度，头先露分为枕先露、前囟先露、额先露及面先露（图 5-7）。臀先露分为混合臀先露、单臀先露、单足先露、双足先露（图 5-8）。横产式时最先进入骨盆的是胎儿肩部，为肩先露。偶见胎儿头先露或臀先露与胎手或胎足同时入盆，称为复合先露（图 5-9）。

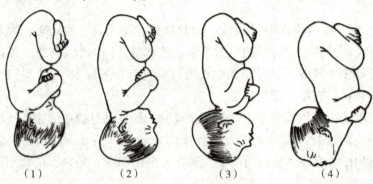

图 5-7 头先露的种类

(1) 枕先露；(2) 前囟先露；(3) 额先露；(4) 面先露

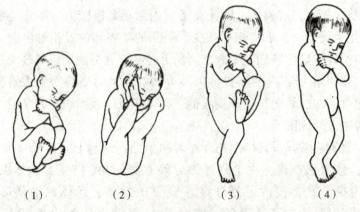

图 5-8 臀先露的种类

(1) 混合臀先露；(2) 单臀先露；(3) 单足先露；(4) 双足先露

4. 胎方位 胎儿先露部的指示点与母体骨盆的关系称为胎方位。枕先露以枕骨、面先露以颏骨、臀先露以骶骨、肩先露以肩胛骨为指示点。每个指示点与母体骨盆入口左、右、前、后、横而有不同胎位。头先露、臀先露各有6种胎方位,肩先露有4种胎方位。枕先露时,胎头枕骨位于母体骨盆的左前方,应为枕左前位,余类推。

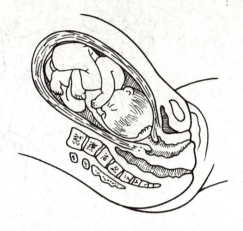

图 5-9　复合先露

三、孕妇腹部检查

孕妇腹部检查是产科检查中的一项重要内容。检查时孕妇应排尿后仰卧在检查床上,头部稍垫高,暴露腹部,双腿略屈曲稍分开,使腹肌放松。检查者应站在孕妇的右侧,进行下列检查:

1. 视诊 注意腹部形状和大小,如腹部过大、宫底过高者,可能为多胎妊娠、巨大胎儿、羊水过多;腹部过小、宫底过低者,可能为胎儿生长受限、孕周推算错误等;腹部两侧向外膨出伴宫底位置较低者,胎儿可能是肩先露;尖腹(多见于初产妇)或悬垂腹(多见于经产妇),应想到可能伴有骨盆狭窄。

2. 触诊 先用软尺测子宫长度及腹围,子宫长度是从宫底到耻骨联合下缘的距离,腹围是平脐绕腹1周的数值。随后进行四步触诊法检查子宫大小、胎产式、胎先露、胎方位及胎先露是否衔接(图5-10)。在做前三步手法时,检查者面向孕妇脸部,做第四步手法时,检查者面向孕妇足端。

第一步:检查者两手位于宫底部,手测宫底高度。根据其高度估计胎儿大小与妊娠周数是否相符。然后以两手指腹相对交替轻推,判断在宫底部的胎儿部分,若为胎头则硬而圆且有浮球感,若为胎臀则柔软而宽且形态不规则。

第二步:确定胎产式后,检查者两手掌分别置于腹部左右侧,轻轻深按进行检查。触到平坦饱满部分为胎背,并确定胎背向前、向侧方或向后。触到可变形的高低不平部分为胎儿肢体,有时能感到胎儿肢体在活动。

第三步:检查者右手拇指与其余4指分开,置于耻骨联合上方,握住胎儿先露部,进一步查清是胎头或胎臀,并左右推动以确定是否衔接。若胎儿先露部仍可以左右移动,表示尚未衔接入盆;若不能被推动,则已衔接。

第四步:检查者左右手分别置于胎儿先露部的两侧,沿骨盆入口向下探按,进一步核实胎儿先露部的诊断是否正确。并确定胎儿先露部入盆程度。胎先露为胎头时,一手能顺利进入骨盆入口,另一只手则被胎头隆起部阻挡。

3. 听诊 胎心在靠近胎背上方的孕妇腹壁上听得最清楚。枕先露时,胎心在脐下(偏左或偏右)方;臀先露时,胎心在脐上(偏左或偏右)方;肩先露时,胎心靠近脐部下方听得最清楚(图5-11)。

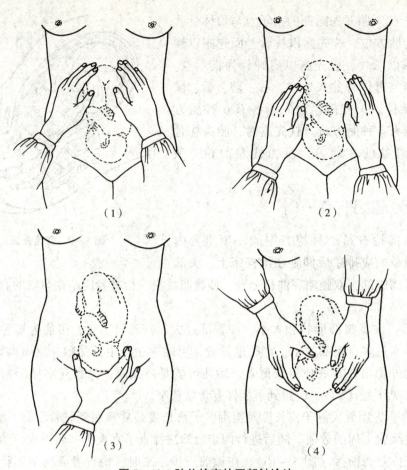

图 5-10 胎位检查的四部触诊法

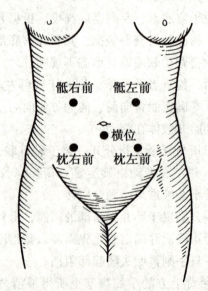

图 5-11 不同胎位胎心音听诊部位

第三节 辨 证

妇科疾病的辨证是以八纲辨证为纲领，以脏腑辨证和气血辨证为主要辨证方法。其重点在于对月经病、带下病、妊娠病、产后病的辨析。

一、月经病、带下病、妊娠病、产后病的辨证要点

1. 月经病的辨证要点 重在月经的期、量、色、质的变化，结合舌脉、兼症等作为辨证依据。一般来说，月经先期，量多，色深红或紫红，质稠者，多属血热；月经先期，量多，色淡，质稀者，多属气虚；月经后期，量少，色暗，小腹冷痛者，多属血寒；月经后期，量少，色淡，质稀者，大多为血虚；月经先后无定期，量或多或少，色淡，经行腰痛者，多属肾虚；色暗，腹胀不舒，乳房胀痛者，多属气滞；月经量多，色紫暗，质稠有块者，大多为血瘀；经前或经期小腹疼痛拒按者，多属实证；经后小腹隐痛而喜按者，多属虚证；经前或经期冷痛，得热痛减者，多属寒证；经前或经期小腹胀痛，痛甚于胀者，多属血瘀，胀甚于痛者，多属气滞。

2. 带下病的辨证要点 应根据其量、色、质、气味来辨其寒热虚实。带下量多，色白，质稀者，多属虚证；带下量多，色白，质稀如涕如唾者，多属脾虚湿盛；带下量多，色黄质稠，气味臭秽者，多属湿热；带下五色夹杂，恶臭难闻，多为湿毒、热毒；带下量少，甚至阴道干涩，多责之肾精亏虚，天癸早竭，任带虚损。

3. 妊娠病的辨证要点 妊娠病涉及孕妇和胎儿两方面，首先要分清属母病或胎病，以明确安胎还是下胎益母。

4. 产后病的辨证要点 产后病的特点是亡血伤津，多虚多瘀。产后病的辨证要注意依据"三审"，即先审小腹痛与不痛，以辨有无恶露停滞；次审大便通与不通，以验津液的盛衰；再审乳汁的行与不行和饮食多少，以察胃气的强弱。

二、常见妇科脏腑辨证与气血辨证证型及证候

见表 5-2 和表 5-3。

表 5-2 脏腑辨证简表

辨证分型		妇科病证	全身症状	舌象	脉象
肾	肾气虚	月经先后无定期，月经后期，量或多或少，色淡红，闭经，崩漏，胎动不安，滑胎，不孕，阴挺	腰酸腿软，头晕耳鸣，精神不振，小便频数，面色晦暗	舌质淡红，苔薄白	沉细
	肾阴虚	月经后期或先期，经血量少，色鲜红，闭经，崩漏，经断前后诸证，不孕，胎动不安	腰酸腿软，头晕耳鸣，口燥咽干，颧红，手足心热，失眠盗汗	舌红而干，少苔或无苔或花剥苔	细数无力
	肾阳虚	崩漏，经行泄泻，带下量多，质清稀，子肿，不孕，胎动不安	腰酸腿软，甚至腰痛如折，头晕耳鸣，畏寒肢冷，小便清长，夜尿多，精神萎靡，性欲减退，泄泻，水肿	舌质淡，苔薄白而润	沉细而迟或沉弱

续表

辨证分型		妇科病证	全身症状	舌象	脉象
肝	肝郁气滞	月经先后无定期,经行不畅,量多少不定,色暗红,闭经,痛经,经前乳胀,不孕,缺乳	胸胁乳房胀痛,胸闷不舒,小腹胀痛,纳差,时欲太息,嗳气,精神抑郁	舌质正常,苔薄白	弦
	肝郁化火	月经先期,量多,色紫红,崩漏,经行吐衄	头痛,眩晕,耳鸣,目赤肿痛,口苦咽干,烦躁易怒,胁痛	舌质红,苔薄黄	弦数
	肝经湿热	带下色黄或赤,量多质稠,臭秽,阴痒	胸闷胁痛,心烦易怒,大便干燥,小便黄赤,口苦咽干	舌质红,苔黄腻	弦滑而数
	肝阳上亢	经断前后诸证,妊娠眩晕	头晕头痛,目眩,耳聋耳鸣,四肢麻木震颤,少寐多梦,手足心热	舌质红,苔少	弦细或弦而有力
	肝风内动	妊娠痫证,产后痉病	头痛,头晕,眼花,突然昏厥,不省人事,手足抽搐,角弓反张	舌红或绛,无苔或花剥	弦细而数
脾	脾气虚弱	经行先期,月经过多,血色淡,崩漏,闭经,带下,阴挺	面色淡黄,四肢倦怠无力,口淡乏味,不思饮食,食后腹胀	舌质淡,苔薄白	缓弱
	脾失统摄	月经先期,量多,崩漏,乳汁自出	精神疲乏,少气懒言,小腹坠胀,面色苍白	舌质淡,苔薄白	缓细无力
	脾虚血少	月经后期,量少,闭经,胎动不安	面色萎黄,头晕心悸,怔忡健忘,少寐多梦,神疲体倦	舌淡红,苔薄白	细弱

表5-3 气血辨证简表

辨证分型		妇科病证	全身症状	舌象	脉象
气病	气虚	月经先期,量多,色淡质稀,崩漏,恶露不绝,乳汁自出,阴挺下脱	面色㿠白,精神萎靡,气短声低,头晕目眩,心悸自汗	舌体胖嫩,苔薄白	缓弱
	气滞	月经后期或先后无定期,痛经,经行乳胀或情志异常,子肿,癥瘕,缺乳	精神郁闷,烦躁易怒,胸闷不舒,喜太息,少腹胀痛,痛无定处,甚则气聚成块,但推之可移,按之可散,忽上忽下	舌质正常或稍暗,苔薄白	弦
血病	血虚	月经后期,量少,色淡,质稀,闭经,经后腹痛,胎动不安,产后缺乳,不孕	面色苍白或萎黄,唇色淡白,皮肤干燥,形体消瘦,心悸少寐,头晕目眩,手足麻木,大便干燥	舌质淡,苔薄白,或少苔	细弱
	血瘀	痛经,闭经,崩漏,癥瘕,产后腹痛,恶露不下,恶露不绝,色暗有块,块下痛减	面色紫暗,下腹疼痛,痛有定处,状如针刺,甚则积结成块,按之痛甚,推之不移,肌肤甲错	舌质紫暗,舌边有瘀点	沉弦或沉涩
	血热 实热	经行先期,量多,质稠,色深红,经行吐衄,崩漏,胎漏,带下色黄赤,质稠	面红唇赤,口渴喜饮,心中烦热,小便短赤,大便干结	舌质红或绛,苔黄	数而有力
	血热 虚热	月经先期,量少,色鲜红,或淋沥不止,绝经前后诸证,崩漏,胎动不安	两颊潮红,低热或午后潮热,五心烦热,口干咽燥,渴不多饮,盗汗,少寐多梦	舌质红,少苔或无苔	细数无力

续表

辨证分型		妇科病证	全身症状	舌象	脉象
血病	血热 湿热	月经先期，量多，质黏稠，带下色黄或臭秽，阴痒，胎漏，流产	面色红黄垢腻，头涨而重，口黏腻，胸闷脘胀，大便溏泻，小便短赤，或混浊	舌红苔黄腻	滑数
	血寒 实寒	经行后期，量少色暗，有瘀血块，经行腹痛，得热痛减，闭经，癥瘕，不孕	面色青白，形寒肢冷	舌质正常，苔薄白	沉紧
	血寒 虚寒	月经后期，量少色淡暗或如黑豆汁，痛经，闭经，带下清稀，不孕	面色苍白，唇色淡，腹痛绵绵，喜暖喜按，头晕短气，畏寒怕冷，小便清长，大便溏薄	舌质淡苔白润	沉迟无力

第四节 辨病与辨证

一、辨病与辨证的关系

妇科临床诊断包括病名诊断和证型判断。辨病是根据患者各种病情资料，结合定义求得病名的诊断。辨证是根据患者临床资料运用辨证的基本方法，求得证型判断。辨病和辨证是两个密切相关的思维过程。由于致病因素、患者个体差异、环境和诊治情况等不同，一种疾病可存在几种证。如妊娠恶阻，可见脾胃虚弱、肝胃不和、痰饮停滞等证，但均从属于妊娠恶阻病。然而同是一证，又可见于不同疾病中，如气虚既可见于月经先期、月经过多，也可以见于崩漏、子宫脱垂等疾病。因此，妇科临床有同病异证、异病同证的情况，在治疗上就存在同病异治、异病同治的现象。一般情况下辨病有助于提高辨证的预见性，辨证又是辨病的具体化，二者结合才是中医诊疗体系的特色，可使诊断更为全面、准确，使治疗更为有效。

二、辨病与辨证结合

辨病与辨证结合，可体现在两方面，即中医辨病与中医辨证结合、中医辨证和西医辨病结合。现分述如下：

1. 中医辨病与中医辨证结合

先辨病，后辨证。在临证时，通过四诊所得到的临床资料，以明确所患疾病，再根据中医辨证体系，辨证明确后施以治疗。在疾病发展过程中，病证可出现变化，治法也应随之而变。如阴疮的治疗就是根据疾病发展和临床演变特点，分初肿期、化脓期、溃破期而采用病与证相结合的论治方法，这就是辨病与辨证相结合的范例。

2. 中医辨证与西医辨病结合

把中医辨证与西医辨病有机地结合起来，分析处理一些妇科疾病，有助于明确疾病的轻重缓急、疗程长短、预后转归等，有助于避免盲诊盲治及进行中西医结合治疗，以缩短疗程，增进疗效。

（1）辨病基础上分型治疗　先西医辨病，然后根据中医理论进行辨证法治疗。如不孕症辨证分肾虚、血瘀、肝郁、痰湿阻滞等型。西医之病有诸多症状，可分属于中医的不同病证。如盆腔炎有发热、腹痛、白带增多、月经不调、炎性包块、不孕等症状，属于中医热入血室、带下病、月经不调、癥瘕、不孕等病，可根据中医病名行辨证论治。

(2) *用中医理论指导论治西医疾病* 子宫内膜异位症是由于部分有功能的内膜周期性出血，蓄积于局部，引起周围组织纤维化而粘连，对此中医认为是"离经之血"所致，因此血瘀是子宫内膜异位症之中医学认病析证的主因。由于血瘀成因不同，临床有气滞血瘀、寒凝血瘀、气虚血瘀、瘀热互结、肾虚血瘀等证型，分别采用相应的方法治疗。中医辨证与西医辨病的结合，既从局部病损施治，又重视整体调治。

(3) *中医辨证与分段治疗* 临床应根据疾病发展及演变特点进行分段辨证论治。如妊娠期高血压疾病以高血压、蛋白尿、浮肿为其主症，据其主次轻重分属于中医学的"子肿""子晕""子痫"范畴，再进行辨证治疗。

(4) *结合西医的病因病理辨证论治* 在无排卵性功血、多囊卵巢综合征、排卵障碍性不孕的治疗中，因其西医病因均为下丘脑-垂体-卵巢生殖轴生理功能失调，中医辨证论治时，常根据中医学对该生殖轴功能失调的认识，确立治则，设置专方并结合妇女月经周期阴阳消长的变化规律，采用周期给药方式，于月经之不同时期在专方基础上加减用药治疗。

辨证与辨病结合的施治方法，有利于中医辨证的研究和发展，更有利于中医妇科学术精华得到发挥，为现代的妇科医疗服务。

第六章 治法概要

中医常以内治法为主,当局部症状表现突出时,可单用外治法或内、外治法同用。西医以药物和手术治疗为主,药物多采用性激素类,如有应用的适应证和禁忌证,不可忽视。

第一节 中医常用内治法

1. 补肾滋肾 肾主藏精,内寄元阴元阳,是人体生长、发育和生殖的根本。肾虚即可发生经、带、胎、产等妇科疾病。补肾滋肾是治疗妇科疾病最重要的治法之一。肾气虚,治宜平补肾气,常用寿胎丸、肾气丸;肾阳虚,治宜温补肾阳,常用右归丸、右归饮;肾阴虚,治宜滋肾养肾,常用六味地黄丸、左归丸;阴阳俱虚,治宜阴阳双补,可用二仙汤。临床应根据病情,仔细辨证论治。

2. 疏肝养肝 肝藏血,主疏泄,性喜条达。女子在生理上数伤于血,气分偏盛,情绪易于激动,易致肝失疏泄。因此疏肝养肝是治疗妇科疾病的重要法则。由于抑郁愤怒致肝失疏泄,治疗宜疏肝解郁,常用柴胡疏肝散、逍遥散等。若肝郁化火,治疗宜疏肝泻火或清肝泻火,常用丹栀逍遥散、龙胆泻肝汤。凡肝血不足,肝木失养,治疗宜养血柔肝,常用杞菊地黄丸、养精种玉汤。若肝阴不足,肝阳上亢,治疗宜育阴潜阳,常用一贯煎、三甲复脉汤。若阴虚火旺,肝风内动,治疗宜育阴潜阳、镇肝息风,常用羚角钩藤汤、镇肝息风汤等。

3. 调理脾胃 调理脾胃以助气血生化之源,是妇科常用的治法。脾气虚弱,治疗宜健脾益气,常用四君子汤、参苓白术散;脾失健运,湿浊内生,治宜健脾化湿,常用完带汤;若脾虚气陷,治宜补中益气,升阳举陷,常用举元煎、补中益气汤;脾虚血失统摄,治宜补脾摄血,常用固本止崩汤、归脾汤。

脾胃不和,胃气上逆者,当辨其寒热。胃热而逆者,宜清热降逆,常用苏叶黄连汤;若伴有胃阴不足者,治宜益胃养阴,常用益胃汤;胃寒而逆者,宜温中降逆,常用小半夏加茯苓汤。

4. 调理气血 调理气血首先应分清病在气在血、属虚属实,作为确立治法的依据。在气者,主要针对气虚、气滞、气逆、气陷等病变,有补气、理气、降气、升举诸法。气滞者宜行气解郁,常用加味乌药汤之类。气虚、气逆的治法已在调理脾胃法中介绍。

病在血者,据血虚、血瘀、血寒、血热之不同而分别治以补、消、温、清四法。血虚者宜补血养血，常用四物汤、归脾汤之类；血瘀者宜活血化瘀，常用桃红四物汤、少腹逐瘀汤、生化汤等；瘀积日久，结而成癥者，治宜活血消癥、软坚散结，常用桂枝茯苓丸、大黄䗪虫丸；血热者宜清热凉血，常用两地汤、清经散。血寒者，见温经散寒法。

5. 温经散寒 凡寒邪客于胞中，血为寒凝，冲任血行不畅，可导致月经病、妊娠腹痛、不孕等病，治宜温经活血，常用温经汤、当归四逆汤等。寒凝血瘀，应配合活血化瘀法；阳虚内寒者，多兼精血不足，治宜温经散寒，养血益精，如右归丸、艾附暖宫丸等。

6. 利湿除痰 痰湿内蕴，下注冲任，治宜利湿除痰。湿从寒化则为寒湿，治宜温化水湿，常用方如全生白术散、健固汤等；若湿从热化则成湿热，治宜清热利湿，常用方如止带方、萆薢渗湿汤。脾失健运，聚湿成痰，治宜燥湿化痰，可用苍附导痰汤、涤痰汤等。

7. 解毒杀虫 凡感染邪毒、虫毒或湿热蕴结、瘀热壅结成毒，邪毒损伤冲任，可导致崩中漏下、五色带下、阴痒、阴疮、不孕症等，应用清热解毒、祛湿杀虫之法，常用方有五味消毒饮、银翘红酱解毒汤、萆薢渗湿汤等。也可采用局部疗法，或内外合治，以求标本同治，收效显著。

8. 中药周期疗法 中药周期疗法是用中药来调节月经周期的一种治法，根据月经周期中不同时期的阴阳转化、消长规律，采取周期性用药。常用于月经不调、崩漏、闭经、不孕症等的治疗。

用药思路在于月经后血海相对空虚，属于在肾气作用下逐渐蓄积精血之期，即阴长期。此期宜滋肾益阴养血为主，常用方如左归丸。经间期为重阴转阳，阴盛阳动期，此期冲任气血活动旺盛，宜疏通冲任气血，并配合温肾助阳之品。经前期为阳长期，此期阴充阳长，以维持肾的阴阳相对平衡，并达到重阳的生理状态。治宜阴中求阳，温肾暖宫，并辅以滋肾益阴之药，为行经和孕育做好充分准备，助孕者常用寿胎丸，调经者用定经汤。行经期为重阳转阴过渡期，血海满盈而溢下，变化急骤，易壅滞不通，治宜理气活血调经，以推动气血运行，使经血通畅，常用方如桃红四物汤。周期疗养法是根据月经生理特点立法的，临证时还应按不同病种的不同病机变化灵活运用。

第二节 外治法的特点和适应证

外治法也是妇科临床常用的一种治法，主要应用于胞中、阴户、阴道的局部病变。妇科外治法用于临床已有悠久的历史，张仲景首创阴道冲洗和阴道纳药的先河，近代妇科临床又有所发展，为中药治疗妇科疾病开辟了多种方法、多种途径给药的新思路，不仅提高了疗效，也减轻了药物对胃肠和肝肾的副作用。

1. 外阴熏洗法 用药水熏蒸和洗涤外阴局部的方法称熏洗法。常用于阴疮、阴痒、带下病等。常用药物以清热解毒、杀虫止痒为主，如白花蛇舌草、蒲公英、地丁、黄柏、连翘、土茯苓、蛇床子、苦参、百部等，熏洗所用药液一般为1000～2000mL，每次30分钟，每日1~2次。先熏后洗，亦可直接浸坐在配制好的药液中10~15分钟。阴道出血者禁用。

2. 冲洗法 用药水冲洗阴道、外阴的方法称冲洗法。用阴道冲洗器，将配制好的药液注入阴道内，在清洁阴道的同时，使药液直接作用于阴道局部而达到治疗目的。常用于盆腔或阴道手术前的准备或带下病、阴痒等的治疗。常用药物如1:1000新洁尔灭溶液（苯扎氯铵）或用清热解毒的中药煎液等。月经期停用，妊娠期慎用。

3. 纳药法 将药物制成栓剂、片剂、胶囊、膏剂或涂剂等剂型，放置于阴道穹隆和子宫颈部位的方法称纳药法。常用于治疗带下病、阴痒等病。其机理是利用药物留置阴道内，使局部药物浓度提高，作用时间长，药物能发挥直接的治疗作用。依据病变的寒、热、湿、虫等病因和病变部位的不同，常选用具有清热除湿、杀虫止痒、拔毒生肌等作用的中药。阴道流血者禁用。

4. 贴敷法 将药物制成膏剂、粉剂、糊剂直接贴敷于患处，达到解毒、消肿、止痛、托脓生肌等作用的一种方法。常用于外阴肿痛、慢性盆腔炎、乳痈、回乳等。常用清热解毒、行气活血、消肿散结、通络止痛、生肌排脓类中药。

5. 中药保留灌肠 将药物浓煎至100mL，通过一次性灌肠袋或子宫-输卵管造影管将药液通过肛门灌入直肠，使中药在直肠内吸收，增加盆腔血液循环，使局部药物浓度增强，达到治疗目的的一种治法。常用于胞中癥块、慢性盆腔炎性包块等病证的治疗。每日1次，药温在37℃左右。尽量排空大便后进行灌肠，插入深度应在14cm左右，给药后静卧30分钟，有利于药物的保留。

6. 药物离子导入 用中药药液，借助药物离子导入仪的直流电场作用，将药物离子经皮肤或黏膜导入阴中或胞中，让药物纯离子在病变部位保持较高浓度和较长时间从而达到治疗作用的一种治法。具有清热解毒、活血化瘀、软坚散结的作用。常用于慢性盆腔炎、癥瘕、外阴炎和妇科手术后腹膜粘连等病证的治疗。

7. 针灸疗法 在人体经络上有关腧穴施行针刺、艾灸、注药、埋线、通电及激光辐照等的一种治疗方法。主要作用为镇痛，增强人体免疫力。常用于治疗痛经、月经不调、闭经、崩漏、胎位不正、产后尿闭、产后缺乳、盆腔炎、不孕、阴挺等病。

8. 物理疗法 物理疗法是应用声、光、热、磁、机械等物理因素作用于机体，预防和治疗疾病的一种综合治疗方法。常用的有激光疗法、红外线疗法、高频电疗法、超声波疗法等。激光疗法是用激光对病变组织局部进行烧灼，出现黑色焦痂为止，常用于子宫颈病变和外阴病变。红外线疗法主要是通过温热效应，促进血液循环，改善组织代谢，加快局部渗出物的吸收，达到消炎、消肿、镇痛、解痉的作用，适用于亚急性、慢性炎症如宫颈炎、外阴阴道炎及皮肤溃疡、伤口愈合不良等。高频电疗法是应用高频电作用于人体，达到防治疾病的目的，具有良好的镇痛作用，可使血管扩张，血液循环增强，组织营养改善，提高新陈代谢，加速炎症消退。超声波疗法是将一定波段的超声波作用于人体，发挥温热作用、微细按摩、提高药物渗透性、加速细胞新陈代谢等作用的一种疗法。常用于盆腔炎性疾病后遗症、盆腔瘀血综合征等。

9. 宫腔注射疗法 将中药制成注射液，常规消毒后注入宫腔及输卵管内，以了解输卵管的通畅情况，具有改善局部血液循环、抗菌消炎、促进粘连松解和吸收及加压推注的钝性分离作用等综合治疗效应，用于治疗宫腔及（或）输卵管粘连、阻塞造成的月经不调、痛经、不孕等，常用药如复方丹参注射液、鱼腥草注射液、复方当归注射液等。

第三节 妇产科用药禁忌

1. 经期用药禁忌 经期用药注意勿伤肾气，勿伐脾胃，勿劫肝阴。不可过用辛热、苦寒、滑利、峻下、破瘀之品。月经过少、闭经者不可以通为快，月经过多、崩漏者不可执一固涩，宜辨证施治，审因用药。

2. 妊娠用药禁忌 妊娠期间，凡峻下滑利、祛瘀破血、耗气散气、大辛大热、苦寒重坠及一切有毒之品，因能导致胎动不安、堕胎、小产、畸胎、胎死腹中等不良后果，故都应慎用或禁用。

3. 产后用药禁忌 产后亡血伤津，故用药注意补血养阴保津液，不宜过用温燥、苦寒、峻下、汗吐之品，开郁勿过耗散、消导必兼扶脾、补虚不滞邪、化瘀不伤血。

4. 哺乳期用药禁忌 哺乳期间勿伤脾胃，并禁用一切有毒之品。古人对哺乳期中药应用没有系统的记载，根据现代药理研究，一些明显具有毒性的中药当为哺乳期禁用，如水银、砒霜、轻粉、斑蝥、瓜蒂、朱砂、雄黄、蟾酥、马钱子等。炒麦芽、芒硝等药能使母亲退乳，这些药也应慎用。

第四节 内分泌治疗

妇科内分泌治疗的目的是为了调整、恢复女性的生殖内分泌节律及功能，改善女性的精神、心理、内分泌、代谢和机体功能状态。包括以下几类药物：促性腺激素释放激素类、促性腺激素类、性激素类（雌激素类、孕激素类、雄激素类）、抗催乳素类、抗雌激素类、抗孕激素类、抗雄激素类、前列腺素。

（一）常用药物及用途

1. 促性腺激素释放激素（GnRH） 由下丘脑神经内分泌小细胞分泌，GnRH最主要的生理作用是促进垂体促性腺激素合成细胞合成和分泌FSH和LH。

常用制剂有戈舍瑞林、曲普瑞林、亮丙瑞林等。主要用于治疗各种雌激素依赖性疾病，如子宫内膜异位症、子宫肌瘤、乳腺癌等。

2. 促性腺激素 由垂体前叶分泌的生殖调节激素，包括FSH和LH。促性腺激素最主要的生理作用是促进卵泡的生长发育，调控卵巢各种性激素的合成与分泌。主要适用于无排卵性不孕症、黄体功能不足等。

3. 性激素类药物

（1）**雌激素（E）** 是女性体内最重要的性激素之一，大部分由卵巢分泌。雌激素生理作用广泛，主要是促进生殖器官的发育和维持第二性征。

常用口服药物有天然的结合雌激素（倍美力）和戊酸雌二醇（补佳乐）、合成的尼尔雌醇片及外用的雌二醇皮贴等。常用于子宫发育不良、卵巢功能低下、闭经、功能失调性子宫出血、多毛症、回乳、绝经综合征、绝经后骨质疏松症、老年性阴道炎、引产等。

(2) **孕激素（P）** 主要由卵巢黄体分泌，作用广泛。

常用制剂有天然的微粒化孕酮和针剂，以及合成的地屈孕酮（达芙通）、炔诺酮（妇康）、醋酸甲羟孕酮（安宫黄体酮）、甲地孕酮（妇宁）等。常用于治疗闭经、功能失调性子宫出血、痛经、子宫内膜异位症、先兆流产、月经不调、子宫内膜癌、乳腺癌、性早熟和避孕等。

(3) **雄激素** 雄激素是合成雌激素的前体，能促进阴毛腋毛生长、维持性欲。

常用药物有甲基睾丸素（甲睾酮）、丙酸睾酮、苯丙酸诺酮等。常用于月经过多、绝经过渡期功能失调性子宫出血、子宫肌瘤、子宫内膜异位症、贫血、低蛋白血症、减轻晚期癌症的症状等。

4. 抗催乳素类药物 常用药物有溴隐亭、硫丙麦角林（培高利特）等。适应证为高催乳素血症，包括乳腺良性疾病、乳腺小叶增生、垂体微腺瘤、闭经溢乳综合征和产后回乳等。

5. 抗雌激素类药物 常用药物有氯米芬和三苯氧胺（他莫西芬）。氯米芬具有雌激素激动剂与拮抗剂双重活性，主要用于促排卵治疗。三苯氧胺主要有抗雌激素作用，适应证有乳腺癌、子宫内膜异位症、子宫肌腺症、子宫内膜增生过长、子宫肌瘤、良性乳腺疾病等。

6. 抗孕激素类药物 常用药物有米非司酮、内美通（孕三烯酮）等。主要用于药物流产、引产前的子宫颈软化，扩张子宫颈；还可用于拮抗孕酮作用的治疗，如子宫内膜异位症、子宫肌瘤等。

7. 抗雄激素类药物 常用药物有醋酸环丙孕酮、螺内酯等。用于辅助性治疗女性多毛症、女性男性化、多囊卵巢综合征之高雄激素血症。

8. 其他 丹那唑常用于治疗子宫内膜异位症；前列腺素主要用于药物流产、中期妊娠引产、晚期妊娠促子宫颈成熟和催产、痛经、功能失调性子宫出血等。

(二) 应用举例

1. 人工周期 雌、孕激素序贯应用或联合应用，详见无排卵性功血的治疗。

2. 避孕 详见计划生育避孕药章节。

3. 激素补充治疗（HRT） 详见绝经综合征的治疗。

第七章 月经病

月经病是以月经的周期、经期、经量、经色、经质等发生异常，或伴随月经周期，或于经断前后出现明显不适症状为特征的一类疾病。该病是妇科临床的多发病。

中医常见的月经病有月经先期、月经后期、月经先后无定期、月经过多、月经过少、经期延长、经间期出血、崩漏、闭经、痛经、经行前后诸证、绝经前后诸证等。西医引起月经异常的常见疾病是功能失调性子宫出血、痛经、闭经、多囊卵巢综合征、高催乳素血症、子宫内膜异位症、子宫腺肌症、经前期综合征、绝经综合征等。中、西医疾病的对应详见各病。

中医认为月经病的主要病因是寒热湿邪侵袭、内伤七情、房劳多产、饮食不节、劳倦过度和体质因素。主要病机是脏腑功能失常、气血失调、冲任二脉损伤及肾－天癸－冲任－胞宫轴失调。此外，还有一些月经病的发生与经期前后冲任气血变化急骤及绝经前后肾气渐衰、天癸渐竭的特殊生理变化密切相关。

中医诊断月经病主要依据月经的周期、经期、经量的异常，或伴随月经周期，或于经断前后出现的明显不适症状来进行诊断和命名。西医则主要依据其主要病理变化特征、相关检查和临床表现进行诊断和命名。

月经病的辨证着重月经的期、量、色、质的异常及伴随月经周期或经断前后出现的症状，同时结合全身证候，运用四诊八纲进行综合分析。

月经病的治疗原则重在治本调经。治本即是消除导致月经病的病因，调经是通过治疗使月经病恢复正常。治本当首先分清先病和后病。如因经不调而后生他病者，当先调经，经调则他病自除；若因他病而致经不调者，当先治他病，病去则经自调。其次应本着"急则治其标，缓则治其本"的原则，如痛经剧烈，应以止痛为主；若经血暴下，当以止血为先。症状缓解后，则审证求因治本，使经病得以彻底治疗。此外要顺应规律调治。一是顺应月经周期中的阴阳气血变化规律。经期血室正开，宜理气和血，引血下行，但用药宜平和，不宜大辛大热、大寒大散，以免滞血或动血；经后血海空虚，宜调补而不宜克伐，即经后勿滥攻，应补肝肾益精血使血海渐盈；絪缊期宜温阳通络，活血调经，促进阳气萌生，重阴转阳；絪缊期后宜补肾温经，使阴生阳长；月经将至，血海充盈，宜予疏导，理气活血，引血下行，此即经前勿滥补。二是顺应不同年龄阶段论治规律。年龄阶段不同，其生理病理特点、脏腑虚实及治疗的侧重点也不同。古医家强调青春年少重治肾，中年育龄重治肝，绝经老年重治脾。三是顺应虚实补泻规律。月经病分为虚实两类，其虚证治疗多以补肾扶脾养血为主，实证治疗多以疏肝理气活血为主。

月经病的调治常采用补肾、扶脾、疏肝、调理气血、调理冲任等法。其中又以补肾扶脾为要,正如《景岳全书·妇人规》所说:"故调经之要,贵在补脾胃以资血之源,养肾气以安血之室,知斯二者,则尽善矣。"

临床上诊治月经病,应首先明确疾病的中西医诊断,初步判断其疗程、治疗效果和预后,再依据辨病辨证结果,确立合理的治疗方案,避免盲诊盲治;同时应和患者就治疗方案、疗程及预期效果进行沟通交流,以获得患者的理解和配合,避免医患纠纷的发生。

第一节 功能失调性子宫出血

正常月经周期为 21~35 日,经期为 2~7 日,经量为 30~80mL。凡不符合此标准的均属异常子宫出血。功能失调性子宫出血简称"功血",是由于生殖内分泌轴功能紊乱造成的异常子宫出血,分为无排卵性和有排卵性两大类。

一、无排卵性功血

无排卵性功能失调性子宫出血是功血最常见的一种,约占功血的 85%。多见于青春期和围绝经期的女性。属中医学狭义崩漏的范畴。

中医学将经血非时暴下不止或淋沥不净者,称为崩漏。出血量多势急者,称为"崩";量少势缓者,称为"漏"。二者在出血量和病势缓急上虽然不同,但病机一致,且可相互转化。因此临床上统称为崩漏。崩漏的月经周期、经期、经量均严重紊乱,出血没有规律性。

妊娠期异常子宫出血(流产、异位妊娠、葡萄胎)、生殖器官的炎症或肿瘤或外伤、无排卵性功能失调性子宫出血、血液病、严重的肝肾疾病、带宫内节育器、性激素使用不当、其他内分泌腺体功能失调等均可引起崩漏。因此古人关于崩漏的研究范围,有广义与狭义之说。广义的崩漏泛指"血非时而下者",主要涉及上述西医相关疾病;狭义的崩漏则指无排卵性功能失调性子宫出血。现代医家为了深入研究功能失调性子宫出血,中西医结合治疗本病,多倾向于将崩漏归属于无排卵性功能失调性子宫出血进行讨论和研究。

【病因病理】

(一)中医病因病机

崩漏常见的病因有肾虚、脾虚、血热和血瘀。主要病机是冲任不固,经血失于制约。肾阳或肾气不足,封藏失职,冲任不固;肾阴虚,虚热内生,热伤冲任;脾虚统摄无权,冲任不固;血瘀瘀阻冲任,新血不归,均可使冲任不固,经血失于制约而致崩漏。

崩漏为病,缠绵难愈,反复发作,病程较久;且病变过程中常因果相干,气血同病,多脏受累,临床上易形成虚、热、瘀互见的复杂病机。

青春期肾气初盛,经断前后肾气渐衰,加之久病及肾,本病的病本应在肾,病位在冲任,变化在气血,表现为子宫藏泻无度。

(二) 西医病因病理

1. 病因 精神紧张、营养不良、代谢紊乱、慢性疾病、环境及气候骤变、饮食紊乱、过度运动、酗酒及其他药物等均可影响大脑皮质和中枢神经系统,引起下丘脑-垂体-卵巢轴功能调节或靶细胞效应异常而导致月经失调。

2. 病理

(1) 卵巢无排卵机制　当机体受到上述致病因素影响时,青春期下丘脑-垂体-卵巢轴激素间的反馈调节尚未成熟,大脑中枢对雌激素的正反馈作用存在缺陷,FSH持续低水平,无排卵前LH峰形成而不排卵;绝经过渡期,卵巢功能衰退,卵巢对垂体促性腺激素的反应性低下,卵泡发育受阻而不排卵;生育年龄妇女有时因应激等因素干扰,也可发生无排卵。

(2) 异常子宫出血机制　正常月经的发生是雌、孕激素协同作用的结果。其周期、经期和经量有明显的规律性和自限性。各种原因引起的无排卵则导致孕酮缺乏,使子宫内膜受单一雌激素刺激而无孕酮拮抗发生雌激素突破性出血或撤退性出血;同时由于孕酮缺乏,子宫内膜出血自限机制缺陷,常发生异常子宫出血(图7-1)。

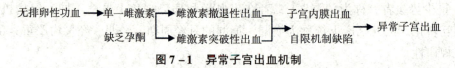

图7-1　异常子宫出血机制

雌激素突破性出血有两种类型:低水平雌激素维持在阈值水平,可发生间断性少量出血,内膜修复慢,出血时间延长;高水平雌激素维持在有效浓度,引起长时间闭经,因无孕激素参与,内膜增厚但不牢固,容易发生急性突破性出血,血量汹涌。

雌激素撤退性出血是子宫内膜在单一雌激素刺激下持续增生,当多数生长卵泡同时退化闭锁时,导致雌激素水平突然急剧下降,内膜失去激素支持而剥脱出血。

(3) 子宫内膜的病理变化　无排卵性功血患者的子宫内膜受雌激素持续作用而无孕激素拮抗,可发生不同程度的增生性改变,少数可呈萎缩性改变(图7-2)。

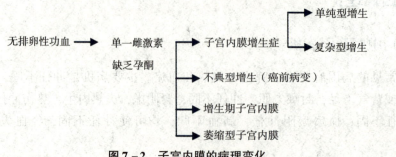

图7-2　子宫内膜的病理变化

【临床表现】

无排卵性功血患者可有各种不同的临床表现。临床上最常见的症状是子宫不规则出血，表现为月经周期紊乱，经期长短不一，经量不定或增多，甚至大量出血。出血期间一般无腹痛或其他不适，出血量多或时间长时常继发贫血，大量出血可导致休克。根据出血的特点，异常子宫出血包括：①周期不规则，经期延长，经量过多；②经期延长，周期不规则，而经量正常；③经期延长（>7日）或经量过多（>80mL），而周期规则；④月经频发，周期缩短，<21日，经期、经量正常。

【诊断与鉴别诊断】

（一）诊断

凡有上述临床表现者，应结合下述病史及检查进行诊断。

1. 病史 详细了解异常子宫出血类型、发病时间、病程经过、出血前有无停经史及以往治疗经过。注意患者的年龄、月经史、婚育史、避孕措施、激素类药物使用史及有无相关疾病如肝病、血液病、糖尿病、甲状腺功能亢进或减退等。

2. 体格检查 包括妇科检查和全身检查，有助于排除生殖器官及全身病变。

3. 辅助检查

（1）尿妊娠试验或血 hCG 检测　有性生活史者应排除妊娠及妊娠相关疾病。

（2）盆腔 B 型超声检查　可了解子宫大小、子宫内膜厚度、宫腔内病变、其他生殖器质性病变及是否妊娠等。

（3）子宫内膜取样　①诊断性刮宫：简称诊刮。其目的是止血和明确子宫内膜病理诊断。年龄>35岁、药物治疗无效或存在子宫内膜癌高危因素的异常子宫出血患者，应诊刮明确子宫内膜病变。为确定卵巢排卵和黄体功能，应在经前期或月经来潮6小时内刮宫。不规则阴道流血或大量出血时可随时刮宫，诊刮时必须搔刮整个宫腔。疑有子宫内膜癌时，应分段诊刮。无性生活史患者若激素治疗失败或疑有器质性病变，应经患者或其家属知情同意后考虑诊刮。②子宫内膜活组织检查：使用 Karman 套管或小刮匙等进行内膜活检创伤小。

（4）全血红细胞计数　了解有无贫血及血小板减少。

（5）凝血功能测定　血小板计数、出凝血时间、凝血酶原时间、活化部分凝血酶原时间等可了解有无凝血功能异常。

（6）宫腔镜检查　在宫腔镜直视下，选择病变区进行活检可诊断各种宫腔内病变，如子宫内膜息肉、子宫黏膜下肌瘤、子宫内膜癌等。

（7）激素测定　黄体期合适时间（第21日）测血孕酮值，若升高提示近期有排卵。但因出血频繁，常难以选择测定时间。测血睾酮、催乳素值及甲状腺功能排除其他内分泌疾病。

（8）宫颈细胞学检查　排除宫颈癌。

(9) **肝肾功能测定** 以排除严重肝肾疾病引起的异常子宫出血。
(10) **基础体温测定** 基础体温测定有助于了解有无排卵。

(二) 鉴别诊断

在诊断功血前，必须排除生殖器官病变或全身性疾病所导致的生殖器官出血，需注意鉴别的有：

1. 与妊娠有关的疾患 流产、异位妊娠、葡萄胎等，这类患者大多未采取避孕措施，有明显停经史，或有早孕反应。妊娠试验和B超等检查有助鉴别。

2. 生殖器官炎症 如子宫颈息肉、子宫内膜息肉、子宫内膜炎、盆腔炎、严重的阴道炎等，妇科检查、诊断性刮宫和宫腔镜等检查有助鉴别。

3. 生殖器肿瘤 生殖器肿瘤如子宫内膜癌、子宫颈癌、子宫肌瘤、卵巢癌等，结合病史、家族史及妇科检查、宫颈细胞学检查、分段诊刮、B超检查、肿瘤标记物，以及CT、MRI等检查有助于鉴别。

4. 外伤 外阴阴道有外伤史，如跌仆损伤、暴力性交等，询问病史和妇科检查有助鉴别。

5. 血液病 如再生障碍性贫血、血小板减少等。血常规、出凝血时间、凝血因子或骨髓穿刺等检查有助鉴别。

6. 严重的肝肾疾病 有严重的肝肾疾病史，肝肾功能测定及B超等检查有助鉴别。

7. 节育措施和性激素 既往月经规律，出血继发于口服避孕药或其他激素，或带宫内节育器及输卵管结扎术后者应考虑本因素。

8. 甲状腺功能亢进或降低 有甲亢或甲低的临床表现，甲状腺功能测定有助鉴别。

(三) 辨病和辨证思路要点

1. 辨病思路要点 无排卵性功血的诊断应采用排除法。凡临床表现为月经的周期、经期及经量紊乱者，应排除由上述生殖器官病变或全身性疾病所导致的生殖器官出血。在诊断上应重视询问有无与上述情况和疾病相关的病史，并结合病史选择合适的检查方法进行诊断，对于生育年龄的女性应首先排除妊娠及与其相关的出血性疾患。无排卵性功血失调性子宫出血妇科检查为正常生殖器；诊断性刮宫病检结果多为子宫内膜增生症；基础体温测定为单相型体温（图7-3）；B超检查多提示子宫内膜增厚；经前子宫颈黏液结晶实验常呈羊齿植物叶状结晶；经前激素测定孕激素缺乏。

关于无规律出血的原因，有歌诀如下，以便简记和临床辨病之用。

无规律出血常见疾病歌诀

> 暴下不止或淋沥，非时而下谓崩漏，
> 妊娠炎症或肿瘤，功血外伤血液病，
> 节育措施性激素，肝肾分泌常见因。

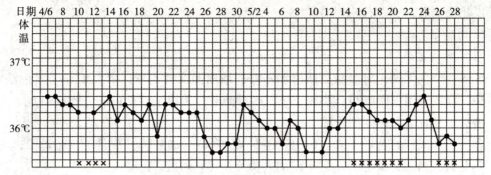

图 7-3 基础体温单相型（无排卵性功血）

2. 辨证思路要点 崩漏主要是血证。由于本病病程日久，反复发作，故临证时应首辨是出血期还是止血后；其次应根据出血的量、色、质和气味，结合全身兼症和舌脉情况，辨脏腑气血的寒热虚实。

【治疗】

（一）中医治疗

崩漏的治疗应根据是出血期还是止血后、血量多少、病势缓急、患者体质和病程新久，本着"急则治其标，缓则治其本"的原则，灵活掌握和运用塞流、澄源、复旧三法。

塞流：即止血。暴崩之际，急当止血以塞其流，以防厥脱。根据情况选择补气摄血止崩、温阳止崩、滋阴固气止崩、祛瘀止崩、针灸止崩等方法或诸法并用以救急。塞流时应注意治崩与治漏的不同，治崩宜升提固涩，不宜辛温行血；治漏宜养血理气，不可偏于固涩。

澄源：即正本清源，也是求因治本。一般用于出血缓减后的辨证论治、对因治疗。

复旧：即固本善后，为崩漏的巩固治疗阶段，止血后应补肾健脾以善其后。补肾健脾有助于月经周期的恢复。

塞流需澄源，澄源当复旧，复旧要求因。治崩三法，不可截然分开，临证应根据病情适当结合，灵活运用。

1. 脾虚证

证候：经血非时暴下不止，或淋沥日久不净，色淡质稀，神疲体倦，气短懒言，四肢不温，或面浮肢肿，纳呆便溏，面色㿠白，舌淡胖，边有齿印，苔薄白，脉缓弱或沉弱。

治法：补气摄血，固冲止血。

方药：固本止崩汤（《傅青主女科》）（人参，黄芪，白术，当归，熟地黄，黑姜）加海螵蛸、升麻。

若出血量多，则去当归，重用人参、黄芪以增强补气摄血之力，并酌加山茱萸、煅龙骨、煅牡蛎以收涩止血，减少血量；若量少淋沥，日久不绝，酌加益母草、茜草、三七等以化瘀止血。

2. 肾虚证

（1）肾气虚证

证候：经乱无期，出血量多或淋沥不净，或崩漏交替出现，反复发作，血色淡暗，质清稀，面色晦暗，眼眶暗，小腹空坠，腰膝酸软，舌淡暗，苔白润，脉沉弱。

治法：补肾益气，固冲止血。

方药：加减苁蓉菟丝子丸（《中医妇科治疗学》）（肉苁蓉，覆盆子，菟丝子，桑寄生，熟地黄，当归，枸杞子，艾叶）加人参、黄芪、阿胶。

（2）肾阳虚证

证候：经血非时暴下或淋沥不净，或交替出现，崩闭轮作，色淡暗，质清稀，腰膝酸软，畏寒肢冷，小便清长，大便溏薄，面色晦暗，目眶暗，舌淡暗，苔薄白，脉沉细无力。

治法：温肾益气，固冲止血。

方药：右归丸（《景岳全书》）（制附子，肉桂，熟地黄，山药，山茱萸，杜仲，枸杞子，菟丝子，鹿角胶，当归）。

若出血量多，色暗有块，小腹痛甚者，为虚寒内生，经血瘀滞，酌加乳香、没药、五灵脂等化瘀止血；若兼四肢浮肿、纳差泄泻等，为脾肾两虚，可加茯苓、党参、砂仁健脾益气除湿；青春期患者可加紫河车、补骨脂、淫羊藿等，以加强补肾固冲之力。

（3）肾阴虚证

证候：经血非时暴下或淋沥，或交替出现，崩闭轮作，色鲜红，质稠，头晕耳鸣，腰膝酸软，五心烦热，颧赤唇红，舌红或有裂纹，少苔，脉细数。

治法：滋肾益阴，固冲止血。

方药：左归丸（《景岳全书》）（熟地黄，山药，山茱萸，枸杞子，菟丝子，鹿角胶，龟板胶，川牛膝）加女贞子、旱莲草。

若出血量多，宜去川牛膝，酌加炒地榆、仙鹤草，以加强清热凉血、收敛止血之力。

3. 血热证

（1）虚热证

证候：经来无期，量少淋沥不净或量多势急，色鲜红，质稠，颧红潮热，心烦少寐，口燥咽干，溲赤便秘，舌红，少苔，脉细数。

治法：养阴清热，固冲止血。

方药：上下相资汤（《石室秘录》）（熟地黄，山萸肉，人参，玄参，麦冬，沙参，玉竹，五味子，车前子，牛膝）。

出血量多，宜加地榆、仙鹤草、海螵蛸、棕榈炭等增强止血的功效。量少淋沥，宜加炒蒲黄、三七、血余炭化瘀止血。

（2）实热证

证候：经血非时暴下或淋沥，或交替出现，日久不净，色深红，质稠，心烦口渴，溲赤便秘，舌红，苔黄，脉滑数。

治法：清热凉血，固冲止血。

方药：清热固经汤（《简明中医妇科学》）（生黄芩，焦栀子，生地黄，地骨皮，阿胶，炙龟甲，牡蛎粉，地榆，生藕节，棕榈炭，生甘草）。

若气阴两伤，可加党参、沙参、五味子益气敛阴生津。若属肝郁化火，宜用丹栀逍遥散（《女科撮要》）去煨姜，加夏枯草、生地黄、香附、茜草、蒲黄炭、血余炭等，以清肝泻火、固经止血。

4. 血瘀证

证候：经血非时暴下或淋沥，或交替出现，日久不净，色紫暗有血块，小腹疼痛拒按，舌质紫暗或有瘀点瘀斑，脉沉涩或弦涩有力。

治法：活血化瘀，固冲止血。

方药：逐瘀止血汤（《傅青主女科》）（生地黄，大黄，赤芍，牡丹皮，当归尾，枳壳，桃仁，龟甲）或逐瘀止崩汤（《安徽中医验方选集》）[当归，川芎，三七，没药，五灵脂，牡丹皮炭，炒丹参，炒艾叶，阿胶（蒲黄炒），龙骨，牡蛎，海螵蛸]。

若瘀久化热，可加地榆、茜草、栀子等清热凉血止血。

常用止血药选择：治疗崩漏时，可选择相应的止血药，增强止血效果。补气摄血药：人参、党参、黄芪、白术、炙甘草、升麻等，简记为参芪术草升；清热凉血止血药：黄芩、旱莲草、焦栀子、黄柏、侧柏（炭）、仙鹤草、地榆（炭）、大蓟、小蓟，简记为芩莲栀柏鹤地榆、大小蓟；养血止血药：龟板胶、阿胶、鹿角胶、炒白芍、当归炭、生地黄炭等，简记为三胶、四物炭；化瘀止血药：益母草、蒲黄、茜草根（炭）、三七、贯众（炭）、血余炭、山楂炭、马齿苋、炒五灵脂等，简记为坤蒲茜七贯、血楂马齿灵；温经止血药：炒艾叶、炮姜炭、炒续断、伏龙肝、补骨脂、赤石脂等，简记为艾姜断、龙肝故纸赤石脂；固涩止血药：五倍子、乌梅、龙骨、牡蛎、海螵蛸、山茱萸、棕榈炭等，简记为五乌龙牡蛸、萸棕炭；养阴止血药：旱莲草、女贞子、阿胶、龟板胶等，简记为二至胶。

（二）西医治疗

1. 一般性治疗 贫血者应补充铁剂、维生素 C 和蛋白质，严重者需输血，出血时间长者应给予抗生素预防感染。出血期间应加强营养，避免过度劳累，保证充分休息。

2. 药物治疗 功血的一线治疗是药物治疗。青春期及生育年龄无排卵性功血以止血、调整周期、促排卵为主；绝经过渡期功血以止血、调整周期、减少经量，防止子宫内膜病变为治疗原则。常采用性激素止血和调整月经周期。出血期可辅以促进凝血和抗纤溶药物，促进止血。

（1）止血 需根据出血量选择合适的制剂和使用方法。对少量出血患者，使用最低有效量激素，减少药物副作用。对大量出血患者，要求性激素治疗 8 小时内见效，24~48 小时内出血基本停止。96 小时以上仍不止血，应考虑更改功血诊断。

①联合用药 止血效果优于单一药物。治疗青春期和生育年龄无排卵性功血时口服

避孕药常常有效。急性大出血，病情稳定，可用复方单相口服避孕药，常用第三代短效口服避孕药去氧孕烯炔雌醇片、复方孕二烯酮片或炔雌醇环丙孕酮片，用法为每次1～2片，每8～12小时1次，血止后每3日递减1/3量直至维持量1片/日，持续至血止后21日停药（图7-4）。

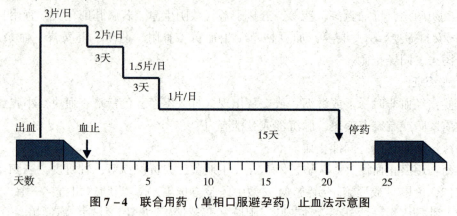

图7-4　联合用药（单相口服避孕药）止血法示意图

②雌激素　大剂量雌激素可促使子宫内膜迅速生长，短期内修复创面而止血，适用于急性大量出血时。口服结合雌激素2.5mg，每4～6小时1次，血止后每3日递减1/3量直至维持量1.25mg，每日1次；也可用苯甲酸雌二醇3～4mg/d，分2～3次肌内注射，或戊酸雌二醇2mg，每4～6小时1次，血止后每3日递减1/3量，直至维持量每日2mg至血止后21日。上述雌激素止血的最后7～10日均应加用孕激素，可用甲羟孕酮10mg/d，使子宫内膜完整脱落。血液高凝或有血栓性疾病史的患者应禁用大剂量雌激素止血。

③孕激素　使持续增生的子宫内膜从增生期转化为分泌期而止血。停药后子宫内膜脱落较完全，起到药物性刮宫作用。适用于体内有一定雌激素水平的患者。常用醋酸甲羟孕酮、甲地孕酮和炔诺酮等。出血较多者，服用炔诺酮5mg，每8小时1次，血止后每隔3日递减1/3量，直至维持量每日2.5～5.0mg，持续用至血止后21日停药。身体状况良好，阴道少量出血不断者，常用黄体酮20mg/d，肌内注射3日，停药后发生撤退性出血（出血1周干净）。

④雄激素　能拮抗雌激素、增强子宫平滑肌及子宫血管的张力，减轻盆腔充血而减少出血量。适用于绝经过渡期功血。大量出血时单独应用效果不佳。

⑤其他　非甾体类抗炎药和其他止血药有减少出血量的辅助作用，但不能赖以止血。

(2) 调整月经周期

①雌、孕激素序贯法　即人工周期。模拟自然月经周期中卵巢的内分泌变化，序贯应用雌、孕激素，使子宫内膜周期性变化脱落。适用于青春期及育龄期功血内源性雌激素水平较低者。自血止后撤药性月经第5日起用雌激素，结合雌激素0.625～1.25mg或戊酸雌二醇1～2mg，每晚1次，连服21日，服雌激素12日起加用醋酸甲羟孕酮，每日10mg，连用10日。连续3个周期为1个疗程。若正常月经仍未建立，应重复上述疗法（图7-5）。

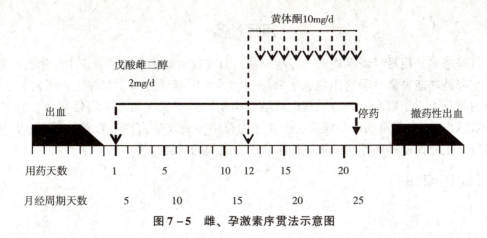

图 7-5 雌、孕激素序贯法示意图

②雌、孕激素联合法 此法开始即用孕激素限制内膜的生长，减少撤药性出血；雌激素可预防孕激素突破性出血。适用于育龄期功血内源性雌激素水平较高者或绝经过渡期功血。常用低剂量，如口服避孕药自血止后撤药性出血第 5 日起每晚 1 片，连服 21 日，停药后撤药性出血。连续 3 个周期为 1 个疗程。如停药后仍未建立正常月经周期，可重复上述疗法。

③后半周期疗法 适用于青春期或活组织检查为增殖期内膜患者。可于月经周期后半期（撤药性出血的第 16~25 日）服用醋酸甲羟孕酮 10mg，每日 1 次，或肌内注射黄体酮 20mg，每日 1 次，连用 10 日为 1 个周期，共 3 个周期为 1 个疗程。

(3) 促排卵 经上述调整月经周期治疗后，部分患者可恢复自发排卵。对有生育要求而不能恢复排卵的不孕患者，可针对病因促排卵（详见闭经）。

3. 手术治疗

(1) 刮宫术 适用于急性大出血或存在子宫内膜癌高危因素的功血患者。

(2) 子宫内膜切除术 适用于经量多的绝经过渡期功血和经激素治疗无效且无生育要求的育龄期功血。术前应明确病理学诊断，避免误诊和误切子宫内膜癌。术前 1 个月口服达那唑 600mg/d，减少组织切除量，增加手术安全性。

(3) 子宫切除术 经各种治疗效果不佳，可由患者和家属知情选择子宫切除。

二、排卵性功血

排卵性功血多见于育龄期妇女，较无排卵性功血少见，因有周期性排卵，临床上仍有可辨认的月经周期，其分类和与中医学疾病的对应关系见表 7-1。

表 7-1 排卵性功血的分类及与中医学疾病的对应关系

排卵性功血的分类	中医学疾病
月经过多	月经过多
黄体功能不全	月经先期
子宫内膜不规则脱落（黄体萎缩不全）	经期延长
围排卵期出血（排卵期出血）	经间期出血

月经过多

月经过多是指月经周期规则、经期正常，但经量明显多于既往者。中、西医一致。排卵性功能失调性子宫出血、子宫肌瘤、子宫内膜异位症、盆腔炎、子宫肥大症、子宫内膜息肉、子宫内膜炎、子宫内膜结核初期、血液病（再生障碍性贫血、白血病、血小板减少等）、严重的肝肾疾病、甲亢等内分泌疾病及带宫内节育器均可引起月经过多。以下主要讨论排卵性功能失调性子宫出血引起的月经过多。

【病因病理】

（一）中医病因病机

本病常见的病因为气虚、血热和血瘀。主要病机是冲任不固，经血失于制约。气虚统摄无权，冲任不固；血热热扰冲任，迫血妄行；血瘀瘀阻冲任，新血不归，均可使冲任不固，经血失于制约而致月经过多。

（二）西医病因病理

本病发病机制不明确。子宫内膜形态一般表现为分泌期内膜。

【临床表现】

一般表现为月经周期规则、经期正常，但经量增多 >80mL。

【诊断和鉴别诊断】

（一）诊断

凡有上述临床表现者，应结合下述病史及检查进行诊断。

1. 病史 详细了解患者有无子宫肌瘤、子宫内膜异位症、盆腔炎、子宫肥大症、子宫内膜息肉、子宫内膜炎、结核、血液病、严重的肝肾疾病、甲亢等内分泌疾病病史及节育措施。

2. 全身检查和妇科检查 排除生殖器官病变及全身性疾病。

3. 辅助检查

（1）盆腔B型超声检查 可观察子宫形态、大小、内膜厚度，卵巢大小、形态、卵泡数目，以及盆腔是否有器质性病变。

（2）宫腔镜检查及子宫内膜病理检查 有助于排除子宫内膜息肉、子宫内膜炎、子宫内膜结核、黏膜下子宫肌瘤等疾病。

（3）甲状腺功能及血液检查 有助排除甲亢、血液病。

（二）鉴别诊断

本病应注意与子宫肌瘤、子宫内膜异位症、盆腔炎、子宫肥大症、子宫内膜息肉、子宫内膜炎、子宫内膜结核初期、血液病、严重的肝肾疾病、甲亢等内分泌疾病及带宫内节育器引起的月经过多相鉴别。

(三) 辨病和辨证思路要点

1. 辨病思路要点 月经过多应详细询问有无上述相关疾病病史和起病诱因，初步做全身、妇科和B超检查进行辨病，必要时可做上述进一步的相关检查，以明确引起月经过多的疾病原因。排卵性功血引起的月经过多妇科和B超检查无引起异常子宫出血的生殖器官病变；全身也无其他病变；子宫内膜活检显示分泌反应；血清基础性激素测定结果正常。

2. 辨证思路要点 本病的辨证应结合月经的色、质变化及全身兼症来辨其虚实寒热。

【治疗】

(一) 中医治疗

月经过多的治疗原则是经期以止血为主，以治其标；经后以固冲为主，以治其本。慎用温燥动血之品，以免耗伤气血。

1. 气虚证

证候：月经量多，色淡红，质清稀，面色㿠白，神疲体倦，气短懒言，小腹空坠，舌质淡，苔薄白，脉细弱。

治法：补气摄血固冲。

方药：举元煎（《景岳全书》）（人参，黄芪，白术，升麻，炙甘草）。

若出血不止，酌加阿胶养血止血，艾叶、姜炭温经止血，海螵蛸、血余炭、茜草炭收涩止血；经期过长，甚至淋沥不断，酌加蒲黄、茜草、益母草化瘀止血；腰腹冷痛，酌加炒续断、炒杜仲、炒艾叶、小茴香温肾固冲止痛。

2. 血热证

证候：经行量多，色深红或紫红，质黏稠有小血块，心烦口渴，溲黄便结，舌红苔黄，脉滑数。

治法：清热凉血，固冲止血。

方药：保阴煎（《景岳全书》）（生地黄，熟地黄，黄芩，黄柏，白芍，山药，续断，甘草）加地榆、茜草。

若外感热邪化火成毒，经量多而臭秽，伴发热恶寒，少腹疼痛拒按，酌加败酱草、红藤、金银花、牡丹皮以清热解毒化瘀；若兼见倦怠乏力，气短懒言，酌加黄芪、党参、白术以健脾益气；若口渴甚者，酌加玄参、麦冬、芦根、天花粉以养阴清热、生津止渴。

3. 血瘀证

证候：经行量多，色紫暗有血块，小腹疼痛拒按，舌质紫暗有瘀点，脉沉涩。

治法：活血化瘀止血。

方药：失笑散(《太平惠民和剂局方》)(炒蒲黄，五灵脂)加海螵蛸、茜草、益母草。

若瘀久化热，经量多而臭秽，小便短赤，酌加牡丹皮、金银花、败酱草凉血解毒；若小腹疼痛剧烈，加延胡索、枳壳、乌药活血理气止痛。

（二）西医治疗

1. 止血药 如氨甲环酸、酚磺乙胺、维生素K等以减少经量。

2. 口服复方短效避孕药 抑制内膜增生，减少出血量。

3. 宫腔内放置含孕酮或左炔诺孕酮的宫内节育器 孕激素直接作用于内膜可减少经量。

黄体功能不足

黄体功能不足属排卵性月经失调的一种常见类型，月经周期中有卵泡发育及排卵，有黄体形成，但黄体期孕激素分泌不足或黄体过早衰退导致子宫内膜分泌反应不良和黄体期缩短。属中医学的月经先期范畴。

月经先期为月经周期提前7天以上，2周以内，连续2个周期以上者，亦称"经早""经期超前""经行先期"。月经先期是以周期异常为主的月经病，常与月经过多并见，严重者可发展为崩漏。功能失调性子宫出血的黄体功能不足、盆腔炎、甲状腺功能轻度亢进等皆可引起月经先期。以下主要讨论黄体功能不足引起的月经先期。

【病因病理】

（一）中医病因病机

本病主要的病因是气虚和血热，主要病机是冲任不固，经血失于制约。气虚又分为脾气虚和肾气虚。脾气虚中气不足，统摄无权，冲任不固；肾气虚封藏失职，冲任不固，均可使经血失统，月经先期而至。血热分为阳盛血热、肝郁化热和阴虚血热，均可扰及冲任，迫血妄行，导致月经先期而至。

（二）西医病因病理

1. 发病机制 足够水平的FSH和LH及卵巢对LH良好的反应，是黄体健全发育的必要前提。卵泡期FSH缺乏；排卵前LH脉冲峰值不高及排卵后LH低脉冲缺陷；卵巢本身发育不良，卵泡期颗粒细胞LH受体缺陷；高催乳素血症；一些生理因素如初潮、分娩后、绝经过渡期及内分泌疾病、代谢异常等多种因素均可引起黄体功能不足。

2. 病理 子宫内膜形态一般表现为分泌期内膜腺体分泌不良，间质水肿不明显或腺体与间质发育不同步，内膜活检显示分泌反应落后2日。

【临床表现】

一般表现为月经周期缩短。有时月经周期虽在正常范围内，但卵泡期延长、黄体期缩短，以致患者不易受孕或在孕早期流产。

【诊断与鉴别诊断】

(一) 诊断

凡有上述临床表现者，应结合下述病史及检查进行诊断。

1. 病史 注意询问有无血热病史、情志内伤史、多产房劳史、脾胃损伤史、盆腔炎及甲亢病史。

2. 体格检查及妇科检查 注意检查甲状腺的大小、形态及有无盆腔炎的体征。

3. 辅助检查

(1) 基础体温测量及诊断性刮宫 有助于了解黄体功能及子宫内膜的炎症。诊刮应在月经来潮见红6小时内进行。

(2) 甲状腺功能测定 有助于了解甲状腺功能是否正常。

(二) 鉴别诊断

1. 盆腔炎性疾病 多有盆腔炎病史和体征，临床尚有低热、腹痛、带下异常、乏力易疲等典型临床表现。妇科检查和B超检查等有助鉴别。

2. 轻度甲状腺功能亢进 或有颈前喉结两旁结块肿大、目突、双胫前黏液性水肿、指端软组织肿胀粗厚等体征，或有心悸、急躁亢奋、多食消瘦、疲乏无力、低热、恶热多汗等典型临床表现。甲状腺功能测定有助鉴别。

3. 经间期出血 月经先期半月一行者，应注意与之鉴别。两者虽均为半月出血1次，但出血量和出血持续时间的变化规律不同，月经先期每次出血都接近正常月经量和经期。经间期出血则呈现量一多一少、时间一长一短的变化规律。基础体温测定也有助于鉴别。月经先期每次出血都发生在基础体温由高温相向低温相交替时；经间期出血则多量出血发生在基础体温由高温相向低温相变化时，少量出血发生在基础体温由低温相向高温相交替时。

(三) 辨病和辨证思路要点

1. 辨病思路要点 1个月两潮者，应排除经间期出血，病程稍长者，应结合病史和其他临床表现做上述相关检查，查找引起月经先期的西医相关疾病。黄体功能不足者，妇科检查无生殖器官病变；基础体温呈双相（图7-6），但高温相短于11天，高温期上升缓慢，上升幅度小于0.5℃；月经来潮见红6小时内子宫内膜诊断性刮宫结果为子宫内膜分泌功能不足（或子宫内膜活检显示分泌反应至少落后2日）。患者月经周期缩短、可有不易受孕或孕早期流产等病史。

2. 辨证思路要点 月经先期的辨证主要根据月经的经量、经色、经质的变化，结合全身兼症及舌脉，综合分析，辨清虚实。

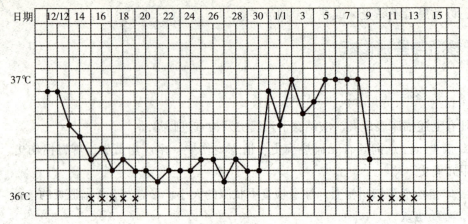

图7-6 基础体温双相型（黄体期短）

【治疗】

(一) 中医治疗

本病的治疗原则是虚者补之，热者清之。其治疗大法为或补或清，安冲为要。

1. 气虚证

(1) 脾气虚证

证候：月经周期提前，月经量多，色淡红，质清稀，气短懒言，神疲体倦，小腹空坠，纳少便溏，面色㿠白，舌淡红，苔薄白，脉细弱。

治法：健脾益气，摄血调经。

方药：补中益气汤（《脾胃论》）（人参，黄芪，白术，陈皮，升麻，柴胡，当归，甘草）。

若月经量过多，应减少失血量，以防伤阴，去当归，重用人参、黄芪，酌加血余炭、棕榈炭、煅龙骨、煅牡蛎等固涩止血之品；便溏者，宜健脾祛湿止泻，可去当归润肠之品，酌加山药、砂仁、茯苓以健脾和胃利湿；若为脾肾两虚伴腰骶酸痛者，可兼补肾气，酌加杜仲、菟丝子、鹿角胶以温肾益气固冲。

若兼心悸怔忡、失眠多梦者，为心脾两虚，治宜健脾益气、补血养心，方用归脾汤（《校注妇人良方》）（白术，茯神，黄芪，龙眼肉，酸枣仁，人参，木香，当归，远志，甘草，生姜，大枣）。

(2) 肾气虚证

证候：月经周期提前，经量或多或少，色淡暗，质清稀，腰膝酸软，头晕耳鸣，小便频数，面色晦暗，舌淡暗，苔薄白，脉沉细。

治法：补肾益气，固冲调经。

方药：固阴煎（《景岳全书》）（菟丝子，熟地黄，山茱萸，人参，山药，五味子，远志，炙甘草）。

若月经量过多,应温经固冲止血,酌加姜炭、海螵蛸之类;若腰痛甚,宜增强补肾壮腰止痛之功效,酌加续断、杜仲、制乳香;夜尿频数,应固肾缩小便,酌加益智仁、金樱子。

2. 血热证

(1) 阳盛血热证

证候:月经周期提前,月经量多,色深红或紫红,质黏稠,心烦,口渴,溲黄,便结,面色红赤,舌红苔黄,脉滑数。

治法:清热凉血调经。

方药:清经散(《傅青主女科》)(牡丹皮,青蒿,黄柏,地骨皮,熟地黄,白芍,茯苓)。

若月经量过多或经期过长,应凉血固经止血,酌加仙鹤草、地榆、茜草根、阿胶、续断,并去淡渗之茯苓,以免伤阴;烦渴甚,宜清热生津止渴,酌加石膏、知母、天花粉;因热致瘀而伴少腹疼痛者,应活血化瘀止痛,酌加益母草、生蒲黄、泽兰。

(2) 肝郁化热证

证候:月经周期提前,经量或多或少,经色深红或紫红,质稠有块,或经行不畅,胸胁、乳房、少腹胀痛,心烦易怒,口苦咽干,舌质红,苔薄黄,脉弦数。

治法:疏肝清热,凉血调经。

方药:丹栀逍遥散(《女科撮要》)(柴胡,牡丹皮,栀子,当归,白芍,白术,茯苓,薄荷,煨姜,炙甘草)去煨姜。

若月经量过多,宜凉血固冲止血,酌加茜草、地榆、海螵蛸、煅牡蛎;经行不畅有血块,宜活血化瘀,酌加泽兰、益母草;胸胁、乳房、少腹胀痛甚者,宜疏肝理气,通络止痛,酌加夏枯草、川楝子、王不留行、制香附、延胡索、路路通;乳房灼热感者,宜咸寒清热,酌加蒲公英、山慈菇、昆布。

(3) 阴虚血热证

证候:月经周期提前,经量或少或多,色红质稠,咽干口燥,心烦不眠,手足心热,两颧潮红,舌红少苔,脉细数。

治法:养阴清热调经。

方药:两地汤(《傅青主女科》)(生地黄,玄参,麦冬,白芍,地骨皮,阿胶)。

若有潮热,应滋阴退虚热,酌加青蒿、地骨皮、银柴胡、鳖甲;虚热不眠,应清热除烦,养心安神,酌加黄连、酸枣仁、钩藤;月经量过多,应滋阴清热止血,酌加女贞子、旱莲草、仙鹤草、地榆;月经量少,可滋肾养精,酌加枸杞子、制何首乌。

(二) 西医治疗

1. 促进卵泡发育 ①低剂量雌激素:月经第5日起每日口服结合雌激素0.625mg或戊酸雌二醇1mg,连续5~7日,能协同FSH促进优势卵泡发育。②氯米芬:详见闭经。

2. 促进月经中期LH峰形成 在卵泡成熟时,用绒促性素5000~10000U一次或分两次肌内注射，可加强月经中期 LH 排卵峰，以免黄体过早衰退，并提高其分泌孕酮的功能。

3. 黄体功能刺激疗法 于基础体温上升后开始，隔日肌内注射 hCG 1000~2000U，共 5 次，可使血浆孕酮明显上升，延长黄体期。

4. 黄体功能替代疗法 排卵后开始肌内注射黄体酮 10mg/d，共 10~14 日，补充孕酮之不足。

5. 黄体功能不足合并高催乳素血症的治疗 溴隐亭每日 2.5~5.0mg，可使催乳素水平下降，并促进垂体分泌促性腺激素及增加卵巢雌、孕激素分泌，从而改善黄体功能。

6. 口服避孕药 有避孕需求者可口服避孕药 3 个周期，反复者可延至 6 个周期。

子宫内膜不规则脱落（黄体萎缩不全）

子宫内膜不规则脱落为月经周期有排卵，黄体发育良好，但萎缩过程延长，致子宫内膜不规则脱落，又称黄体萎缩不全。主要表现为经期延长，属中医学经期延长的范畴。

月经周期正常，行经期超过 7 日，甚或淋沥不净达半月之久者，称为"经期延长"。排卵性功血的子宫内膜不规则脱落、子宫肌瘤、子宫内膜异位症、盆腔炎、子宫肥大症、子宫内膜息肉、子宫内膜炎等疾病及带宫内节育器均可引起经期延长。以下主要讨论子宫内膜不规则脱落引起的经期延长。

【病因病理】

（一）中医病因病机

本病常见的病因为气虚、虚热和血瘀。主要病机是冲任不固，经血失于制约。气虚统摄无权，冲任不固；虚热热扰冲任，血海不宁；血瘀瘀阻胞脉，经血不归，均可使冲任不固，经血失于制约而致经期延长。

（二）西医病因病理

1. 发病机制 由于下丘脑－垂体－卵巢轴调节功能紊乱，或溶黄体机制失常，引起黄体萎缩不全，内膜持续受孕激素影响，以致不能如期完整脱落。

2. 病理 正常月经第 3~4 日时，分泌期子宫内膜已全部脱落。黄体萎缩不全时，月经第 5~6 日仍能见到呈分泌反应的子宫内膜。表现为混合型内膜（分泌期与新增生的内膜共存）。

【临床表现】

本病临床表现为月经周期正常，但经期延长，长达 9~10 日，且出血量多。

【诊断与鉴别诊断】

(一) 诊断

凡有上述临床表现者，应结合下述病史及检查进行诊断。

1. 病史　病史询问同月经过多。

2. 体格检查和妇科检查　同月经过多。

3. 辅助检查

(1) 妇科检查、B超检查、宫腔镜检查　同月经过多。

(2) 子宫内膜病理检查　在月经来潮第5~6日诊刮。

(3) BBT测定、激素测定　均有助于功能失调性子宫出血黄体萎缩不全的诊断。

(二) 鉴别诊断

黄体萎缩不全应注意与子宫肌瘤、子宫内膜异位症、盆腔炎、子宫肥大症、子宫内膜息肉、子宫内膜炎等疾病及带宫内节育器引起的经期延长相鉴别。

(三) 辨病和辨证思路要点

1. 辨病思路要点　行经期延长应详细询问病史和起病诱因，注意有无上述常见西医疾病，初步做妇科检查和B超检查进行辨病，必要时可进一步做上述相应检查。黄体萎缩不全妇科检查无生殖器官病变；基础体温呈双相型，但下降缓慢（图7-7）；在月经第5~6日行诊断性刮宫，病理检查结果为子宫内膜仍呈分泌期反应。临床表现为经期较长（8~14日）。

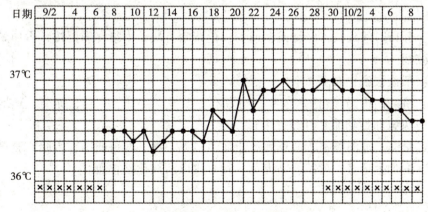

图7-7　基础体温双相型（黄体萎缩不全）

2. 辨证思路要点　经期延长应根据月经的量、色、质的不同结合兼症及舌脉辨其虚实。

【治疗】

（一）中医治疗

经期延长治疗重在固冲止血调经，常用养阴、清热、补气、化瘀等治法，不宜过用苦寒，以免伤阴，亦不可概投固涩之剂，以免致瘀。

1. 气虚证

证候：行经时间延长，月经量多，色淡质稀，神疲体倦，气短懒言，面色㿠白，纳少便溏，舌质淡，苔薄白，脉缓弱。

治法：补气摄血调经。

方药：举元煎（方见排卵性功血之月经过多）。

若月经量多，加阿胶养血止血，海螵蛸固冲止血，姜炭温经止血，炒艾叶暖宫止血；失眠多梦，加炒酸枣仁、龙眼肉以养心安神；伴腰膝酸痛，头晕耳鸣，加炒续断、杜仲、熟地黄以补肾益精。

2. 虚热证

证候：经行时间延长，量少，质稠色鲜红，两颧潮红，手足心热，咽干口燥，舌红少苔，脉细数。

治法：养阴清热调经。

方药：两地汤（方见排卵性功血之黄体功能不足）。

若月经量少，加枸杞子、丹参、鸡血藤养血调经；潮热不退，加白薇、麦冬滋阴退虚热；口渴甚，加天花粉、葛根、芦根以生津止渴；倦怠乏力，气短懒言，加太子参、五味子以气阴双补而止血。

3. 血瘀证

证候：经行时间延长，经量或多或少，色紫暗有块，小腹疼痛拒按，舌质紫暗或有瘀斑，脉弦涩。

治法：活血祛瘀止血。

方药：桃红四物汤（《医宗金鉴》）（桃仁、红花、当归、川芎、赤芍、熟地黄）合失笑散（方见排卵性功血之月经过多）。

若月经量多，加海螵蛸、茜草固涩止血；口渴心烦，溲黄便结，舌暗红苔薄黄，为瘀热之证，酌加生地黄、黄芩、马齿苋、牡丹皮以清热化瘀止血。

（二）西医治疗

1. 孕激素 排卵后第 1~2 日，或下次月经潮前 10~14 日开始，口服甲羟孕酮 10mg/d，连服 10 日。有生育要求者肌内注射黄体酮注射液。可调节下丘脑-垂体-卵巢轴的功能，使黄体及时萎缩，内膜按时完整脱落。

2. 绒促性素 用法同黄体功能不足，有促进黄体功能的作用。

3. 复方短效口服避孕药 无生育要求者口服单相避孕药，可抑制排卵，控制经期。

围排卵期出血（经间期出血）

围排卵期出血是在两次月经中间，即排卵期，由于雌激素水平短暂下降，使子宫内膜失去激素的支持而出现部分子宫内膜脱落引起有规律性的阴道流血，称围排卵期出血。属中医学经间期出血范畴。

凡在两次月经中间出现周期性少量阴道出血者，称为"经间期出血"。前人认为两次月经中间是"氤氲期""的候期"，西医学称之为"排卵期"。

【病因病理】

（一）中医病因病机

本病常见的病因是肾阴虚、湿热和血瘀。主要发病机理是经间期，阳气内动，引动内蕴之虚火、湿热及瘀血，使阴阳失调，伤及冲任，血海不宁，血溢于外所致。

（二）西医病因病理

本病的病因西医学方面尚不明确，可能与排卵前后激素水平波动有关。

【临床表现】

两次月经中间，在周期的第 12~16 天出现规律性的少量阴道出血，出血期≤7 日，多数持续 1~3 日，量少，时有时无，白带增多，质地透明如蛋清样，或赤白带下，可伴有腰酸、少腹两侧或一侧胀痛、乳胀。

【诊断与鉴别诊断】

（一）诊断

凡有上述临床表现者，应结合下述病史及检查进行诊断。

1. 病史 注意询问有无月经不调及手术流产等病史。

2. 全身检查和妇科检查 排除生殖器官疾病及全身性病变。

3. 辅助检查

（1）基础体温测量 有助于本病诊断。

（2）B 超检查 有助于排除生殖器官器质性病变。

（二）鉴别诊断

本病应注意与月经先期、月经过少、赤带相鉴别。

（三）辨病和辨证思路要点

1. 辨病思路要点 出血半月一行，一次多、一次少而有规律者，应考虑经间期出血、BBT测定、妇科检查及B超检查有助于诊断与鉴别诊断。排卵期出血者，生殖器官无病变；其出血发生在BBT由高温相向低温相交替时，当BBT升高后，出血停止，亦有高温相时继续出血者。

2. 辨证思路要点 经间期出血应根据出血的量、色、质及伴随症状进行辨证。

【治疗】

（一）中医治疗

治疗重在经后期，以调摄冲任、平衡阴阳为大法，出血时可适当加一些固冲止血药。

1. 肾阴虚证

证候：两次月经中间阴道出血，量少，质稠色鲜红，腰膝酸软，头晕耳鸣，手足心热，两颧潮红，舌红少苔，脉细数。

治法：滋肾养阴，固冲止血。

方药：两地汤（方见排卵性功血之黄体功能不足）合二至丸（《医方集解》）（女贞子，旱莲草）。

若出血较多，酌加仙鹤草、血余炭、海螵蛸以固涩止血；阴虚内热明显，酌加青蒿、鳖甲、白薇滋阴退虚热。

2. 湿热证

证候：经间期出血，量少或多，色红质黏，胸闷纳呆，小腹时痛，神疲体困，小便短赤，平素带下量多色黄质黏，舌质红，苔黄腻，脉滑数或濡数。

治法：清热利湿止血。

方药：清肝止淋汤（《傅青主女科》）（当归，白芍，生地黄，牡丹皮，黄柏，牛膝，制香附，黑豆，阿胶，大枣）。

若热重于湿，酌加败酱草、金银花清热解毒；湿重于热，酌加薏苡仁、车前子清热除湿；出血多时去牛膝、当归，酌加茜草、仙鹤草、侧柏叶止血。

3. 血瘀证

证候：两次月经中间阴道出血，量多或少，色紫暗有血块，少腹疼痛拒按，情志抑郁，胸闷烦躁，舌紫暗或有瘀斑，脉涩。

治法：化瘀止血。

方药：逐瘀止血汤（方见无排卵性功血）。

若出血量多，去赤芍、当归尾，酌加三七、炒蒲黄化瘀止血；腹痛较剧，酌加延胡索、香附行气止痛；若兼湿热，酌加茯苓、薏苡仁、败酱草；若兼脾虚，去生地黄、大黄、桃仁，酌加陈皮、砂仁、白术；若兼肾虚，酌加续断、山药、菟丝子。

（二）西医治疗

本病的西医治疗可用复方短效口服避孕药，抑制排卵，控制周期。

第二节 月经后期

月经周期延后7天以上，6个月以内，连续2个周期以上者，称为"月经后期"。月经后期如伴月经过少可发展为闭经。甲状腺功能亢进、甲状腺功能低下、卵泡生长迟缓、高催乳素血症、高雄激素血症、多囊卵巢综合征等均可出现月经后期。

【病因病理】

本病常见的病因为肾虚、血虚、血寒（虚寒、实寒）和气滞。主要发病机理有虚实之别，虚者多因肾虚或血亏，使冲任精血亏虚，不能充盈；实者则因寒邪或气滞阻于冲任，使冲任气血不畅，二者均可导致血海不能按时满溢而致周期延后。

【临床表现】

月经周期延后7天以上，6个月以内，连续2个周期以上，经期正常。

【诊断与鉴别诊断】

（一）诊断

凡有上述临床表现者，应结合下述病史及检查进行诊断。

1. 病史 禀赋不足，或感寒饮冷，或情志不遂，或减肥，或有甲状腺功能亢进、甲状腺功能低下等病史。

2. 检查

（1）体格检查及妇科检查 注意检查甲状腺大小、形态及有无卵巢肿瘤（分泌雄激素）。

（2）盆腔B型超声检查 有助于排除妊娠，了解子宫及卵巢的发育和病变。

（3）激素及甲状腺功能测定 有助于高催乳素血症、高雄激素血症、多囊卵巢综合征、甲状腺功能亢进或低下等的诊断。

（4）基础体温测量 有助于了解卵巢功能。

（二）鉴别诊断

月经后期应特别注意与早、中期妊娠及并月、居经相鉴别。

（三）辨病和辨证思路要点

1. 辨病思路要点 青春期初潮后1年内或围绝经期时有周期延后，不伴其他证候者，不作病论，同时应排除并月、居经及月经错后但有规律，且生育功能正常者；月经后期有性生活史者，应先做妊娠试验和B超检查排除妊娠；临床上如果患者偶尔月经周期错后7天～6个月，排除妊娠后即可按月经后期进行辨证施治。病程稍长者，可根据其他症状和体征选择上述相关检查，了解是否属于西医常见相关性疾病，以便中西医结合辨病辨证治疗。

2. 辨证思路要点 月经后期的辨证主要根据月经的量、色、质及全身症状辨其虚实。

【辨证论治】

本病的治疗原则是虚者补之，实者泻之，以温经、养血、行滞、活血为法，重在平时调理。慎用辛燥、苦寒、破血之品，以免劫伤阴津，耗伤气血。

1. 肾虚证

证候：周期延后，量少，色淡暗，质清稀，腰酸腿软，头晕耳鸣，面色晦暗，带下清稀，舌质淡，苔薄白，脉沉细。

治法：补肾养血调经。

方药：当归地黄饮（《景岳全书》）（当归，熟地黄，山茱萸，山药，杜仲，怀牛膝，甘草）。

若肾气不足，日久伤阳而见腰膝酸冷，宜温肾阳，强腰膝，酌加仙茅、淫羊藿、巴戟天等；月经量少，宜养血益精，酌加紫河车、肉苁蓉等；带下量多，应温肾固涩止带，酌加鹿角霜、金樱子、芡实等。

2. 血虚证

证候：周期延后，量少，色淡红，质清稀，小腹空痛，头晕眼花，心悸少寐，面色苍白或萎黄，舌质淡，苔薄白，脉细弱。

治法：补血益气调经。

方药：大补元煎（《景岳全书》）（人参，山药，熟地黄，杜仲，当归，山茱萸，枸杞子，甘草）。

若血虚阴亏，兼见潮热盗汗、五心烦热，酌加养阴清虚热之品，如地骨皮、女贞子、旱莲草等；若久病伤肾，兼有腰腹冷痛、经色暗黑有块者，酌加补肾暖宫之药，如艾叶、菟丝子、杜仲等。

3. 虚寒证

证候：周期延后，经色淡红而量少，质清稀，小腹隐隐作痛，喜温喜按，腰酸无力，小便清长，大便溏薄，舌质淡，苔薄白，脉沉迟无力。

治法：温经扶阳，养血调经。

方药：温经汤（《金匮要略》）（当归，吴茱萸，桂枝，白芍，川芎，牡丹皮，法半夏，麦冬，人参，阿胶，生姜，甘草）。

若阳虚寒甚，腰膝冷痛，宜温肾助阳，酌加巴戟天、补骨脂、淫羊藿等；溲清便溏，去润肠通便之当归，酌加补益脾肾之品，如补骨脂、山药等。

4. 实寒证

证候：周期延后，量少色暗有块，小腹冷痛拒按，得热痛减，畏寒肢冷，面色青白，舌质淡暗，苔白，脉沉紧。

治法：温经散寒，活血调经。

方药：温经汤（《妇人大全良方》）（人参，当归，川芎，白芍，桂心，莪术，牡丹皮，牛膝，甘草）。

若寒凝血瘀，腹痛拒按明显，可加蒲黄、五灵脂以活血化瘀止痛。

> **《金匮要略》温经汤与《妇人大全良方》温经汤的鉴别**
>
> 同：均有白芍、甘草、人参、牡丹皮、当归、川芎，以温经养血、益气祛瘀。
>
> 异：《金匮要略》温经汤：吴茱萸，桂枝，法半夏，麦冬，阿胶，生姜，以温养冲任为主，主要用于冲任虚寒而有瘀滞的月经病。
>
> 《妇人大全良方》温经汤：桂心，莪术，牛膝，以散寒祛瘀为主，主要用于冲任实寒而有瘀滞的月经病。

5. 气滞证

证候：周期延后，量少，色暗红，或有血块，少腹胀痛，精神抑郁，胸闷不舒，或乳房胀痛，时欲太息，舌质正常，苔薄白，脉弦。

治法：理气行滞调经。

方药：乌药汤（《兰室秘藏》）（乌药，香附，当归，木香，甘草）。

若月经量少、有瘀块，宜活血化瘀，酌加丹参、益母草等；小腹胀痛甚，酌加理气止痛之品，如延胡索、青皮等；胸胁、乳房胀痛明显，应疏肝解郁、理气止痛，酌加柴胡、郁金、王不留行等。

第三节　月经过少

月经周期正常，经量明显减少，或行经期不足两天，甚或点滴即净者，称为"月经过少"。月经过少常伴月经后期，可发展为闭经。甲状腺功能亢进、甲状腺功能低下、子宫发育不良、性腺功能低下、高催乳素血症、高雄激素血症、多囊卵巢综合征、子宫内膜结核、长期服用避孕药、子宫内膜炎、计划生育手术后子宫内膜损伤或宫腔部分粘连等均可出现月经过少。

【病因病理】

本病以肾虚、血虚、痰湿和血瘀所致者多见。主要发病机理有虚实之别，虚者多由于精亏血少，血海不盈；实者多因痰瘀阻滞冲任，血行不畅，二者均可致月经过少。

【临床表现】

经量明显减少，甚或点滴即净，月经周期可正常或异常，常与月经后期并见。

【诊断与鉴别诊断】

（一）诊断

凡有上述临床表现者，应结合下述病史及检查进行诊断。

1. 病史 注意询问有无宫腔手术史、失血史、结核病、甲状腺功能亢进、甲状腺功能低下等病史。

2. 检查

（1）体格检查及妇科检查 注意检查甲状腺的大小、形态及有无卵巢肿瘤（分泌雄激素）；有无子宫偏小（子宫发育不良和性腺功能低下）和子宫体压痛（子宫内膜炎）。

（2）盆腔 B 型超声检查 有助于排除妊娠，了解子宫及卵巢的发育和病变。

（3）激素及甲状腺功能测定 有助于高催乳素血症、高雄激素血症、多囊卵巢综合征、甲状腺功能亢进或低下等的诊断。

（4）宫腔镜检查和宫腔镜下诊断性刮宫 对子宫内膜结核、子宫内膜炎或宫腔粘连有诊断价值。

（5）子宫–输卵管造影 对子宫内膜结核、宫腔粘连有诊断价值。

（二）鉴别诊断

月经过少应特别注意与妊娠有关的少量出血（激经、异位妊娠、胎漏）相鉴别，其次要注意与经间期出血相鉴别（详见经间期出血）。

与妊娠有关的少量出血：激经是受孕早期，月经仍按月来潮而量少；胎漏为妊娠期阴道有少量出血，时有时无或淋沥不断；异位妊娠患者可无明显停经史，表现为阴道不规则的少量出血，未破裂者其腹痛亦不明显，三者易与本病混淆。但这三者多有妊娠常见的症状和体征，妊娠试验、血 hCG 检测和 B 超检查有助鉴别。

（三）辨病和辨证思路要点

1. 辨病思路要点 有性生活史者应先做妊娠试验和 B 超检查排除与妊娠有关的少量出血，询问有无长期服用避孕药史；排除初潮即量少，但生殖功能正常者；对月经半月一行者需排除经间期出血；宫腔手术史后继发月经过少者应做宫腔镜检查。对排除以上因素且病程较长者，可根据其他症状和体征选择上述有关检查，了解是否属于其他西医常见相关性疾病，以便中西医结合辨病辨证治疗。

2. 辨证思路要点 月经过少的辨证应从月经的色、质变化及兼症、舌脉辨其虚实。

【辨证论治】

本病治疗宜虚则补之，以补肾滋肾、养血调经为主；实则泻之，以活血通利为主，佐以温经、行气、祛痰之法。但临床上常虚多实少，故凡辛燥、攻破之品均宜慎用，通利之品不宜过量或久用，以免重伤气血，致经血难复。

1. 肾虚证

证候：经行量少，甚至点滴即净，色暗淡，质清稀，腰酸腿软，足跟痛，头晕耳鸣，精神不振，或小腹冷，或夜尿多，舌淡，苔薄，脉沉弱。

治法：补肾益精，养血调经。

方药：归肾丸（《景岳全书》）（熟地黄、山药、山茱萸、茯苓、当归、枸杞子、杜仲，菟丝子）。

若形寒肢冷、夜尿多，酌加巴戟天、淫羊藿、益智仁，以温肾助阳、固肾缩尿；潮热，手足心热，咽干口燥，酌加生地黄、地骨皮、玄参，以养阴清热；气短神疲者，酌加党参、黄芪以补气。

2. 血虚证

证候：经行量少，甚至点滴即净，色淡质稀，伴头晕眼花，心悸失眠，小腹空痛，面色萎黄，唇舌色淡，苔薄，脉细弱。

治法：养血益气调经。

方药：滋血汤（《证治准绳》）（人参，黄芪，山药，茯苓，熟地黄，当归，川芎，白芍）。

若心悸失眠，酌加夜交藤、五味子、炒酸枣仁以养心安神；脾虚食少加砂仁、陈皮以健脾和胃；量少点滴即止者，酌加枸杞子、山茱萸、何首乌滋养肝肾，填精益血。

3. 血瘀证

证候：经来量少，色紫暗，有血块，小腹胀痛拒按，血块排出后胀痛减轻，舌紫暗，或有瘀斑、瘀点，脉沉涩。

治法：活血化瘀调经。

方药：桃红四物汤（方见排卵性功血之子宫内膜不规则脱落）。

若小腹胀痛甚，或兼胸胁胀痛，酌加香附、乌药理气行滞止痛；小腹冷痛，得热痛减，酌加肉桂、吴茱萸以温通血脉。

4. 痰湿证

证候：经量过少，色淡红，质黏腻如痰，形体肥胖，胸脘满闷，纳呆呕恶，白带量多，质黏腻，苔白腻，脉滑。

治法：化痰燥湿调经。

方药：苍附导痰丸（《叶天士女科》）（苍术，香附，陈皮，茯苓，半夏，胆南星，枳壳，生姜，甘草）。

第四节 月经先后无定期

月经周期时或提前时或延后 7 天以上，连续 3 个周期以上者，称为"月经先后无定期"，又称"月经愆期"。本病若伴经量增多、经期延长，可发展为崩漏。

【病因病理】

本病多因肝郁疏泄失司；肾虚藏泻失职，导致冲任功能紊乱，血海蓄溢失常所致。

【临床表现】

月经周期提前或错后 7 天以上，连续出现 3 个周期或以上，一般经期正常，经量不多。

【诊断与鉴别诊断】

（一）诊断

凡有上述临床表现者，应结合下述病史及检查进行诊断。

1. 病史　注意有无七情内伤或慢性疾病等病史。

2. 检查　妇科检查一般正常。

（二）鉴别诊断

月经先后无定期应注意与崩漏相鉴别。

（三）辨病和辨证思路要点

1. 辨病思路要点　符合上述临床表现，且生殖器官无明显病变者可考虑本病，如月经周期仅提前或错后三五天不作病论；青春期初潮后1年内，或围绝经期出现行经先后不定现象，不作病论。

2. 辨证思路要点　本病应根据月经的量、色、质及兼症，辨其在肝在肾，或肝肾同病。

【辨证论治】

本病的治疗原则是疏肝补肾，调理冲任，使肝肾开阖有序，冲任气血和调。

1. 肝郁证

证候：经行或先或后，经量或多或少，色暗红或紫红，有血块，或经行不畅，胸胁、乳房、少腹胀痛，情志抑郁，时欲太息，苔薄白或薄黄，脉弦。

治法：疏肝理气调经。

方药：逍遥散（《太平惠民和剂局方》）（柴胡，白术，茯苓，当归，白芍，甘草，薄荷，煨姜）。

2. 肾虚证

证候：经行或先或后，量少，色淡暗，质清稀，面色晦暗，头晕耳鸣，腰骶酸痛，或夜尿频数，大便不实，舌淡苔薄，脉沉弱。

治法：补肾调经。

方药：固阴煎（方见排卵性功血之黄体功能不足）。

若肝郁肾虚，则肝肾同治，用定经汤（《傅青主女科》）（柴胡，炒荆芥，当归，白芍，山药，茯苓，菟丝子，熟地黄）。

第五节　多囊卵巢综合征

多囊卵巢综合征（PCOS）是一种临床上常见的妇科内分泌疾病。其以雄激素过高的临床或生化表现，持续无排卵，卵巢多囊改变为特征，常伴有胰岛素抵抗和肥胖。据其临床表现可归属于中医学"月经后期""月经过少""闭经""崩漏""不孕"等范畴。

【病因病理】

（一）中医病因病机

本病常见的原因为肾虚、痰湿阻滞、气滞血瘀和肝经湿热，主要由于肾、肝、脾三脏功能失常，精亏、痰、瘀、气滞影响冲任，使冲任不足和不畅而致月经稀发、月经过少、闭经、不孕等。

（二）西医病因病理

1. 内分泌特征 ①雄激素过多；②雌酮过多；③黄体生成激素/卵泡刺激素（LH/FSH）比值增大；④胰岛素过多。

这些内分泌变化可能与下丘脑-垂体-卵巢轴调节功能异常、胰岛素抵抗和高胰岛素血症、肾上腺内分泌功能异常有关。

2. 病理

（1）卵巢变化　双侧卵巢均匀性增大，为正常妇女的2~5倍，包膜增厚、坚韧，白膜下可见大小不等且≥12个的囊性卵泡，直径多在2~9mm，无成熟卵泡生成及排卵迹象。

（2）子宫内膜变化　因无排卵，子宫内膜长期受雌激素刺激，呈现不同程度增生性改变，长期如此可增加子宫内膜癌的发生概率。

【临床表现】

PCOS多起病于青春期，常见的临床表现有：

1. 月经失调　为最主要症状。多表现为月经稀发、经量过少或闭经。少数表现为不规则子宫出血，月经周期或经期或经量无规律性。

2. 不孕　生育期妇女因排卵障碍导致不孕。

3. 多毛、痤疮　为高雄激素血症最常见表现。阴毛和腋毛浓密，尤其是阴毛，呈男性分布，上唇、乳晕周围、下腹中线等部位出现粗硬毛发。油性皮肤及痤疮常见，痤疮多位于额、双颊、鼻及下颌等部位。

4. 肥胖　50%以上患者肥胖，且常呈腹部肥胖型。

5. 黑棘皮症　阴唇、颈背部、腋下、乳房下和腹股沟等处皮肤皱褶部位出现灰褐色色素沉着，呈对称性，皮肤增厚，质地柔软。

【诊断与鉴别诊断】

（一）诊断

凡有上述临床表现者，应结合下述检查进行诊断。

1. B 型超声检查　见卵巢增大，包膜回声增强，轮廓较光滑，间质回声增强；一侧或两侧卵巢各有 12 个以上直径为 2~9mm 无回声区，围绕卵巢边缘，呈车轮状排列，称为"项链征"。连续监测未见主导卵泡发育及排卵迹象。

2. 内分泌测定

（1）血清雄激素　睾酮水平通常不超过正常范围上限 2 倍，雄烯二酮常升高，脱氢表雄酮、硫酸脱氢表雄酮正常或轻度升高。

（2）血清 FSH、LH　血清 FSH 正常或偏低，LH 升高，但无排卵前 LH 峰值出现，LH/FSH 比值≥（2~3）。LH/FSH 比值，肥胖患者可在正常范围，不肥胖者则多出现升高。

（3）血清雌激素　雌酮（E_1）升高，雌二醇（E_2）正常或轻度升高，无周期性改变，恒定于早卵泡期水平，$E_1/E_2>1$，高于正常周期。

（4）尿 17-酮类固醇　正常或轻度升高。正常时提示雄激素来源于卵巢，升高时提示肾上腺功能亢进。

（5）血清催乳素（PRL）　部分患者血清 PRL 轻度增高。

（6）其他　腹部肥胖型患者，应检测空腹血糖及进行口服葡萄糖耐量试验（OGTT），还应检测空腹胰岛素及葡萄糖负荷后血清胰岛素。肥胖型患者可有甘油三酯增高。

3. 基础体温测定　表现为单相型基础体温曲线。

4. 诊断性刮宫　应选在月经前数日或月经来潮 6 小时内进行，刮出的子宫内膜呈不同程度增殖改变，无分泌期变化。

5. 腹腔镜检查　见卵巢增大，包膜增厚，表面光滑，呈灰白色，有新生血管。包膜下显露多个卵泡，无排卵征象，无排卵孔、无血体、无黄体。镜下取卵巢活组织检查可确诊。

（二）鉴别诊断

本病应与卵泡膜细胞增殖症、分泌雄激素的卵巢肿瘤、肾上腺皮质增生或肿瘤相鉴别。

（三）辨病和辨证思路要点

1. 辨病思路要点　根据临床表现和辅助检查结果，多囊卵巢综合征目前多采用以下诊断标准：①稀发排卵或无排卵。②高雄激素的临床表现和（或）高雄激素血症。③卵巢多囊改变：超声提示一侧或双侧卵巢直径在 2~9mm 的卵泡≥12 个和（或）卵巢体积≥10mL。④以上 3 项中符合 2 项并排除其他高雄激素病因，如先天性肾上腺皮质增生、库欣综合征、分泌雄激素的肿瘤。对肥胖型患者应检查有无胰岛素抵抗、糖耐量异常和异常脂质血症。

2. 辨证思路要点 本病的辨证主要根据月经的经量、经色、经质的变化，结合全身兼症及舌脉综合分析，辨清虚实。

【治疗】

（一）西医治疗

1. 一般治疗 肥胖型患者，应控制饮食和增加运动以降低体重和腰围。

2. 药物治疗

（1）调节月经周期 ①口服避孕药：抑制垂体 LH 高分泌，减少游离睾酮及卵巢产生的雄激素，抑制子宫内膜过度增生和调节月经周期。常用短效避孕药，一般周期性服用 3~6 个月，能有效抑制毛发生长和治疗痤疮，可重复使用。②孕激素后半周期疗法：调节月经并保护子宫内膜。抑制 LH 过高分泌，有助恢复排卵。

（2）降低血雄激素水平 ①糖皮质类固醇：适合雄激素过多且为肾上腺来源或肾上腺和卵巢混合来源者。常用药物为地塞米松，每晚 0.25mg 口服。剂量不宜超过每日 0.5mg，以免过度抑制垂体-肾上腺轴功能。②环丙孕酮：与炔雌醇组成口服避孕药（达英-35），能抑制垂体促性腺激素的分泌，使体内睾酮水平降低。对降低高雄激素血症和治疗高雄激素体征有效。③螺内酯：能抑制卵巢和肾上腺合成雄激素，并在毛囊竞争雄激素受体。抗雄激素剂量为每日 40~200mg，治疗多毛需用药 6~9 个月。出现月经不规则，可与口服避孕药联合应用。

（3）改善胰岛素抵抗 对肥胖或有胰岛素抵抗患者常用胰岛素增敏剂。常用二甲双胍，每次口服 500mg，每日 2~3 次。通过降低血胰岛素水平纠正患者高雄激素状态，改善卵巢排卵功能，提高促排卵治疗效果。

（4）诱发排卵 有生育要求的患者可在调整生活方式、抗雄激素和改善胰岛素抵抗等基础治疗后，进行促排卵治疗。氯米芬为一线促排卵药物，氯米芬抵抗患者可给予二线促排卵药物。诱发排卵时易发生卵巢过度刺激综合征，需严密监测，加强预防措施。

3. 手术治疗

（1）腹腔镜下卵巢打孔术 在腹腔镜下对多囊卵巢应用电针或激光打孔，每侧卵巢打孔 4 个为宜，对 LH 和游离睾酮升高者效果较好，可获得 90% 排卵率和 70% 妊娠率。手术可能出现的问题有治疗无效、盆腔粘连及卵巢功能低下。

（2）卵巢楔形切除术 将双侧卵巢楔形各切除 1/3 可降低雄激素水平，减轻多毛症状，提高妊娠率。术后卵巢周围粘连发生率较高，临床已不常用。

（二）中医治疗

1. 肾虚证

证候：月经周期延迟，经量少，色淡质稀，渐至经闭，或周期紊乱，经量多或淋沥不净，或婚久不孕，腰腿酸软，头晕耳鸣，面色不华，神疲倦怠，畏寒，便溏，舌淡苔薄，脉沉细。

治法：益肾调冲。

方药：右归丸（方见无排卵性功血）加石楠叶、仙茅。

2. 痰湿阻滞证

证候：月经周期延后，经量少，色淡质黏稠，渐致闭经，或婚久不孕，带下量多，胸闷泛恶，形体肥胖，痰多，毛发浓密，神疲肢重，苔白腻，脉滑或沉滑。

治法：化痰燥湿，活血调经。

方药：苍附导痰丸（方见月经过少）加桃仁、当归、红花、夏枯草。

3. 气滞血瘀证

证候：月经周期延后，经量多或少，淋沥不净，色暗红，质稠或有血块，渐致闭经，或婚久不孕，伴乳房胀痛，小腹胀痛拒按，胸胁胀痛，舌暗红或有瘀点，苔薄，脉沉涩。

治法：理气活血，祛瘀通经。

方药：膈下逐瘀汤（《医林改错》）（当归，川芎，赤芍，桃仁，红花，枳壳，延胡索，五灵脂，乌药，香附，牡丹皮，甘草）。

4. 肝经湿热证

证候：月经稀发，或月经稀少，或闭经，或月经紊乱，婚久不孕，体形壮实，毛发浓密，面部痤疮，经前乳房胀痛，大便秘结，苔薄黄，脉弦或弦数。

治法：泻肝清热，除湿调经。

方药：龙胆泻肝汤（《医宗金鉴》）（龙胆草，黄芩，山栀，柴胡，木通，泽泻，生地黄，当归，甘草，车前子）。

附：高催乳素血症

各种原因导致血清催乳素（PRL）异常升高，>1.14nmol/L（25 μg/L），称为高催乳素血症。

【发病机制】

垂体疾患是引起本病最常见的原因，以垂体催乳素瘤最常见，空蝶鞍综合征也可使血清催乳素增高。其他如下丘脑疾患（颅咽管瘤、炎症）、原发性甲状腺功能减退症、特发性高催乳素血症、多囊卵巢综合征、长期服抗精神病和抗抑郁症药物等均可引起血清催乳素升高。

【临床表现】

1. 月经紊乱及不育 85%以上患者有月经紊乱。青春期前患者可出现原发性闭经，育龄期患者可不排卵或黄体期缩短，表现为月经稀发、月经过少、继发性闭经、不孕。

2. 溢乳 是本病的特征之一。通常表现为双乳流出或可挤出非血性乳白色或透明液体。

3. 头痛、眼花及视觉障碍 垂体腺瘤较大时，可使脑脊液回流障碍，周围脑组织和视神经受压，引起头痛、眼花、呕吐、视野缺损及动眼神经麻痹等症状。

4. 性功能改变 由于垂体 LH 与 FSH 分泌受抑制，出现低雌激素状态，表现为阴道壁变薄或萎缩，分泌物减少，性欲减退。

【诊断】

青春期延迟和具有上述临床表现者，应检测血清催乳素。检测最好在上午 9～12 时。血清催乳素 > 1.14nmol/L（25μg/L）可确诊为高催乳素血症。当血清催乳素 > 4.55nmol/L（100μg/L）时，应行垂体磁共振（MRI）检查，明确是否存在垂体微腺瘤或腺瘤。眼底、视野检查有助于确定垂体腺瘤的大小及部位，尤其适用于孕妇。

【治疗】

1. 药物治疗

（1）甲磺酸溴隐亭 能有效降低催乳素，对功能性或肿瘤引起催乳素水平升高均能产生抑制作用。甲磺酸溴隐亭治疗后能缩小肿瘤体积，恢复患者的月经和生育能力。常用方法为：第 1 周 1.25mg，每晚 1 次；第 2 周 1.25mg，每日 2 次；第 3 周每日晨服 1.25mg，晚服 2.5mg；第 4 周及以后 2.5mg，每日 2 次，3 个月为 1 个疗程。新型溴隐亭长效注射剂可克服口服造成的胃肠功能紊乱。用法为 50～100mg，每 28 日注射 1 次，起始剂量为 50mg。

（2）喹高利特 用于无法耐受甲磺酸溴隐亭副作用时。每日 25μg，连服 3 日，随后每 3 日增加 25μg，直至获得最佳效果。

（3）维生素 B_6 20～30mg，每日 3 次口服，和甲磺酸溴隐亭同时使用起协同作用。

2. 手术治疗 当垂体肿瘤产生明显压迫及神经系统症状或药物治疗无效时，应考虑手术切除肿瘤。术前短期服用甲磺酸溴隐亭能使垂体肿瘤缩小，术中出血减少，有助提高疗效。

3. 放射治疗 显效慢。可能引起垂体功能低下、视神经损伤、诱发肿瘤等并发症，不主张单纯放疗。用于不能坚持或耐受药物治疗者；不愿手术者；不能耐受手术者。

第六节 闭　经

女子年逾 16 周岁月经尚未来潮；或月经周期建立后又中断 6 个月以上者，称为闭经。前者称为原发性闭经，后者称为继发性闭经。中医学亦称之为闭经。

【病因病理】

（一）中医病因病机

闭经的主要病机可分为虚、实两类。虚证多因精亏血少，冲任空虚，无血可下；实证多由于邪气阻隔，冲任受阻，血不得下。张景岳称前者为"血枯"，后者为"血隔"。虚者多因肝肾不足、气血虚弱、阴虚血燥所致；实者多因气滞血瘀、痰湿阻滞而成。

（二）西医病因病理

下丘脑-垂体-卵巢轴的神经内分泌调节、靶器官子宫内膜对性激素的周期性反应和下生殖道的通畅是建立和维持正常月经的前提，其中任何一个环节发生障碍均可导致闭经。

1. 子宫性闭经 子宫或子宫内膜缺如、手术切除子宫、子宫不发育及发育不良或结核、炎症、放疗、宫腔及子宫颈手术损伤子宫内膜或造成宫腔及子宫颈管粘连等均可因子宫或子宫内膜出现异常导致闭经。

2. 卵巢性闭经 卵巢缺如、双侧卵巢切除、卵巢不发育或发育不全、卵巢早衰、放疗损伤卵巢、卵巢肿瘤、多囊卵巢综合征等因卵巢功能及体内激素水平异常均可导致闭经。

3. 垂体性闭经 垂体梗死、垂体肿瘤、空蝶鞍综合征、先天性垂体分泌促性腺激素不足等均可引起垂体促性腺激素分泌异常而导致闭经。

4. 下丘脑性闭经 最常见。精神刺激、环境改变、寒冷及体重下降过快、营养不良、神经性厌食、长期剧烈运动、服用避孕药或氯丙嗪、利血平等，以及先天性下丘脑分泌促性腺激素释放激素不足、颅咽管肿瘤等均可影响中枢神经、下丘脑和垂体的分泌功能而导致闭经。

5. 其他 甲状腺功能亢进、甲状腺功能低下、肾上腺功能亢进、肾上腺皮质肿瘤、高胰岛素血症和胰岛素拮抗、高催乳素血症、高雄激素血症等均可引起闭经。

【诊断与鉴别诊断】

（一）诊断

闭经诊断时应首先查找病因，确定病变部位，然后再明确由何种疾病引起。

1. 病史 了解既往月经史；有无发病诱因如精神刺激、环境改变、减肥、剧烈运动、长期服药史、宫腔及子宫颈手术史、结核感染史、其他慢性疾病史；有无头痛、视觉障碍、溢乳、周期性下腹胀痛、阴道干涩等不适症状。已婚妇女需询问生育史及产后并发症史。原发性闭经应询问第二性征发育情况，了解生长发育史，有无先天缺陷或其他疾病及家族史。

2. 体格检查

（1）**全身检查** 观察患者体质、发育、营养状况，全身毛发分布，第二性征发育情况。

（2）**妇科检查** 了解外阴、阴道、子宫、卵巢的发育情况及有无缺失、畸形和肿块。对原发性闭经者尤需注意外阴发育情况，处女膜有无闭锁，有无阴道、子宫、卵巢缺如。

3. 辅助检查 生育年龄妇女闭经首先需排除妊娠。通过病史及体格检查对闭经病因及病变部位有初步了解，再通过选择性的辅助检查明确诊断。

(1) 药物撤退试验 用于评估体内雌激素水平，以确定闭经程度。

①孕激素试验 黄体酮注射液，每日肌内注射20mg，连续5日；或口服醋酸甲羟孕酮，每日10mg，连用5~10日。停药后出现撤药性出血，提示子宫内膜已受一定水平雌激素影响，为Ⅰ度闭经。停药后无撤药性出血，应进一步行雌、孕激素序贯试验。

②雌、孕激素序贯试验 每晚睡前服妊马雌酮1.25mg或戊酸雌二醇1mg，连续21日，最后10日加用醋酸甲羟孕酮，每日口服10mg，停药后发生撤药性出血者提示子宫内膜功能正常，可排除子宫性闭经，引起闭经的原因是患者体内雌激素水平低落，为Ⅱ度闭经，应进一步寻找原因。无撤药性出血者应重复一次试验，若仍无出血，提示子宫内膜有缺陷或被破坏，可诊断为子宫性闭经。

(2) 子宫功能检查 子宫性闭经者可做子宫输卵管造影、宫腔镜检查、诊断性刮宫。宫腔镜直视下观察宫腔和内膜，能更精确诊断宫腔粘连，有助选取病变内膜活检。

(3) 卵巢功能测定 怀疑病变在卵巢，可用下列方法检查卵巢功能：①基础体温测定。②子宫颈黏液结晶检查。③阴道脱落细胞学检查。④血清甾体激素测定。⑤B型超声监测卵泡。

(4) 垂体功能测定 雌激素水平低落，为确定病变原因在卵巢、垂体或下丘脑，需做下列检查：

①催乳素及垂体促性腺激素测定 PRL>25μg/L时称为高催乳素血症。PRL升高者测定TSH，TSH升高为甲状腺功能减退；TSH正常，而PRL>100μg/L，应行头颅MRI或CT检查，排除垂体肿瘤。PRL正常应测定垂体促性腺激素。若LH>25U/L或LH/FSH比值>3时，应高度怀疑多囊卵巢综合征；若FSH>25U/L，提示卵巢功能减退；若FSH、LH均<5U/L，提示垂体功能减退，病变可能在垂体或下丘脑，应做垂体兴奋试验。

②垂体兴奋试验 将黄体生成激素释放激素（LHRH）100μg溶于0.9%氯化钠注射液5mL中，30秒内静脉注射完毕。分别测定注射前及注射后15、30、60、120分钟血清LH含量。注射后LH值较注射前升高2~4倍，说明垂体功能正常，病变在下丘脑；经多次重复试验LH值无升高或升高不显著，说明垂体功能减退，如希恩综合征。

③影像学检查 CT或磁共振显像（MRI）有助于诊断垂体肿瘤、盆腔肿块和下丘脑病变等。

(5) 其他检查 肥胖、多毛、痤疮患者还需测定胰岛素、雄激素，以确定是否存在胰岛素抵抗、高雄激素血症或先天性21-羟化酶缺陷等。性腺发育不全者做染色体检查，对鉴别病因及指导临床处理有重要意义。腹腔镜检查对诊断多囊卵巢综合征等有价值。甲状腺功能测定有助于了解甲状腺功能。

(二) 鉴别诊断

闭经应与妊娠、胎死腹中及生理性闭经、月经生理的特殊现象相鉴别。

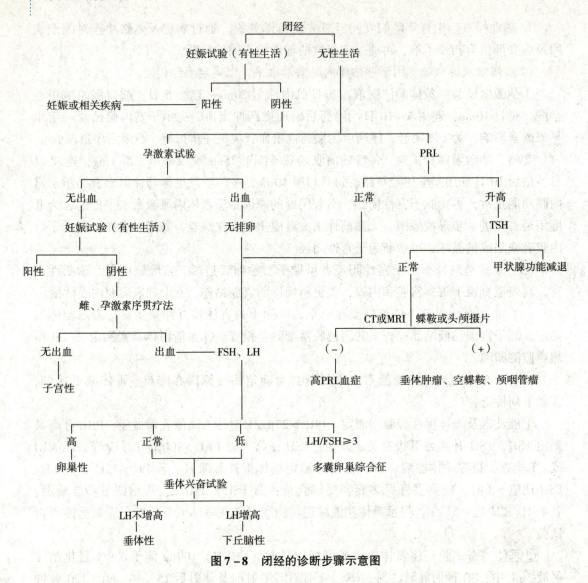

图 7-8 闭经的诊断步骤示意图

(三) 辨病和辨证思路要点

1. 辨病思路要点 本病诊断应先做妊娠试验或 B 超检查排除妊娠及胎死腹中；同时应注意排除哺乳期、初潮后 1~2 年内月经暂时性停闭，以及绝经期停经、避年、暗经等生理性闭经和月经生理特殊现象；排除处女膜闭锁、阴道横隔等假性闭经及药物因素引起的闭经。详细询问上述病史并进行体格检查，初步排除器质性病变，然后根据情况选择上图所示的诊断步骤进行诊断（图 7-8）。

2. 辨证思路要点 闭经应以全身症状和舌脉为依据，结合患者体质因素、初潮年龄、经带胎产史，甚至家族史、既往史等病史，辨清寒热虚实。

【治疗】

（一）中医治疗

闭经的治疗原则是虚者补而通之，实者泻而通之。切不可不分虚实，滥用攻破之药，以通经见血为快，以致气血耗伤；亦不可一律用峻补之药，滋腻碍脾，影响气血生化。至于因他病所致闭经，又当先治他病。

1. 肝肾不足证

证候：年逾16岁月经尚未来潮，或月经初潮较迟，时有月经停闭，或由月经后期、量少渐至闭经，体质虚弱，第二性征发育不良，精神不振，腰膝酸软，头晕耳鸣，舌淡红，苔薄，脉沉细。

治法：补肾益精，养血调经。

方药：加减苁蓉菟丝子丸（方见无排卵性功血）加淫羊藿、紫河车。

若偏肾阳虚，兼见畏寒肢冷、面色晦暗、小便频数清长、大便溏薄、带下量多色白清稀、舌淡苔白、脉沉细或沉迟等，可加入巴戟天、仙茅、补骨脂等温肾壮阳；偏肝肾阴虚，兼见五心烦热、口燥咽干、舌红少苔、脉细数等症，可加女贞子、旱莲草、生地黄、牡丹皮等养阴清热凉血；若见盗汗、骨蒸潮热等症，可参照阴虚血燥证闭经论治。

2. 气血虚弱证

证候：月经逐渐后期，量少，色淡质稀，渐至闭经，或大失血后，月经骤然闭止，神倦乏力，面色苍白无华，头晕眼花，心悸气短，失眠健忘，或食欲不振，羸瘦萎黄，毛发不泽或易脱，肌肤不润或干燥，舌淡，苔薄，脉细弱。

治法：补气养血调经。

方药：人参养荣汤（《太平惠民和剂局方》）（人参，黄芪，白术，茯苓，炙甘草，当归，白芍，熟地黄，肉桂，五味子，远志，陈皮，生姜，大枣）。

本方中可加菟丝子、覆盆子、续断、枸杞子等补肾益精之品。若因产后大出血所致闭经，伴见性欲低下、毛发易脱、肌肤干燥、阴道干涩、带下稀少、生殖器官萎缩等症状，此为精血亏败，冲任虚衰，可加紫河车、鹿角霜、鹿茸等血肉有情之品填补精血。伴见畏寒肢冷、面色晦暗、小便清长等症状，可加淫羊藿、肉苁蓉、巴戟天等温补肾阳；伴见食欲不振、面色萎黄、脘腹胀满、大便溏薄等症状，宜用参苓白术散加补骨脂温补脾肾、养血调经；若因思虑过度，营阴暗耗，血不养心所致心悸怔忡、失眠多梦等症状，宜用柏子仁丸养血滋阴、养心安神；伴见多食善饥、面色淡黄或萎黄、皮肤不润、腹部膨胀，或脐腹作痛，或嗜食异物等症状，为虫积所致闭经，宜健脾理气、杀虫消积、攻补兼施，同内科驱虫治疗。

3. 阴虚血燥证

证候：月经周期延后，经量少，色鲜红质稠，渐至闭经，五心烦热，两颧潮红，盗汗，或骨蒸劳热，口燥咽干，形体消瘦，阴道干涩，白带量少，或干咳，或咳嗽唾血，或虚烦少寐，心悸怔忡，舌红，少苔，脉细数。

治法：养阴清热调经。

方药：加减一阴煎（《景岳全书》）（熟地黄，生地黄，芍药，麦冬，知母，地骨皮，炙甘草）加二至丸（方见排卵性功血之经间期出血）。

若虚烦潮热、骨蒸劳热甚，加鳖甲、青蒿滋阴潜阳，清退虚热；若兼干咳，可酌加沙参、天冬、百合、川贝母等养阴润肺，清泄肺热，若咳嗽唾血，可加百部、阿胶、白及润肺敛肺止血，如为结核病，同时应给以抗结核治疗；虚烦少寐，心悸怔忡，加柏子仁、夜交藤、远志、五味子交通心肾，养心安神。

4. 气滞血瘀证

证候：月经周期延后，经量少，或月经先后无定期，渐至闭经，或骤然闭止，精神抑郁，烦躁易怒，胸胁、乳房、少腹胀痛，舌质紫暗，或有瘀斑、瘀点，脉沉弦或沉涩。

治法：理气活血，祛瘀通经。

方药：血府逐瘀汤（《医林改错》）（桃仁，红花，当归，川芎，生地黄，赤芍，柴胡，枳壳，牛膝，桔梗，甘草）。

若胸胁、乳房、少腹胀甚，加郁金、青皮、香附、莪术以疏肝解郁行气；少腹刺痛拒按，加姜黄、三棱、五灵脂以活血化瘀止痛；小腹灼热疼痛，带下色黄，身热烦渴，苔黄，脉数，可加黄柏、败酱草、红藤、牡丹皮清热解毒，化瘀止痛；面色青白，形寒肢冷，小腹冷痛，苔白，脉沉迟而涩，治宜温经散寒，活血通经，可用温经汤（《妇人大全良方》）。

5. 痰湿阻滞证

证候：月经周期延后，量少，色淡质黏，渐至闭经，形体肥胖，胸脘满闷，呕恶痰多，神疲肢倦，或面浮肢肿，或带下量多色白，舌淡，苔白腻，脉滑。

治法：化痰除湿，活血调经。

方药：苍附导痰丸（方见月经过少）。

若带下量多，加车前子、芡实、白果健脾渗湿，收涩止带；呕恶痰多、胸脘满闷，可加厚朴、旋覆花、生姜行气和中，降逆止呕；痰湿化热，兼口苦，带下色黄，舌红，苔黄腻，脉滑数，可加瓜蒌、黄连、竹茹等清热化痰除湿。

（二）西医治疗

1. 病因治疗和全身治疗　消除闭经诱因如减肥、剧烈运动、紧张焦虑、药物影响等因素，针对下生殖器畸形、宫腔粘连、肿瘤、生殖器结核、多囊卵巢综合征等引起的闭经，应进行手术或特异性治疗。积极治疗全身性疾病，增强体质，加强营养，调整心态，保持标准体重。

2. 激素治疗　根据病变环节及病因，给予相应的激素治疗。

（1）**性激素替代治疗**

①雌激素替代治疗　适用于无子宫者，以维持女性全身健康、生殖健康及第二性征。结合雌激素 0.625mg/d 或微粒化 17-β 雌二醇 1mg/d，连用 21 日，停药 1 周后重

复给药。

②雌、孕激素人工周期疗法　适用于子宫发育不良、雌激素水平降低及性腺功能减退者。停药后月经和排卵可能恢复。用法见雌、孕激素序贯试验。

③孕激素疗法　适用于体内有一定内源性雌激素水平的Ⅰ度闭经患者，可于月经周期后半期（或撤药性出血第16~25日）口服醋酸甲羟孕酮每日6~10mg，共10日。

(2) 促排卵　适用于有生育要求的患者。

①氯米芬　最常用的促排卵药物。适用于有一定内源性雌激素水平的患者。给药方法为月经第5日始，每日50~100mg，连用5日。不良反应为黄体功能不足、对抗雌激素作用、黄素化未破裂卵泡综合征及卵子质量欠佳等。

②促性腺激素　适用于低促性腺激素闭经及氯米芬促排卵失败者，常用尿促性素即HMG（内含FSH和LH各75U）或卵泡刺激素（FSH），每日肌内注射75~150U，于月经第3~5日开始，连续7~12日，如卵巢无反应，每隔7~14日增加半支（37.5U），直至B型超声见优势卵泡，最大剂量225U/d，待优势卵泡达成熟标准时，再使用绒促性素（hCG）5000~10000U促成熟卵泡排卵。并发症为多胎妊娠和卵巢过度刺激综合征。

③下丘脑促性腺激素释放激素（GnRH）　利用其天然制品促排卵，用脉冲皮下注射或静脉给药，适用于下丘脑性闭经。

(3) 溴隐亭　适用于高PRL血症伴垂体正常或垂体微腺瘤患者。详见高催乳素血症。

(4) 其他激素治疗　甲状腺素用于甲状腺功能减退引起的闭经，常用量0.03g，每日1~2次口服，连用21天为1个周期。泼尼松或地塞米松用于先天性肾上腺皮质增生所致的闭经。

第七节　痛　经

凡在经期或经行前后出现明显的小腹疼痛、坠胀或腰酸，影响生活和工作者，称为痛经。

痛经可分为原发性和继发性两种，生殖器官无器质性病变者为原发性痛经，多见于青春期少女；生殖器官有器质性病变者为继发性痛经，常由慢性盆腔炎、子宫内膜异位症、子宫腺肌症、子宫颈口粘连狭窄、妇科肿瘤等引起，多见于育龄期妇女。本节仅讨论原发性痛经。

中医学亦称之为痛经或经行腹痛。

【病因病理】

(一) 中医病因病机

痛经分虚、实两类。其疼痛的发生与患者的体质和经期前后特殊的生理状态有关，此期冲任、胞宫气血短时间内由满而空，较平时变化急骤。实证痛经常因患者素有气滞血瘀、寒凝血瘀、湿热瘀阻等邪气内伏冲任、胞宫，在经前、经初冲任、胞宫气血满盈时，易壅遏气血，使气血不畅，不通而痛导致痛经的发生。之后经血溢泻，邪气亦随之外泄，痛经缓解，故实证痛经多发生在经前和经初。虚证痛经多因患者素体气血虚弱、肝肾亏损，在经后冲任、胞宫气血相对空虚时，不能荣养冲任、胞宫，不荣而痛引起痛经的发生。经净后冲任、胞宫血气渐复，疼痛渐止，故虚证痛经多发生在经将净和经净后。若病因未除，体质因素未获改善，则每逢经期或经期前后冲任、胞宫气血变化急骤时，痛经随之而发。

由此可见，痛经的病位在冲任、胞宫，变化在气血，因冲任、胞宫气血不畅或不足，导致不通则痛或不荣而痛而引发痛经。常见病因为气滞血瘀、寒凝血瘀、湿热瘀阻、气血虚弱、肝肾亏损。

（二）西医病因病理

原发性痛经的发生主要与月经时子宫内膜前列腺素（$PGF_{2\alpha}$）增高有关。高水平$PGF_{2\alpha}$可引起子宫平滑肌过强收缩，血管挛缩，造成子宫缺血、缺氧状态而出现痛经。此外原发性痛经还受精神、神经因素影响，与个体痛阈有关。

【临床表现】

原发性痛经以青春期多见，常在初潮后 1~2 年内发病；疼痛多自月经来潮后开始，最早出现在经前12小时，以行经第1日疼痛最剧，持续 2~3 日缓解，疼痛常呈痉挛性，位于下腹部耻骨上，可放射至腰骶部和大腿内侧；可伴恶心、呕吐、腹泻、乏力等症状，严重时面色苍白、大汗淋漓、手足厥冷，甚至晕厥。妇科检查多无异常。

【诊断与鉴别诊断】

（一）诊断

根据月经期周期性下腹坠痛，B超或妇科检查无阳性体征，临床即可诊断。

（二）鉴别诊断与辨病思路

痛经的特点是腹痛伴随月经周期而发，其诊断应与发生在经前、经期或于经期加重的引起腹痛症状的内、外、妇各科疾病如黄体破裂、急性阑尾炎、结肠炎、膀胱炎、卵巢囊肿蒂扭转等鉴别，并注意有无生殖器官器质性病变引起的痛经，如子宫内膜异位症、子宫腺肌症等。若患者有性生活及短暂停经史，又见腹痛、阴道流血者，还需与异位妊娠、胎动不安或堕胎等妊娠病鉴别。

（三）辨证要点

痛经辨证应首辨疼痛发生的时间、部位、性质、程度。一般而言，疼痛发生于经前、经初多属实证；经将净或经净后疼痛发作者多属虚证。痛在少腹一侧或两侧多属气滞，病在肝；痛在小腹正中多属子宫瘀滞；痛引及腰脊多属肾。隐痛、疠痛、坠痛，喜揉喜按者多属虚；掣痛、绞痛、灼痛、刺痛、拒按者多属实；灼痛得热反剧属热；冷痛得热痛减属寒。痛甚于胀，持续作痛属血瘀；胀甚于痛，时作时止属气滞。临床上常按疼痛的伴随症状来判断疼痛的程度。若疼痛时不能坚持工作和学习，兼见四肢厥冷、唇青面白、冷汗淋漓，或恶心呕吐等，则疼痛属重，甚者可因剧烈疼痛而致昏厥。临证还须结合月经情况、全身症状、舌脉、体质因素及病史等全面分析辨其寒热虚实。

▌ 痛经辨证要点歌诀

> 经前为实经后虚，剧痛拒按虚隐揉；
> 冷痛灼痛辨寒热，胀甚痛甚气血分；
> 持续时作亦不同，少腹腰骶辨肝肾。

【急症处理】

痛经发作之际，急宜止痛治标，可选用针灸或以下方法：

1. 田七痛经胶囊　3~6粒，1日3次，口服。

2. 痛经丸　6~9g，每日1~2次，临经时服用。

3. 麝香痛经膏　穴位外贴，取穴：气海、子宫、三阴交或腹部痛点敷贴，每次选1~2穴，每穴1片，1~3天更换。

4. 解痉止痛剂　阿托品针0.5mg，肌内注射。

5. 前列腺素合成酶抑制剂　常用的药物有布洛芬、酮洛芬、甲氯芬那酸、双氯芬酸、甲芬那酸、萘普生。如布洛芬200~400mg，每日3~4次，或酮洛芬50mg，每日3次。

6. 常用止痛药物选择　痛经治疗在辨证的同时，常配伍相应止痛药物以协助止痛。寒盛者宜选温经止痛药，如艾叶、炮姜、吴茱萸、肉桂、台乌、小茴香等，简记为艾姜吴萸桂乌茴；热盛而痛者，宜选清热止痛药，如牡丹皮、赤芍、川楝子等，简记为丹赤楝；气郁而痛者，宜选行气止痛药，如香附、木香、延胡索、川楝子、姜黄、槟榔、枳壳等，简记为二香胡楝黄榔壳；瘀滞作痛者，宜选用活血祛瘀止痛药，如蒲黄、五灵脂、乳香、没药、延胡索、三七等，简记为失笑乳没胡三七。

【辨证论治】

痛经的治疗原则以调理冲任气血为主，治法分两步：经期重在调血止痛以治其标，多于经前1周即开始给药直至经期。平时则辨证求因以治其本。

1. 气滞血瘀证

证候：经前或经期小腹胀痛，拒按，经行不畅，量少，色紫暗有块，块下痛减。乳房胀痛，胸胁胀闷不舒，舌质紫暗，或舌边尖有瘀点或瘀斑，脉弦或沉弦。

治法：行气活血，祛瘀止痛。

方药：膈下逐瘀汤（方见多囊卵巢综合征）。

若烦躁易怒，口苦，舌红苔黄，脉数，为肝郁化热，加栀子、郁金、夏枯草等清泄肝热；纳差食少，脘腹胀闷者，为肝郁脾虚，可加陈皮、木香、砂仁、茯苓等健脾理气；恶心呕吐者，为肝气夹冲气上逆犯胃，可加黄连、吴茱萸、生姜和胃降逆止呕；小腹坠胀或二阴坠胀不适者，加柴胡、升麻行气升阳。

2. 寒凝血瘀证

证候：经前或经期小腹冷痛拒按，甚则绞痛难忍，得热痛减，月经或见推后，经血量少，色暗有块，畏寒肢冷，面色青白，舌暗，苔白，脉沉紧。

治法：温经散寒，祛瘀止痛。

方药：少腹逐瘀汤（《医林改错》）（小茴香，干姜，延胡索，没药，当归，川芎，官桂，赤芍，蒲黄，五灵脂）。

若小腹冷痛较重，加吴茱萸、艾叶、生姜等增强温经散寒、暖宫止痛之力；寒凝气闭，痛甚昏厥，冷汗肢厥，加制附子、细辛、巴戟天、淫羊藿等以温肾散寒，回阳救逆。若伴肢体酸重不适，胸闷脘痞，纳少腹胀，苔白腻，或有冒雨涉水、久居湿地之史，则为寒湿凝滞，宜加苍术、白术、茯苓、生姜等散寒除湿。

若经前或经期小腹冷痛，喜温喜按，经色暗淡，神疲乏力，腰腿酸软，小便清长，大便稀溏，苔白润，脉沉迟，乃虚寒性痛经，治宜扶阳散寒，暖宫止痛。方选温经汤（《金匮要略》）加制附子、艾叶、小茴香、干姜以增强温肾暖宫、散寒止痛之效。

3. 湿热瘀阻证

证候：经前或经期小腹灼痛拒按，痛连腰骶，或平时小腹疼痛，经来疼痛加剧，经血量多或经期延长，经色紫红，质稠有块，平素带下量多，黄稠臭秽，或伴低热，小便黄赤，舌红，苔黄腻，脉滑数或濡数。

治法：清热除湿，化瘀止痛。

方药：清热调血汤（《古今医鉴》）（牡丹皮，黄连，生地黄，当归，白芍，川芎，桃仁，红花，莪术，延胡索，香附）。

若痛连腰骶，加续断、狗脊、秦艽、牛膝强腰止痛；经血量多或经期延长，酌加地榆、槐花、茜草清热凉血止血；带下量多，黄稠臭秽可加黄柏、土茯苓、椿根白皮清热除湿止带。

4. 气血虚弱证

证候：经期或经后小腹绵绵作痛，喜按，月经量少，色淡质稀，面色无华，头晕眼花，神疲乏力，心悸失眠，舌淡，苔薄，脉细弱。

治法：补气养血，调经止痛。

方药：圣愈汤（《医宗金鉴》）（人参，黄芪，熟地黄，当归，川芎，生地黄）。

若胸胁、乳房、小腹胀痛，胸闷不舒，可加柴胡、香附、川楝子、乌药疏肝解郁，理气止痛；头晕心悸，失眠，可加酸枣仁、远志、龙眼肉、大枣养血安神；小腹及阴部空坠不适，酌加升麻、柴胡升举阳气；腰腿酸软，加菟丝子、续断、桑寄生补肝肾、强筋骨。

5. 肝肾亏损证

证候：经后或经期小腹绵绵作痛，喜按，腰骶酸痛，经色淡暗，量少质稀，头晕耳鸣，失眠健忘，面色晦暗，精神不振，舌质淡红，苔薄，脉沉细。

治法：补肾益精，养血止痛。

方药：调肝汤（《傅青主女科》）（当归，白芍，山茱萸，巴戟天，阿胶，山药，甘草）。

若腰骶酸痛，加菟丝子、续断、杜仲补肾强腰；经色淡暗、量少，加熟地黄、淫羊藿、鸡血藤补肾益精、养血活血；头晕耳鸣、失眠健忘，加何首乌、枸杞子、柏子仁养血安神；少腹两侧或两胁胀痛，加川楝子、延胡索、郁金、橘核仁等疏肝行气止痛。

第八节　子宫内膜异位症

具有活性的子宫内膜组织出现在子宫体以外的部位时称子宫内膜异位症，简称内异症。异位内膜可侵犯身体任何部位，但绝大多数位于盆腔脏器和壁腹膜，以卵巢和宫骶韧带最常见，其次为子宫及其他脏腹膜，故又称盆腔子宫内膜异位症。内异症是激素依赖性疾病，绝经或切除双侧卵巢后异位内膜可逐渐萎缩吸收；妊娠或使用性激素可抑制卵巢功能，暂时阻止疾病的发展。本病是良性病变，但具有类似恶性肿瘤的种植、侵蚀及远处转移能力。

本病多见于 25~45 岁的妇女，生育少、生育晚者其发病率明显高于生育多、生育早者。

中医学古文献中无"子宫内膜异位症"记载，据其临床表现，可归属于"痛经""癥瘕""月经不调""不孕"等范畴。

【病因病理】

（一）中医病因病机

内异症以"瘀血阻滞胞宫、冲任"为其基本病机，而瘀之形成，又与脏腑功能失常、气血失调及感受外邪等因素有关。常见病因为气滞血瘀、寒凝血瘀、肾虚血瘀、气虚血瘀、热灼血瘀和痰瘀互结。

（二）西医病因病理

本病的病因至今不明，目前主要学说有子宫内膜种植学说、淋巴及静脉播散学说、体腔上皮化生学说、免疫学说和遗传学说等。其中种植学说已被绝大多数学者接受。

本病的基本病理变化为异位子宫内膜随卵巢激素变化而发生周期性出血，导致周围纤维组织增生和囊肿、粘连形成，在病变区出现紫褐色斑点或小泡，最终发展为大小不等的紫褐色实质性结节或包块。异位内膜最易侵犯卵巢，在此形成大小不一的囊肿，临床称卵巢巧克力囊肿。

【临床表现】

持续加重的盆腔粘连、疼痛、不孕是患者的主要临床表现。

典型症状为继发性痛经、进行性加重。疼痛多位于下腹部及腰骶部，可放射至会阴、肛门及大腿，常于月经来潮时出现，并持续整个经期。疼痛严重程度与病灶大小不一定呈正比，有27%~40%的患者无痛经。内异症患者不孕率高达40%，还可引起深部性交痛及月经异常。

内膜异位部位不同，临床表现各异，但均可在局部出现周期性疼痛、出血和肿块。如肠道内异症可出现腹痛、腹泻、便秘或周期性少量便血，严重者甚至出现肠梗阻症状；膀胱内异症常在经期出现尿痛和尿频；输尿管内异症时可出现腰痛和血尿等。卵巢子宫内膜异位囊肿破裂时，还可出现剧烈腹痛伴恶心、呕吐和肛门坠胀。

【诊断与鉴别诊断】

（一）诊断

凡有上述临床表现者，应结合下述检查进行诊断。

1. 体格检查 典型盆腔内异症双合诊检查时，子宫多后倾固定，直肠子宫陷凹、宫骶韧带或子宫后壁下方可扪及触痛性结节，一侧或双侧附件处触及囊实性包块，活动度差。囊肿破裂时腹膜刺激征阳性。病变累及直肠阴道间隙时，可在阴道后穹隆触及或看到隆起的小结节或紫蓝色斑点，触痛明显。

2. 辅助检查

（1）B超检查 可确定异位囊肿位置、大小和形状。

（2）腹腔镜检查 腹腔镜检查是目前诊断内异症的最佳方法。对疑为内异症而妇科检查及B超检查无阳性发现的不孕症、慢性腹痛、痛经及血清CA_{125}浓度升高者应首选此项检查。

（3）其他检查 内异症患者血清CA_{125}浓度可能增高，动态检测CA_{125}有助于评估疗效和预防复发。治疗有效时CA_{125}降低，复发时又增高。抗子宫内膜抗体是内异症的标志抗体，检测出该抗体表明有异位内膜刺激及免疫内环境改变。

（二）鉴别诊断

1. 卵巢恶性肿瘤 早期无症状，有症状时多呈持续性腹痛、腹胀，病情发展快，一般情况差。除有盆腔包块外，多伴腹水。B型超声图像显示包块为混合性或实性，血清CA_{125}值多显著升高。腹腔镜检查或剖腹探查可鉴别。

2. 盆腔炎性包块 多有急性或反复发作的盆腔感染史，疼痛无周期性，平时亦有下腹部隐痛，可伴发热和白细胞增高等，抗生素治疗有效。

3. 子宫腺肌病 痛经症状与内异症相似，但多位于下腹正中且更剧烈，子宫多呈均匀性增大，质硬。经期检查时子宫触痛明显。警惕此病常与内异症并存。

（三）辨病和辨证思路要点

1. 辨病思路要点 生育年龄女性有继发性渐进性痛经、不孕或慢性盆腔痛，盆腔检查扪及与子宫相连的囊性包块或盆腔内有触痛性结节，即可初步诊断为子宫内膜异位症。但临床上尚需结合上述检查方法以诊断和鉴别诊断。

2. 辨证思路要点 主要根据疼痛的时间、部位、性质、程度、月经的期量色质变化和伴随症状，以及舌象、脉象，结合病史寻求血瘀的成因。

【治疗】

（一）中医治疗

本病治疗因主症不同，各有侧重。痛重者，宜增加止痛药；月经过多者，当调经止血；不孕者，宜调经助孕；有结节、包块者，应配软坚散结消癥之品。经期以调经止痛为先，平时重在化瘀攻破。本病疗程较长，应适当配伍补肾、益气、养血之品预培其损，以免克伐太过。

1. 气滞血瘀证

证候：经期少腹坠胀疼痛拒按，前阴或肛门坠胀，经量或多或少，色紫暗，有血块，盆腔或有结节、包块，或有不孕，乳房或胸胁胀痛，舌紫暗或有瘀点、瘀斑，脉弦涩。

治法：理气行滞，化瘀止痛。

方药：膈下逐瘀汤（方见多囊卵巢综合征）或血竭散（朱南孙经验方）（血竭粉，蒲黄，三棱，莪术，川楝子，青皮，柴胡，生山楂，延胡索）。

以用膈下逐瘀汤为例，若前阴坠胀，加柴胡、橘叶、川楝子理气行滞。肛门坠胀欲便或便结者，加大黄化瘀通腑。盆腔有结节、包块，酌加血竭、三棱、莪术、地鳖虫、穿山甲化瘀消癥。

2. 寒凝血瘀证

证候：经前或经期小腹冷痛，剧痛拒按，得热痛减，肛门坠胀，月经量少，色暗有块，盆腔或有结节、包块，或有不孕，畏寒肢冷，面色青白，舌质紫暗，苔白，脉沉紧。

治法：温经散寒，活血化瘀。

方药：少腹逐瘀汤（方见痛经）。

素体阳虚，畏寒肢冷，脉沉细，加补骨脂、制附子、巴戟天温肾助阳。

3. 肾虚血瘀证

证候：经行腹痛，腰脊酸软，月经先后无定，经量或多或少，头晕耳鸣，面色晦暗，性欲减退，盆腔或有结节、包块，或有不孕，舌质暗，边尖或有瘀点、瘀斑，苔白，脉沉细涩。

治法：补肾益气，活血化瘀。

方药：归肾丸（方见月经过少）合桃红四物汤（方见排卵性功血之子宫内膜不规则脱落）。

若腰脊酸软加桑寄生、续断、杜仲补肾壮腰。腹痛甚，加五灵脂、乳香、没药化瘀止痛。

4. 气虚血瘀证

证候：经行腹痛，经量或多或少，色淡质稀或夹血块，肛门坠胀，面色无华，神疲乏力，纳差，便溏，盆腔或见结节、包块，或有不孕，舌淡胖有瘀点，苔白或腻，脉细或细涩。

治法：健脾益气，活血化瘀。

方药：理冲汤（《医学衷中参西录》）（生黄芪、党参、白术、山药、天花粉、知母、三棱、莪术、生鸡内金）。

5. 热灼血瘀证

证候：经前或经行小腹灼痛拒按、遇热痛增，月经提前、量多、色红质稠有块，心烦口渴，溲黄便结，盆腔或见结节、包块，或有不孕，舌红有瘀点，苔黄，脉弦数。

治法：清热凉血，活血化瘀。

方药：清热调血汤（方见痛经）加薏苡仁、红藤、败酱草。

6. 痰瘀互结证

证候：经前或经期腹痛拒按，经血质黏或有血块，形体肥胖，胸闷纳呆，呕恶痰多，白带量多，质黏，盆腔或见结节、包块，或有不孕，舌淡胖紫暗，有瘀点或瘀斑，苔白腻，脉滑。

治法：化痰散结，活血逐瘀。

方药：苍附导痰丸（方见月经过少）合桃红四物汤（方见排卵性功血之子宫内膜不规则脱落）。

若痰多，盆腔有包块，酌加皂角刺、昆布、海藻、穿山甲、莪术、浙贝母化痰软坚散结。

（二）西医治疗

治疗内异症的根本目的是缩减和去除病灶，减除疼痛，促进生育，预防和减少复发。

1. 期待疗法 仅适用于早期轻度、无生育要求的患者，并定期随访。

2. 药物治疗 包括抑制疼痛的对症治疗和激素抑制疗法，适用于有慢性盆腔痛、痛经明显、有生育要求及无卵巢囊肿形成的患者。激素抑制疗法是采用假孕、假绝经或药物性卵巢切除，使经量减少或暂时闭经，异位内膜萎缩、坏死而达到治疗目的。

（1）**假孕疗法** 常用低剂量高效孕激素和炔雌醇组成的避孕药或单用人工合成的高效孕激素，长期连续服用，造成类似妊娠的人工闭经，称假孕疗法。避孕药用法为每日1片，连续服用6~9个月；高效孕激素用法如甲羟孕酮30mg/d，口服，连续应用6

个月。

(2) **假绝经疗法** 常用孕三烯酮或达那唑，长期服用，可降低体内雌激素水平或使 FSH、LH 呈现低水平，使异位内膜萎缩，出现闭经，称假绝经疗法。孕三烯酮每周用药2次，每次2.5mg，于月经第1日开始服药，6个月为1个疗程。达那唑于月经第1日开始口服200mg，每日2~3次，若痛经不缓解或未闭经，可加至每日4次，持续用药6个月。

(3) **药物性卵巢切除** 常用促性腺激素释放激素激动剂（GnRH-α）抑制垂体分泌促性腺激素，导致卵巢激素水平明显下降，出现暂时性闭经，此疗法又称药物性卵巢切除。目前常用亮丙瑞林3.75mg，月经第1日皮下注射后，每隔28日注射1次，共3~6次；戈舍瑞林3.6mg，用法同前。用药后一般第2个月开始闭经，可缓解痛经，停药后短期内排卵可恢复。

(4) **孕激素受体拮抗剂** 米非司酮具有强抗孕激素作用，25~100mg/d，口服，可造成闭经，使病灶萎缩。但长期疗效有待证实。

3. 手术治疗 药物治疗后症状不缓解、局部病变加剧或生育功能未恢复者，较大的卵巢内膜异位囊肿者可手术。腹腔镜手术是首选的手术方法，目前认为腹腔镜确诊、手术加药物治疗为内异症的金标准治疗。手术方式有：

(1) **保留生育功能手术** 去除异位病灶、分离粘连、保留子宫和一侧或双侧卵巢。适用于年轻和有生育要求的患者。

(2) **保留卵巢功能手术（半根治）** 切除盆腔内病灶及子宫，保留至少一侧或部分卵巢。适用于症状明显且无生育要求的45岁以下患者。

(3) **根治性手术** 切除和清除子宫、双附件及盆腔内所有异位内膜病灶。适用于45岁以上重症患者。

4. 手术与药物联合治疗 术前药物治疗3~6个月使异位病灶缩小、软化，有利于缩小手术范围和手术操作。术后给予3~6个月的药物治疗降低复发率。

附：子宫腺肌病

子宫内膜腺体及间质侵入子宫肌层时，称子宫腺肌病。多见于30~50岁经产妇，半数合并子宫肌瘤。本病属中医学"癥瘕""痛经""月经不调"等范畴（中医论治参照相关疾病）。

【病因病理】

由于子宫内膜基底层缺乏黏膜下层，内膜直接与肌层接触，多次妊娠、分娩及慢性子宫内膜炎时损伤内膜基底层或高水平雌、孕激素刺激等可使子宫内膜侵入肌层形成本病。

异位内膜在子宫肌层多呈弥漫性生长，子宫呈均匀性增大，一般不超过12周妊娠子宫大小。少数呈局限性生长，形成结节或团块，似肌壁间肌瘤，称为子宫腺肌瘤。剖面见子宫肌壁增厚变硬，肌壁中见粗厚的纤维带和微囊腔，腔内偶有陈旧血液。镜检特征为肌层内有呈岛状分布的异位内膜腺体及间质。

【临床表现】

本病主要症状是月经过多、经期延长和逐渐加重的进行性痛经。妇科检查子宫呈均匀增大或有局限性结节隆起，质硬且有压痛，经期压痛更甚。

【诊断】

依据上述典型症状和体征可做出初步临床诊断，B型超声和MRI检查有一定帮助，确诊取决于术后的病理学检查。

【治疗】

症状较轻、有生育要求及近绝经期患者可试用达那唑、孕三烯酮或 GnRH-α 治疗，均可缓解症状，但停药后易复发。年轻或希望生育者，可试行病灶挖除术。症状严重而无生育要求或药物治疗无效者，应行全子宫切除术。是否保留卵巢，取决于卵巢有无病变和患者年龄。

第九节 代偿性月经

每逢经前或经期，出现有规律的吐血或衄血或眼耳出血者，称为代偿性月经。中医学称之为"经行吐衄"。本病常伴月经过少，甚至闭经，故亦称"倒经""逆经"。

【病因病理】

（一）中医病因病机

本病主要病机为血热气逆，迫血妄行。常见病因为肝经郁火、肺肾阴虚。发病与患者体质和经期前后冲任气血变化有关。冲脉隶于阳明而附于肝，肾为冲任之本，若患者素有肝经郁火或肺肾阴虚，值经前经期血聚冲任之时，肝火愈旺，肺肾之阴益亏，虚火上炎，此期冲气盛而上逆，火热随之，灼伤血络，迫血妄行而致吐衄。

（二）西医病因病理

本病系鼻黏膜等组织对卵巢分泌的雌激素过于敏感所致，引起毛细血管扩张，脆性增加，破裂出血。也有人认为，倒经可由子宫内膜异位症所致。

【临床表现】

鼻衄为本病最常见的症状。伴随月经周期性吐衄，血量多少不一，多伴月经量减少，甚则周期性吐衄而无月经。

【诊断与鉴别诊断】

吐衄伴随月经周期反复发作应考虑本病。其他时间也发病者可做胸部X线片、纤维内窥镜等检查排除鼻咽部疾患、支气管扩张、肺结核、消化性溃疡、肝硬化等病变引起的出血。

【治疗】

(一) 中医治疗

本病治疗应以清热降逆、引血下行为主，不可过用苦寒克伐之剂，以免耗伤气血。

1. 肝经郁火证

证候：经前或经期吐血、衄血，量较多，色鲜红，心烦易怒，或两胁胀痛，口苦咽干，头晕耳鸣，尿黄便结，月经可提前、量少甚或不行，舌红苔黄，脉弦数。

治法：疏肝清热，引血下行。

方药：清肝引经汤(《中医妇科学》)(当归，白芍，生地黄，牡丹皮，栀子，黄芩，川楝子，茜草，牛膝，白茅根，甘草)。

若小腹疼痛，为瘀阻胞中，应活血祛瘀止痛，酌加益母草、桃仁、红花等。

2. 肺肾阴虚证

证候：经前或经期吐血、衄血，量少，色暗红，平素可有头晕耳鸣，手足心热，两颧潮红，潮热咳嗽，咽干口渴。月经先期、量少，舌红或绛，苔花剥或无苔，脉细数。

治法：滋肾润肺，引血下行。

方药：顺经汤(《傅青主女科》)(当归，熟地黄，沙参，白芍，茯苓，黑荆芥，牡丹皮)加牛膝。

(二) 中西医应急处理

出血量多时应及时止血。鼻出血可用纱条压迫止血，加用1%麻黄碱滴鼻。

第十节 经前期综合征

经前期综合征是指在黄体期周期性反复出现以情感、行为和躯体障碍为特征的综合征。属中医学"经行头痛""经行乳房胀痛""经行口糜""经行泄泻""经行浮肿""经行感冒""经行发热""经行身痛"等病，即经行前后诸证范畴。

【病因病理】

(一) 中医病因病机

本病的发生与患者的体质和经期前后冲任气血的特殊生理状态有关。若患者素有脏腑功能失调、阴阳失和、气血失调等因素潜伏，在经期前后冲任气血发生盈虚急剧变化时，则易随之出现异常而表现为经行前后诸证。经后气血变化渐趋平复而诸证消失。潜伏因素不除，则下次行经前后仍然复发。

（二）西医病因病理

本病病因尚无定论，可能与精神社会因素、卵巢激素失调和神经递质异常有关。

【临床表现】

本病多见于 25～45 岁妇女，症状于月经前 1～2 周出现，月经来潮后迅速减轻消失，周期性反复发作。主要症状：①躯体症状：头痛、背痛、乳房胀痛、腹部胀满、便秘、肢体水肿、体重增加、运动协调功能减退。②精神症状：易怒、焦虑、抑郁、情绪不稳、疲乏，以及饮食、睡眠、性欲改变。③行为改变：注意力不集中、工作效率低、记忆力减退、神经质、易激动等。

【诊断与鉴别诊断】

上述诸症伴随月经周期性发作可考虑本病，但应注意与其他可引起上述诸症在经期发作的疾病及在经期加重的内、外、妇各科疾患相鉴别。必要时可借助相关检查进行诊断。

【治疗】

（一）中医治疗

中医治疗主要根据经行前后发作的主症进行命名和辨证论治。本节只讨论临床最常见的"经行乳房胀痛"和"经行头痛"。

1. 经行乳房胀痛 本病有虚、实之殊，辨证时应根据发病时间、性质、程度，结合伴随症状及舌脉分析。一般实证多痛于经前，乳房按之胀满、触痛，经后消退；虚证多痛于经后，按之乳房柔软无块。

治疗以疏肝养肝、通络止痛为大法。实者疏肝理气通络，虚者滋养肾肝。

（1）肝气郁结证

证候：经前或经行乳房胀满疼痛，或乳头痒痛，甚则痛不可触衣。经行不畅，血色暗红，小腹胀痛，胸闷胁胀，精神抑郁，时叹息，苔薄白，脉弦。

治法：疏肝理气，和胃通络。

方药：逍遥散（方见月经先后无定期）加麦芽、青皮、鸡内金。

若乳房胀硬，结节成块，可加橘核仁、橘络、夏枯草通络散结；情绪抑郁，闷闷不乐，酌加香附、合欢皮、郁金疏肝解郁；少腹痛者，酌加川楝子、延胡索、制乳香行气化瘀止痛。

（2）肝肾阴虚证

证候：经行或经后两乳作胀作痛，乳房按之柔软无块，月经量少，色淡，腰膝酸软，两目干涩，咽干口燥，五心烦热，舌红少苔，脉细数。

治法：滋肾养肝，和胃通络。

方药：一贯煎（《柳州医话》）（沙参，麦冬，当归，生地黄，川楝子，枸杞子）加麦芽、鸡内金。

2. 经行头痛 本病有虚、实之分，按疼痛时间、性质辨其虚实。大抵实者多痛于经前或经期，且多涨痛或刺痛；虚者，多在经后或行经将净时作痛，头晕隐痛。

治法以调理气血、通经活络为主。

(1) 肝火证

证候：经行头痛，甚或头顶掣痛，头晕目眩，烦躁易怒，月经量稍多、色鲜红，口苦咽干，舌质红，苔薄黄，脉弦细数。

治法：清热平肝息风。

方药：羚角钩藤汤（《重订通俗伤寒论》）（羚羊角，钩藤，桑叶，菊花，贝母，竹茹，生地黄，白芍，茯神，甘草）。

若肝火旺，头痛剧烈，酌加夏枯草、龙胆草、石决明增强清泻肝火、平肝潜阳作用；兼肾虚腰痛，酌加枸杞子、川续断、桑寄生滋补肝肾、强筋骨。

(2) 血瘀证

证候：每逢经前、经期头痛剧烈，痛如锥刺，经色紫暗有块，伴小腹疼痛拒按，舌暗或尖边有瘀点，脉细涩或弦涩。

治法：化瘀通络。

方药：通窍活血汤（《医林改错》）（赤芍，川芎，桃仁，红花，老葱，麝香，生姜，大枣）。

若头痛日久，瘀阻入络，应搜风剔络止痛，酌加蜈蚣、全蝎、地鳖虫等。

(3) 血虚证

证候：经期或经后头晕，头部绵绵作痛，月经量少，色淡质稀，心悸少寐，神疲乏力，舌淡苔薄，脉虚细。

治法：养血益气。

方药：八珍汤（《正体类要》）（当归，川芎，白芍，熟地黄，人参，白术，茯苓，炙甘草）加何首乌、蔓荆子。

(二) 西医治疗

本病西医采用对症治疗。焦虑者，经前予阿普唑仑口服，0.25mg，每日2~3次，用至月经来潮第2~3日；抑郁者，黄体期口服氟西汀20mg，每日1次；浮肿者，经前口服螺内酯20~40mg，每日2~3次，也可口服维生素B_6 10~20mg，每日3次，缓解症状，或口服避孕药4~6个月等。

第十一节 绝经综合征

绝经综合征指妇女绝经前后出现性激素波动或减少所致的一系列躯体及精神心理症状。属中医学"绝经前后（或经断前后）诸证"范畴，卵巢内卵泡生理性耗竭所致的绝经为自然绝经；手术切除卵巢或放疗损伤卵巢所致的绝经为人工绝经。后者更易发生绝经综合征。

妇女在绝经期前后，围绕月经紊乱或绝经出现烘热汗出、烦躁易怒、潮热面红、眩晕耳鸣、心悸失眠、腰背酸楚、面浮肢肿、皮肤蚁行感、情志不宁等症状，称为绝经前后诸证。

【病因病理】

（一）中医病因病机

本病的发生与绝经前后肾气渐衰、天癸渐竭的生理状态和患者的体质及此期遭遇各种刺激有关，这些因素极易导致肾的阴阳平衡失调发生本病。因此病本在肾，常见的病因是肾阴虚、肾阳虚和肾阴阳两虚。肾为五脏阴阳之根本，常累及心、肝、脾而表现为复杂的证候。

（二）内分泌变化

雌激素水平在整个绝经过渡期并非逐渐下降，只有卵泡完全停止发育时才迅速下降，绝经后妇女循环中仍有低水平雌激素。绝经过渡期FSH水平升高，呈波动型，LH仍在正常范围，FSH/LH 仍 <1；绝经后 FSH 和 LH 均增高，但 FSH 升高更明显，FSH/LH >1。

【临床表现】

1. 近期症状

（1）月经紊乱　表现为月经周期不规则、经期持续时间长及经量增多或减少。

（2）血管舒缩症状　主要表现为潮热、汗出。是雌激素降低的特征性症状。

（3）自主神经失调症状　常出现如心悸、眩晕、头痛、失眠、耳鸣等症状。

（4）精神神经症状　激动易怒、焦虑不安或情绪低落抑郁、不能自控、记忆力减退等。

2. 远期症状

（1）泌尿生殖道症状　阴道干燥、性交困难及反复阴道感染和尿路感染。

（2）骨质疏松　50岁以上妇女半数以上会在绝经后 5~10 年内发生绝经后骨质疏松。

此外，绝经后期妇女患阿尔茨海默病和动脉硬化、冠心病的风险较绝经前明显增加。

【诊断及鉴别诊断】

（一）诊断

凡有上述临床表现者，应结合下述病史及检查进行诊断。

1. 病史 45~55岁的妇女出现月经紊乱或停闭，或40岁前卵巢功能早衰，或有手术切除双侧卵巢及其他因素损伤双侧卵巢功能病史。

2. 体格检查 子宫大小尚正常或偏小。

3. 辅助检查

（1）**血清FSH值及E_2（雌二醇）值测定** 了解卵巢功能。绝经过渡期FSH>10U/L，提示卵巢储备功能下降。FSH>40U/L且E_2<20pg/mL，提示卵巢功能衰竭。

（2）**氯米芬兴奋试验** 月经第5日起口服氯米芬，每日50mg，共5日，停药第1日测FSH>12U/L，提示卵巢储备功能降低。

（二）鉴别诊断

主要症状为眩晕、心悸、水肿者应注意与内科相应疾病鉴别，并注意排除生殖器官肿瘤。

（三）辨病和辨证思路要点

1. 辨病思路要点 45~55岁的妇女，月经紊乱或停闭，并有上述诸症三三两两出现者，可做上述激素测定或氯米芬兴奋试验，以了解卵巢功能是否降低和衰竭；并可做妇科检查或B超检查盆腔以排除生殖器官肿瘤等疾患，还需与内科的眩晕、心悸、水肿鉴别。

2. 辨证思路要点 本病应根据月经的期、量、色、质变化，以及主症、兼症、舌脉变化进行辨证，同时应注意有无水湿、痰浊、瘀血兼夹和心、肝、脾同病之证。

【治疗】

（一）中医治疗

绝经前后诸证以肾虚为本，治疗应重视平调肾中阴阳，清热不过于苦寒，祛寒不过于温燥。若心、肝、脾失调突出，急则治标，并注意有无水湿、痰浊、瘀血兼夹，综合施治。

1. 肾阴虚证

证候：绝经前后，月经紊乱，月经提前，量少或多，或崩或漏，经色鲜红，头晕耳鸣，烘热汗出，五心烦热，腰膝酸软，皮肤干燥瘙痒，口干，尿少便结，舌红少苔，脉细数。

治法：滋肾育阴，佐以潜阳。

方药：左归丸（见无排卵性功血）加制何首乌、生龙骨、生牡蛎。

头痛、眩晕较甚，加天麻、钩藤增强平肝息风之效；心烦不宁，失眠多梦，心悸易惊，属心肾不交，治宜滋肾宁心安神，方用天王补心丹（《摄生秘剖》）；若头晕目眩、口苦咽干、心烦易怒明显，宜先疏肝解郁清热，方用丹栀逍遥散（《女科撮要》）。

2. 肾阳虚证

证候：经断前后，经行量多，经色淡暗，或崩中漏下，精神萎靡，面色晦暗，腰背冷痛，小便清长，夜尿频数，或面浮肢肿，舌淡，或胖嫩边有齿印，苔薄白，脉沉细弱。

治法：温肾扶阳。

方药：右归丸（方见无排卵性功血）加减。

若腰背冷痛明显，可加川椒、鹿角片补肾扶阳，温补督脉；肌肤面目浮肿，酌加茯苓、泽泻、冬瓜皮等健脾利水。

3. 肾阴阳俱虚证

证候：经断前后，月经紊乱，量少或多，乍寒乍热，烘热汗出，头晕耳鸣，健忘，腰背冷痛，舌淡，苔薄，脉沉弱。

治法：阴阳双补。

方药：二仙汤（《中医方剂临床手册》）（仙茅，淫羊藿，巴戟天，当归，盐知母，盐黄柏）加何首乌、龙骨、牡蛎、旱莲草、女贞子。

（二）西医治疗

本病西医主要治疗方法为激素补充治疗（HRT）。短期用药可缓解近期症状，长期用药可预防骨质疏松症、动脉硬化等老年性疾病。主要药物为雌激素，可辅以孕激素。剂量和用药方案应个体化，以最小有效剂量为佳。另外，此期还应适当补充钙剂、维生素D。

1. 常用激素种类

（1）雌激素　①戊酸雌二醇，每日口服0.5~2mg。②结合雌激素，每日口服0.3~0.625mg。③17-β雌二醇经皮贴膜，每周更换两次或一次。④尼尔雌醇，每两周服1~2mg。

（2）孕激素　①醋酸甲羟孕酮，每日口服2~6mg。②微粒化孕酮，每日口服100~300mg。

2. 用药方案

（1）单用雌激素　适用于已切除子宫的妇女。

（2）雌、孕激素联合　适用于有完整子宫的妇女，常用方案为序贯用药，即在用上述雌激素的基础上，每后半月加用孕激素10~14日。对年龄较轻，绝经早期或愿意有周期性出血的妇女，可每周期停用激素5~7日；对年龄较长或不愿意有周期性出血的绝经后妇女，可连续用药。

（3）经阴道给药　常用药物有雌三醇栓和雌二醇阴道环及结合雌激素霜。主要治疗下泌尿生殖道局部低雌激素症状。

3. 主要副作用　长期应用HRT，卵巢癌、乳腺癌的发病风险可能增加；长期单用雌激素，可使子宫内膜异常增殖和子宫内膜癌危险性增加。

4. 禁忌证　已知或可疑妊娠、原因不明的阴道流血、已知或可疑患有乳腺癌、已知或可疑患有性激素依赖性恶性肿瘤、最近6个月内有活动性静脉或动脉血栓栓塞性疾病、严重肝肾功能障碍、耳硬化症、脑膜瘤等。

5. 慎用情况 子宫肌瘤、子宫内膜异位症、子宫内膜增生史、尚未控制的糖尿病及严重高血压、有血栓形成倾向、胆囊疾病、癫痫、偏头痛、哮喘、高催乳素血症、系统性红斑狼疮、乳腺良性疾病、乳腺癌家族史,以及已完全缓解的部分妇科恶性肿瘤,如宫颈癌、子宫内膜癌、卵巢上皮性癌等应慎用 HRT。

第十二节 月经病医案讨论

一、医案讨论

医案一

李某,女,14岁,学生,未婚。

因不规则阴道流血30余天,量多1天入院。

12岁初潮,平素月经不规则,周期30~90天,经期5~7天,量中,无痛经。末次月经2005年8月13日,开始时量少,无需用卫生垫,2005年9月20日始,量增多似月经量,4天后逐渐减少,淋漓不净。入院前一晚突然经量增多,有血块,伴头昏,急诊入院。既往体健,平素无牙龈出血等病史,无多饮多食及消瘦等情况。否认性生活史。无肝炎等病史。

体格检查:体温37.2℃,脉搏120次/分,呼吸频率28次/分,血压120/80mmHg,发育正常,营养良好,贫血貌,神志清,精神可,查体合作,皮肤黏膜无黄染、无皮疹及出血点,甲状腺不大;心肺听诊无异常,腹平软,未及压痛及反跳痛。

妇科检查:外阴:发育正常,未婚式;肛查:子宫后倾后屈位,大小正常,质正常,活动好,无压痛;双附件未及异常。

辅助检查:血常规:WBC 11.1×10^9/L,RBC 2.16×10^{12}/L,Hb 70g/L,HCT 37.1%,PLT 170×10^9/L。B超:子宫形态正常,双侧附件未见异常。尿hCG阴性。血生化正常。

(张晓薇《妇产科学》)

问题:

1. 初步应考虑什么诊断?
2. 下一步处理的方案是什么?

医案二

张某,女,22岁,未婚,1975年3月2日初诊。

3年来无诱因经期紊乱,先后不定(15~100天),持续时间较长(15~60天),初期量多,近2年经量一般,多呈淋漓不断状态,色鲜红,质黏稠,时有小块,伴头晕心悸、手足心热、口干不渴。某医院确诊为功能性子宫出血,经中、西医两法多次治疗不见好转。这次阴道流血已37天仍淋漓不断,故收入院治疗。13岁初潮,既往月经正常,末次月经1975年1月25日至今。否认其他病史。舌淡、尖红，苔薄黄，脉细数。

（袁家麟《中医妇科纲要验案举例》）

问题：

1. 请给出诊断、治法及方药。

2. 袁家麟是如何灵活运用塞流、澄源、复旧三法治疗本病的，他又是如何从本病的病机特点出发选择止血药的？（详见医案讨论参考）

医案三

柴某，女，26岁，已婚，2010年10月26日初诊。

主诉：月经过少1年余，未避孕而未孕。

现病史：患者孕3产2，均为女婴，末次妊娠2009年7月，于孕40多天时行人工流产手术，之后月经量逐渐减少，一直未避孕而未孕。现在经量较前减少一半以上，色淡质稀，偶有小血块，经期3天，周期30天，行经第1天腹部隐痛，轻度腰酸，无其他不适症状，末次月经2010年9月4日。患者于停经36天时曾到某乡镇卫生院妇产科门诊就诊，B超检查提示子宫内膜厚度为5mm，妊娠试验结果为阴性，医予调经活血片、大黄䗪虫丸服用，月经至今未潮，现已停经53天。患者要求继续服药调经，渴望再生一子。

既往史：无特殊。

（冯冬兰临床医案）

问题：

1. 依据主诉和现病史，该患者的诊断可能有哪些？
2. 诊断时首先应考虑排除什么情况，为什么？
3. 患者需要进一步做什么检查以协助诊断和鉴别诊断？
4. 从现病史来看，前医对患者的诊断和处理是否恰当，为什么？

医案四

王某，女，24岁，未婚，1975年10月26日初诊。

患者素性质讷，寡于言笑，常有胁腹窜疼之候。年来经事不调，或五旬一至，或间月一行，量少有块，颜色深紫，少腹胀痛，不喜按揉。平日白带量多，质稠气秽。近两个月来，每感日晡形凛，面热心烦，喜握凉物，体倦神疲，自试体温，腋下37.6℃～38℃，西医诊为"低热待查"，予对症疗法，迄无显著效果。观其面色晦滞，舌质暗红少苔，按脉细弦略数。

（《哈荔田妇科医案医话选》）

问题

1. 请做出诊断（病名、证型），给出治法和方药（包含药量）。
2. 哈荔田是如何分清标本主次，随证施治的，他在活血化瘀药的选择上有何特点，为什么？（详见医案讨论参考）

医案五

刁某,女,36 岁,2013 年 10 月 6 日初诊。

主诉:月经量少 2 年,极少 2 个月。

现病史:患者孕 3 产 1,2003 年 2 月足月剖宫产一男婴,2004 年 6 月孕 40 多天行人工流产手术,此后带环避孕,4 年前取环之后月经量逐渐减少,一直未避孕未孕,曾服中西药治疗效果不明显。近 2 年经量减少更为明显,尤其近 2 个月更少,稀水样,点滴即净,色淡暗,无血块,周期 32~45 天,经期 3 天,末次月经 2013 年 9 月 10 日。平素带下量多。

既往史:宫颈糜烂,余无特殊。

(冯冬兰临床医案)

问题:
1. 从患者的主诉和现病史看,应该考虑哪些诊断?
2. 该患者应先做什么检查,更利于进行诊断和鉴别诊断?
3. 把你的诊断思路和该医案(详见医案讨论参考)做一比较,看是否有所收获?

医案六

赵某,女,30 岁,已婚,1972 年 2 月 28 日初诊。

3 个月来月经后期,量少不畅,颜色紫黑,夹有血块,少腹作胀,疼痛拒按,又兼下肢窜痛,血块既下,诸痛遂减。舌淡红,苔薄黄,脉弦紧。现经期将届。

(《哈荔田妇科医案医话选》)

问题:
1. 请做出诊断(病名、证型),给出治法和方药(包含药量)。
2. 仔细分析哈荔田的组方和用药思路(详见医案讨论参考),看对你有何启发?

医案七

刘某,女,34 岁。初诊:多产体虚,已扎管,经期先后不定,本次迟 10 日而行,行则量少即止,隔 10 日又复行。胸闷腹胀,纳谷不香,周身骨节酸楚。按脉虚细而弦,舌苔薄白。

(《朱小南妇科经验选》)

问题:
1. 请给出诊断、治法及方药。
2. 说说朱小南是如何辨证加减、随证施治的?(详见医案讨论参考)

医案八

患者,女,25 岁,已婚,职员。

月经稀发 5 年,结婚 2 年未孕。

患者16岁月经初潮，月经周期35~40天，经期4~5天，无明显痛经。近5年月经稀发，月经周期延长至60~70天，最长停经5个月，月经量减少，应用"黄体酮"肌内注射后有撤药性出血。雌、孕激素序贯周期疗法有效，但停止治疗后仍月经稀发。近4年来体重增加8kg，并伴有毛发浓密现象。2年前结婚，夫妻生活正常，未避孕，至今未孕。

既往史：无特殊。

（张晓薇《妇产科学》）

问题：该患者的诊疗思路是怎样的？

医案九

陈某，女，21岁，未婚。2007年11月10日初诊。

主诉：停经9个月。

现病史：患者1年前因年逾20岁，月经尚未来潮曾在某市中心医院做性激素六项检测，FSH和LH测定结果分别为79U/L、68U/L，雌二醇水平低下，西医予雌、孕激素序贯疗法调理3个月，用药期间，患者月经来潮、量少。停用西药后9个月，月经一直未潮，患者于3个月前曾找一老中医用中药调理了3个月，月经仍未来潮，现在患者要求继服中药调治。

既往史：无特殊情况。

经体格检查和妇科检查发现：患者体格发育正常，女性第二性征发育差，外生殖器为女型，子宫较正常偏小。

B超检查提示：子宫发育不良；双卵巢呈条索状。

（冯冬兰临床医案）

问题：
1. 该患者的中、西医诊断分别是什么？
2. 从其诊断结果看，应该给患者确立什么样的治疗方案合适？
3. 你将如何与患者沟通交流？

医案十

覃某，女，26岁，未婚。1973年12月15日初诊。

主诉：年已26岁，从未来过月经，但有周期性下腹胀痛和带下增多。平时自觉有阵发性心悸，睡眠欠佳，容易惊醒，胃纳欠佳。近几天有下腹胀痛感。曾有甲状腺功能亢进病史，经治疗后好转。身体较消瘦，某医院疑为子宫内膜结核，曾抗结核治疗未效。又曾多次用西药人工周期治疗，月经均未来潮。诊查：第二性征正常，肛查发现子宫比正常小，舌尖有红点，脉弦细略数。

（《中国名中医医案精华》罗元恺医案）

问题：
1. 甲状腺功能亢进是否影响月经？

2. 请给出中医诊断（病名、证型）？

3. 请给患者确立一个合理的治疗方案，并与罗元恺的做一比较（详见医案讨论参考），看看有什么不同？仔细体会罗元恺对闭经补而通之治疗原则的灵活运用。

医案十一

苏某，女，21岁，未婚。2013年1月31日初诊。

主诉：行经腹痛5年。

现病史：患者14岁月经初潮，1年后因经期不注意摄生调护，常食生冷瓜果出现行经腹痛。行经第1天腹痛明显，腹凉喜暖，腰腿困凉，痛重时乏力、恶心、呕吐、腹泻、肛门坠胀，经前乳房胀痛明显。月经28天一行，经色紫暗，有血块，用月经垫15片左右，末次月经2013年12月19日。患者面色萎黄，大便正常，睡眠及饮食尚可。舌淡胖，苔薄白。脉左弦，右沉缓。

B超检查结果提示：子宫及附件正常。

（冯冬兰临床医案）

问题：请做出诊断（病名、证型），给出治法和方药（包含药量）。

医案十二

王某，女，25岁，未婚。

初诊：1976年4月19日，痛经。月经周期30天，3~4天净，量中等，经色黑，经期少腹疼痛颇剧，腰痛，心慌，泛恶，面有黑斑，便溏次多，末次月经1976年4月4日来潮，4天净，舌苔薄黄边刺，脉象细弦。

（《钱伯煊妇科医案》）

问题：

1. 请做出诊断（病名、证型），给出治法和方药（包含药量）。

2. 谈谈钱伯煊是如何分清标本缓急，结合月经周期不同时期的生理特点辨证施治的？（详见医案讨论参考）

医案十三

患者，女，31岁，因"继发性渐进性痛经1年余，发现右侧盆腔包块7天"于2005年8月21日入院。

近1年来出现痛经，经期第1~2天尤其明显，月经前后2~3天点滴状出血，伴肛门坠胀，大便次数增加。近3个月痛经加重，需服用止痛药（具体不详），伴有性交痛，7天前在本院盆腔B超检查发现"右侧盆腔囊性包块"。月经13岁初潮，周期26~28日，持续5~6日，量中，无痛经。结婚两年余，孕1产0，两年前人工流产一次，随后无避孕，一直未再孕，既往史及家族史无特殊。

全身体检：未发现异常。

妇科检查：外阴：发育正常，无炎症；阴道通畅，分泌物色清，未见结节；子宫颈：光滑，肥大，见一约0.2cm直径的腺体囊肿；宫体：后位固定，略大，质正常，无压痛，活动差，后壁下方有触痛性结节，如黄豆大，双侧宫骶韧带增粗，触痛（+）；右侧附件区可以触及5cm直径的囊性包块，与子宫右后侧粘连固定，活动差，明显触痛；左侧附件无增厚，无压痛，未及包块。

B超显示：子宫后倾、正常大，子宫内膜0.36cm，宫壁回声欠均匀，于后壁探及一约1.2cm³低回声，右卵巢4.1cm×5.0cm×4.5cm囊性块，有分隔，囊性，于子宫颈后方左侧探及一1.8cm×1.4cm×1.1cm囊性包块，子宫后壁血流丰富。提示：①子宫肌瘤；②右卵巢囊性肿块；③左子宫颈后方囊性暗区。

（张晓薇《妇产科学》）

问题：
1. 对这位患者应如何诊断？为什么她不能怀孕？
2. 还需要做什么检查来证实诊断？
3. 应该选用何种方法对她进行治疗？

医案十四

钟某，20岁，门诊简易病历。

经期鼻衄已6年。于12岁月经初期，月经周期提前10天，量少色黑，行经2天，经期鼻衄，每遇情志影响则衄血量较多，有血块。经期烦躁易怒，头晕。平素白带量多，腰痛、腹痛，末次月经9月8日，行经1天。舌边尖红，脉弦滑。

（《刘奉五妇科经验·医案类》）

问题：
1. 请给出诊断、治法及方药。
2. 刘奉五治疗本病时重用了哪类药物，他选用的清肝引经药有什么特点？（详见医案讨论参考）

医案十五

李某，女，28岁，已婚，1972年8月6日初诊。

婚后3年迄未孕育，近两年来，每于经前数天开始头疼，逐日加重，至月经来潮第1天往往痛如劈裂，苦不可耐，常须注射止痛剂，并口服镇痛、镇静药，以求缓解痛苦。经行第2天后辄痛势递减，经净渐止。发作时伴头晕失眠，泛恶不食，烦躁易怒，目不欲睁，腰酸肢楚，口干咽燥，乳房作胀。平素月经周期或提前或错后，经量中等，色红有块。末次月经在1972年7月10日。就诊时经期将届，正值头痛发作，舌边尖红，苔薄黄少津，脉细弦而数。

（《哈荔田妇科医案医话选》）

问题：
1. 请给出诊断、治法及方药。
2. 谈谈哈荔田是如何分清标本缓急，灵活施治，并结合月经周期不同时期的生理特点辨证用药的?

二、医案讨论参考

医案一

该患者为刚步入青春期的女性,初潮后2年,月经尚未规则,即下丘脑-垂体-卵巢轴的调节尚未成熟,表现为不规则阴道流血30余天,量多1天。血常规提示Hb 70g/L,提示贫血存在。其他结果均无异常。B超结果提示子宫、双附件无明显器质性病变,尿hCG阴性,可基本排除生殖器官器质性疾病、妊娠相关疾病及全身凝血功能障碍性疾病等,提示出血为功能失调所引起。此病例根据其发病年龄、病史及辅助检查结果,不难诊断为青春期无排卵性功血。

该患者为青春期功血,其治疗原则为止血、调整周期、促排卵。采用性激素止血和调整周期。

1. 监测生命体征,予苯甲酸雌二醇2mg,肌内注射,每6小时1次激素止血治疗。同时,补液抗炎,酚磺乙胺静脉滴注。

2. 入院第2天,阴道流血量明显减少,血止3天后,改为苯甲酸雌二醇2mg,肌内注射,每8小时1次。

3. 再3天后,苯甲酸雌二醇2mg,肌内注射,每12小时1次;随后每3天减量1次,每次减量不能超过原用量的1/3,渐减至苯甲酸雌二醇1mg,肌内注射,每日1次;随后改为口服妊马雌酮,同时停药前7~10天加服孕激素,血止后20天方可停药,同时口服硫酸亚铁、叶酸纠正贫血,门诊随访。

(张晓薇《妇产科学》)

医案二

本案诊断为崩漏,属阴虚血热,热伤冲任,迫血妄行所致。治宜养血清热,凉血止血。

处方:生地黄20g,地骨皮15g,麦冬15g,玄参25g,白芍15g,黄芩15g,女贞子15g,旱莲草25g,棕榈炭25g,阿胶15g,侧柏炭25g。

医嘱:上方水煎常规服用。1975年3月3日始测基础体温。

治疗经过:1975年3月2日开始服药,2剂血止,又服2剂巩固止血疗效。1975年3月10日改用知柏地黄汤加减复旧治疗,1975年3月25日来潮,停药观察,行经8天仍不停血,又用1975年3月2日方2剂后即止。1975年4月6日又改1975年3月10日方复旧治疗。1975年4月20日来潮,停药观察,1975年4月25日停血出院。出院又复旧治疗2个周期。4个月后经期、血量均恢复正常。测基础体温双相型。

按:脉诊合参,本病系属阴虚血热,热伤冲任,迫血妄行所致。血被热灼,故经色鲜红黏稠、时有小块,手足心热为阴虚血热之征象。热邪伤津故口干,因其胃津未伤,故不渴。阴虚血少,故头晕心悸。舌脉亦属阴虚血热之证,所以采用两地汤合二至丸、知柏地黄汤以辨证论治。

(袁家麟《中医妇科纲要验案举例》)

医案三

1. 该患者的诊断可能是：①早期妊娠；②月经后期；③月经过少。

2. 患者为育龄期妇女，未采取任何避孕措施，又有明显停经史，月经至今未潮，应该首先考虑排除妊娠。尽管患者已有1年余未避孕而未孕，且于停经36天时到某乡镇卫生院妇产科就诊，做B超检查提示子宫内膜偏薄，妊娠试验结果为阴性，但这并不能够作为排除患者妊娠的依据，此即为金元四大家张子和所说的"娠在疑似之间"。临床上诊断早孕应考虑诸多因素对妊娠诊断结果的影响，绝对不能因为一次检查结果为阴性或患者一直不孕就轻易下结论排除妊娠，而应多观察一段时期，反复检查，以免误诊误治。临床上即使对已采取避孕措施的育龄期妇女，只要有停经史者，也要首先排除妊娠，再考虑其他诊断，因为任何避孕措施都不可能百分之百成功，这应当成为我们临床诊断早孕的行为准则。

3. 患者需要再次做B超或早孕试验或妇科检查以排除妊娠，如果诊断仍不能明确，因患者有生育要求，可选天然孕酮做黄体酮实验，于停药2~7天后，观察月经是否来潮。如月经不潮，则该患者妊娠的可能性较大，可再次做B超或早孕试验或妇科检查，以排除妊娠。天然孕酮对孕妇有保胎作用，一般不会对孕妇和胎儿产生不良影响。当然在复查无果后也可不予任何处理，而建议患者过一段时间后再做复查，直至明确诊断为止。

4. 该患者停经53天时检查诊断的结果为早期妊娠。从现病史来看，前医对患者的检查方法是没有错误的，但在处理上却有明显的失误，患者停经36天时，虽然B超检查提示子宫内膜厚度为5mm，妊娠试验结果为阴性，但这只能说明"娠在疑似之间"，并不能排除妊娠，张子和早在金元时代就明确指出："凡治妇人病，不可轻用破气行血之药，恐有娠在疑似之间。"这句话既是经验之谈，同时也是我们医务工作者诊治妇科疾病的行动指南。而前医却违背了这一原则，在"娠在疑似之间"时，急于给患者做了不当的医疗处理，让患者服用了调经活血片、大黄䗪虫丸这些破气行血之药，而患者因求子心切，不听规劝，不计后果，终将孩子生下，结果却因先天缺陷死亡，导致了不该发生的悲剧，希望同学们在以后的临床中，能以此为戒，做一个让患者满意和放心的医生。

(冯冬兰临床医案)

医案四

诊为气滞血瘀，营阴亏损。治拟养血调经，兼退蒸热。

处方：秦当归、紫丹参、赤芍、刘寄奴各12g，香附米、净苏木、怀牛膝各9g，川茜草9g，云茯苓、紫苏梗4.5g，青蒿12g，醋鳖甲18g，银柴胡6g。6剂，间日1剂。

又予成药七制香附丸、加味逍遥丸各6剂，每日各1剂，上、下午分服。丸剂与汤剂交替服用。另以蛇床子9g，吴茱萸3g，黄柏6g，布包，泡水，坐浴，1日2次。

二诊（1975年11月9日）：服药8天，月汛来潮，此次距上次月经为32天，量仍少，所下多块。胁肋窜痛，腹部胀感，带下已少而未净，热势虽降而未清，腋下体温37.4℃。再依前意，原方出入予服。

处方：怀牛膝、刘寄奴、秦当归各12g，赤芍、川茜草、泽兰叶各9g，川芎片、淡青蒿、粉牡丹皮各9g，地骨皮12g，胡黄连6g，炒青皮4.5g，6剂。外用药同前。并嘱药后每日服丸剂同上，至月经来潮停药。

三诊（1975年12月8日）：诉上诊后，汤药服未尽剂，体温即已复常，一直稳定在36.8℃而未反复，自感精神体力有加。昨日月事届期来潮，色、量俱较前为好，略有小块，按脉弦细，舌质淡红，嘱服加味逍遥丸20天，每日上、下午各1剂，以资调理。

按：本例患者，素禀沉郁，肝木难遂条达之性，故常有胁腹窜痛。气滞不能行血，经脉滞涩，久必成瘀，遂致经行后期，血下多块，腹痛拒按。瘀血内阻，延久不去，营阴暗耗，虚热内炽，因有低热缠绵不已。《金匮要略》谓："病者如热状，烦满、口干燥而渴，其脉反无热，此为阴伏，是瘀血也。"殆即指此。故治以化瘀通经为主，方用当归养血和血，香附、苏木理气行血以止痛，丹参、刘寄奴、赤芍、茜草、牛膝等活血化瘀以通经，又以青蒿、鳖甲、银柴胡滋阴清热，兼予除蒸。方中少用苏梗理脾胃之滞，而启运中焦，俾中州得持，自能斡旋有机。初诊获效后，由于瘀血伏匿，刈除未尽，故月事虽下而低热不清。再诊则专事搜剔，且汤、丸并投，缓急相济，病遂悉已。

（《哈荔田妇科医案医话选》）

医案五

1. 从患者的主诉和现病史看，应该考虑的诊断有：①月经过少；②与妊娠有关的少量出血（激经、异位妊娠）；③宫颈炎。

2. 从患者的主诉和现病史来看，我们应该先给患者做妇科检查、早孕试验及B超等检查，以排除与妊娠有关的少量出血及宫颈炎引起的接触性出血，在排除上述诊断后再考虑月经过少。月经过少的诊断一旦成立，还要进一步考虑其是否由甲状腺功能亢进、甲状腺功能低下、性腺功能低下、高催乳素血症、高雄激素血症、多囊卵巢综合征、子宫内膜结核、子宫内膜炎、宫腔部分粘连等其他西医相关疾病引起的。

3. 以下为该病的临床诊治经过：

妇科检查：外阴：婚式；阴道、子宫颈：阴道及子宫颈阴道部紫蓝着色，子宫颈表面光滑；子宫及附件：子宫峡部变软，宫体前位，稍大而软，活动度好，左侧附件区有囊性包块，轻度压痛，右侧附件正常。

实验室检查：尿妊娠试验结果为阳性。

B超检查：左侧附件区有26mm×23mm囊性暗区，胚芽长5mm，其内可见原始心管搏动。

诊断：宫外孕。

处理：住院手术。

分析：该患者月经过少已2年，4年未避孕而未孕，这样的病史很容易误导，使我们认为患者不会怀孕而误诊。但作为一个临床医生，我们应当有这样的临床诊治准则，即不管患者有什么样的病史，采取什么样的避孕措施（任何避孕措施都不是100%的安全），只要遇到月经过少的患者，我们一定要首先排除由妊娠引起的少量出血（激经、异位妊娠），然后再考虑月经过少和西医其他常见相关疾病，中西医结合辨病辨证治疗，才能做到不盲诊、不盲治，从而最大限度地降低医疗风险，让患者放心、满意。

（冯冬兰临床医案）

医案六

本证属气滞血瘀，阻于经脉，经期将届即以行气活血、化瘀通经为治。

处方：秦当归、赤芍、刘寄奴、净苏木各12g，茜草、怀牛膝、泽兰叶、香附米、川芎片、炒枳壳各9g，台乌药6g。4剂。

二诊（1972年3月10日）：药后月经如期来潮，经量增多，初系紫黑血块，继则色转鲜红，腿痛、腹痛基本未作，行经5天而止。予七制香附丸10剂，每日上午服半剂；女金丹20丸，临睡前服1丸。均白水送下，以资巩固。

按：本例经期后期，量少不畅，夹紫黑血块，腹痛拒按，诸系气滞血瘀，冲任不畅之证。《素问·阴阳应象大论》云："血实宜决之。"方用香附、川芎、枳壳、乌药等理气疏肝，使气行血行；赤芍、当归、刘寄奴、苏木、泽兰叶等活血化瘀，通经止痛；牛膝引血下行，以通地道。古人谓：实证易治，虚证难疗，信也。

（《哈荔田妇科医案医话选》）

医案七

本证属肝郁脾虚，气血不调。治疗采用理气解郁、扶土益血法。

方药：当归9g，川芎4.5g，白芍6g，制香附9g，郁金6g，枳壳4.5g，合欢皮9g，丹参9g，巴戟天9g，焦白术6g，汉防己6g，秦艽9g。

复诊：用上方加减法治后，脉象虚细而数，舌质绛而苔薄黄。诊后认为多产伤肾，肾水不足以涵木，肝郁化火，阴虚内热，乃采用固肾疏肝、养血清热法。

方药：当归9g，白芍9g，山萸肉9g，女贞子9g，玄参9g，合欢皮9g，制香附9g，白术6g，陈皮6g，柴胡4.5g，青蒿6g。服药后，阴虚火旺的症状日减，而经水已调。

按：月经不定期，病因不一，但以肝郁的因素占多数，上例即为典型的病例。忽早忽迟，参差不一，盖肝郁能影响气血，气为血帅，气行则血行。气郁则血滞，治疗用香附、郁金、合欢皮以疏肝理气，当归、川芎、丹参调经养血，能使瘀滞的经水得以通畅，以消除量少而腹痛的征象，更用白术健脾，防己、秦艽疏通经络、活血镇痛，解除因气血不调而引起的骨节酸痛。服药后经水稍调，骨节疼痛已好，而阴虚火旺的脉象显著，因患者肝血虚亏，肾水不足，因而不能涵木，肝木郁而偏亢，发生咽干口燥现象，治疗以当归调经养血；白芍、山萸肉、女贞子以补肾阴；香附、合欢皮以理气解郁；白术、陈皮健脾胃以充气血之源，复合玄参养阴津以清热，柴胡疏肝郁以清热，青蒿清肝经郁热，标本并治。

（《朱小南妇科经验选》）

医案八

诊疗思路：在诊断上最重要的是必须明确 PCOS 是一种综合征，对其诊断应采用排除法。首先注意区别多囊卵巢（PCO）与 PCOS，PCO 仅指卵巢的形态学改变，任何引起体内雄激素分泌过多的疾病，如皮质醇增多症、卵巢分泌雄激素的肿瘤皆可引起PCO；而 PCOS 是一种复杂的内分泌代谢疾病，近期它可引起闭经、多毛、肥胖、不孕等临床后果；而远期的高雄激素血症和胰岛素抵抗的影响，也可影响脂蛋白及胆固醇的代谢，导致高脂血症、冠心病等远期合并症。子宫内膜长期受雌激素刺激而缺乏孕激素的影响可以诱发子宫内膜癌。因此患者不论有无不孕，都应该治疗其内分泌失衡，积极改善肥胖、高雄激素血症和胰岛素抵抗/高胰岛素血症。对不需要生育的妇女，最好的治疗是服用短效口服避孕药。

在诱发排卵方面应特别注意排卵方案的选择、卵巢过度刺激综合征的预防和治疗。

（张晓薇《妇产科学》）

医案九

1. 该患者的诊断是：①中医诊断：原发性闭经；②西医诊断：高促性腺激素性闭经。

2. 该患者是原发性闭经，为性腺发育不全所导致的一类先天性发育缺陷性闭经，可以给患者采用雌、孕激素序贯疗法，以满足患者有月经来潮的需求，但要具有排卵及生育能力则很难，患者如果求子心切，将来或可尝试辅助生殖技术。

3. 将上述情况详细告知患者，让其享有知情权、选择权。并告诉患者中医药在这方面没有成熟经验，如果非要服中药治疗，那只能做尝试性治疗，时间不能太长且经济代价较大，让患者自己权衡利弊、做出选择。在临床上我们要尊重患者的选择，努力做到中西医结合进行诊治，力争不盲诊、盲治，以免和患者发生不必要的医疗纠纷。

（冯冬兰临床医案）

医案十

甲状腺功能亢进对月经的影响：轻度甲亢引起月经过多、月经频发；重度则引起月经稀发、月经过少、闭经。

诊断：肝肾阴不足，兼有瘀滞之原发性闭经。

治则：滋肾安神，佐以化瘀行滞。

处方：干地黄25g，黄精30g，怀牛膝25g，龙眼肉15g，山楂肉30g，桃仁10g，赤芍12g，青皮10g，茯苓25g。3剂。

二诊：1973年12月18日。服药后睡眠好转，胃纳增进，心悸减轻，月经周期征兆已过。舌面有红点，脉细略数。仍以滋养肝肾为主，佐以化瘀散结。

处方：黄精 30g，生地黄 30g，怀牛膝 20g，龙眼肉 15g，麦冬 15g，山楂肉 30g，丹参 15g，白芍 15g，青皮 10g，茯苓 30g，浮水石 20g。6 剂。

并嘱每晚睡前服己烯雌酚 1mg，连续 22 天，以期中西药配合，增强疗效。

三诊：1973 年 12 月 24 日。服药后精神续见好转，胃纳、睡眠均佳，心悸减轻，舌脉如上。治以滋养肝肾为主，兼散结化瘀行气。

处方：生地黄 25g，熟地黄 20g，黄精 30g，山楂肉 30g，枸杞子 10g，青皮 10g，白芍 15g，桑椹 15g，玄参 15g，夏枯草 15g，浮水石 30g。6 剂。

四诊：处方：菟丝子 20g，熟地黄 25g，黄精 30g，枸杞子 15g，怀牛膝 20g，桑椹 15g，白芍 15g，川芎 6g，党参 15g，炙甘草 10g，香附 12g。4 剂。

五诊：1974 年 1 月 11 日。精神好，月经未潮，舌有小红紫点，脉弦细略滑（己烯雌酚已服完），有下腹胀痛的月经征兆。补血活血，佐以化瘀通经。

处方：当归 15g，川芎 10g，熟地黄 20g，生地黄 25g，赤芍 12g，山楂肉 30g，刘寄奴 15g，红花 10g，桃仁 12g。4 剂。

六诊：1974 年 1 月 28 日。周期征兆已过，月经仍未来潮。舌暗红，苔薄微黄，脉细弱。法宜滋肾补肝。

处方：熟地黄 20g，生地黄 20g，怀牛膝 20g，淫羊藿 15g，枸杞子 15g，菟丝子 20g，枳实 12g，当归 15g。

以后按上述方法，在平时以滋养肾阴为主佐以温补肾阳，资其化源；至有月经征兆期间，则着重活血化瘀通经，因势利导。服药至 1974 年 4 月，月经开始来潮，仍继续调治。1 年后随访，月经基本按期正常来潮。

按：本例为子宫发育不良之原发性闭经。患者曾有过甲状腺功能亢进史。从中医辨证来说，患者素体消瘦，眠食欠佳，常有心悸，舌有红点，少苔或薄黄苔，脉弦细略数，主要为肝肾阴虚，肝气郁结，虚火偏亢。肾阴为月经主要之化源，肝肾阴不足，化源不充，加以肝气郁结，故月经不能按期疏泄，但尚有周期性的小腹胀痛和白带增多等月经周期征象，这说明天癸之机能缺如。舌面有红紫小点，是气血瘀滞之证。如能一方面资其化源，一方面疏肝行气、活血化瘀，因势利导，则月经可以按时而至。故采用先补后攻，边补边攻之法，即平时用滋补，在有月经征兆时用活血祛瘀通经，反复坚持一段时间。此法称之为中药周期疗法。本例过去曾多次用西药人工周期疗法未效，本次以中药为主，曾短期配服己烯雌酚以促进卵巢之功能。有些病例单用中药或西药治疗未效，改用中西医结合是可以取得疗效的。覃某就是其中之一。在中药用药过程中，曾重用山楂肉，目的是用以消导化瘀以助通经；夏枯草、浮水石、玄参等咸寒散结，目的是针对其甲亢病史，因甲亢可以导致月经失调，从中医角度来说，这属肝郁、肝火之范围，适当合并处理，对通经是有帮助的。

（《中国名中医医案精华》罗元恺医案）

医案十一

本例痛经患者虚实夹杂，证属寒凝气滞血瘀，脾肾不足，治以温经散寒，行气化瘀止痛，兼补脾肾。

处方：少腹逐瘀汤、温经汤（《金匮要略》）合艾附暖宫丸加减。

当归10g，川芎10g，赤芍9g，延胡索15g，姜半夏10g，吴茱萸6g，茯苓30g，黄芪15g，小茴香10g，肉桂6g，制乳香10g，牡丹皮10g，鹿角霜15g，制香附15g，续断20g，杜仲20g。生姜引。3剂。

服上药平和，二诊、三诊、四诊守方不变，又服上药9剂。

五诊：患者2013年2月17日月经来潮，此次月经经色好转，血块减少，腹痛减轻，乳房胀痛及呕吐、腹泻未作。仍觉乏力、腰酸腿困，腰部及下肢凉。

患者痛势已缓，继以健脾益气、温肾化瘀止痛以善其后。

处方：温经汤（《金匮要略》）合八珍汤加减。

当归10g，川芎10g，赤芍9g，延胡索15g，姜半夏10g，吴茱萸6g，茯苓20g，黄芪40g，白术15g，甘草6g，制乳香10g，巴戟天10g，桂枝15g，怀牛膝15g，续断20g，杜仲20g。生姜引。6剂。

按：此例痛经，虚实夹杂，寒凝气滞血瘀并见，但寒邪偏盛，且脾肾阳气不足，一诊至四诊，主要以温经扶阳散寒、行气化瘀止痛为主，兼补脾肾，故主以少腹逐瘀汤、温经汤、艾附暖宫丸加减；五诊痛势已缓，患者仍觉乏力、腰酸腿困，腰部及下肢凉，说明脾肾阳气仍然不足，继以健脾益气，温肾化瘀止痛，以善其后，使患者得以痊愈。

（冯冬兰临床医案）

医案十二

本证属瘀阻气凝，脾肾又虚，治以调气化瘀为主，兼益脾肾。

处方：制香附6g，川楝子9g，延胡索9g，乌药6g，莪术6g，茯苓12g，橘皮6g，木香6g，川续断12g，桑寄生15g。9剂。

二诊：1976年4月30日，月经即将来潮，面发红点，少腹寒冷作痛，似月经欲来之状，舌苔薄腻有刺，脉细，病属血虚气滞，兼有瘀阻，现在经前，治以养血、调气、化瘀。

处方：熟地黄12g，当归9g，川芎6g，赤芍、白芍各9g，制香附6g，三棱6g，莪术6g，延胡索9g，木香6g，乌药6g。9剂。

三诊：1976年5月14日，服上方后，月经于1976年5月7日来潮，3天净，量不多，色黑有块，少腹疼痛明显减轻，腰仍酸痛，舌苔薄黄、边尖刺，脉细，治以养血调气，佐以化瘀。

处方：熟地黄15g，当归12g，川芎6g，赤芍、白芍各9g，桃仁9g，红花3g，制香附6g，鸡血藤15g，川续断12g，桑寄生15g。9剂。

四诊：1976年6月3日，经治疗后，少腹痛止，仅感觉凉，面部红点依然，舌苔薄黄、边尖刺，有齿痕，脉细，现在经前，仍从前法。

处方：熟地黄12g，当归12g，川芎12g，赤芍、白芍各9g，莪术6g，桃仁9g，艾叶3g，制香附6g，牡丹皮9g，生蒲黄6g。9剂。

按：此例痛经，主要原因由于血虚气滞，兼有瘀滞，症见月经色黑、面部并有黑斑，此系瘀积现象，气滞则血亦滞，滞则积而为瘀，故治法先以调气化瘀为主，方剂采用四物汤加味，继后痛势得减，但经色仍黑，故再采用桃红四物汤加味，以养血化瘀为治，逐渐得以痊愈。

(《钱伯煊妇科医案》)

医案十三

1. 病史：继发性、渐进性痛经史，2年不孕史；临床表现：继发痛经1年余，加重3个月，伴肛门坠胀，大便次数增加，伴有性交痛；体检：子宫后位固定，后壁下方有触痛性结节，右侧附件区有5cm直径的囊性包块，与子宫相粘连，活动性差，明显触痛；B超提示：①子宫肌瘤；②右卵巢囊性肿块；③左子宫颈后方囊性暗区。应首先考虑"子宫内膜异位症"和"子宫肌瘤"。这两种疾病均可以引起患者不孕。

2. 还可以再做血清CA_{125}值和EMAb测定及腹腔镜检查来协助诊断，内异症患者血清CA_{125}值会有轻度升高，但特异性和敏感性局限，不能单独用作诊断或鉴别诊断；EMAb是内异症的标志抗体，内异症患者血液测出EMAb，说明体内有异位内膜刺激及体内免疫内环境改变，但敏感性不高。腹腔镜是内异症的最佳诊断方法。

3. 对该患者的治疗选择：因为她需要尽快怀孕，我们最好选择腹腔镜，既可以明确诊断，同时又可以兼顾治疗，如去除右侧卵巢囊肿，分离盆腔内粘连，在腹腔镜检查下做输卵管美兰通液检查，了解双侧输卵管通畅情况，手术后中医辨证施治，指导患者尽快受孕。

(张晓薇《妇产科学》)

医案十四

本病诊为肝旺血热，逆经倒行。治以平肝清热。

方用：白茅根、藕节各30g，牡丹皮6g，龙胆草9g，牛膝12g，黄芩9g，枳壳6g，麦冬、栀子各9g。

服上方后10月15日月经来潮，未见倒经，月经正常，未见腹痛。随访半年余，未再发生倒经现象。

(《刘奉五妇科经验·医案类》)

医案十五

本病辨证为肝肾阴虚，水不涵木，肝阳上亢。治拟平肝潜阳、滋水涵木、疏风定痛之法。

处方：钩藤、菊花（后下）、白蒺藜各9g，生石决明24g，杭白芍、厚玄参、细生地黄各15g，女贞子9g，香白芷、北细辛各1.8g，生蔓荆子、香附米、紫苏梗、藁本、川芎各6g。2剂，水煎服。

二诊（1972年8月8日）：药后头痛、头晕均减，烦躁渐安，大便通畅，惟仍乳胀腰酸，小腹坠感。脉弦细略数，苔现薄润。此经汛欲潮之候，拟予平肝潜阳，佐以养血通经之法。

处方：钩藤、白蒺藜、菊花各9g，生石决明24g，川芎片、藁本各6g，川草薢6g，杭白芍15g，全当归12g，女贞子9g，紫丹参15g，怀牛膝9g，香附米、醋柴胡各9g。3剂，水煎服。

三诊（1972年8月20日）：上方服后，于1972年8月11日月经来潮，量较既往为多，带经6天而止，经潮第一天仅有轻微头痛。现腰酸乏力，睡眠不实，食纳欠佳，舌苔薄白，脉象细弦。治拟滋肾平肝，调理脾胃。

处方：钩藤、白蒺藜各9g，香白芷6g，女贞子、山萸肉、杭白芍各9g，广寄生、川续断、秦当归各12g，炒白术、云茯苓、干佛手各9g，焦三仙（焦山楂、焦麦芽、焦神曲）各9g。5剂，水煎服。

嘱下次经前10天服二诊方，日服1剂，至月经来潮后停服。经后再服三诊方5~10剂。如此调理两个周期，头痛未发作，月经恢复正常，停药后观察半年，亦无反复。

按：经前头痛临床较为常见，发病每与肝气郁滞、肝火上炎、肝阳亢盛等因素有关。本例经前头疼头晕，烦躁少寐，腰酸肢楚，口干咽燥，目不欲睁，诸症皆因肝肾阴亏，水不涵木，冲气上逆，夹肝阳上扰清窍所致。肝为刚脏，体阴用阳，喜柔恶刚，故药用钩藤、菊花、生石决明等平肝潜阳；杭白芍、玄参、生地黄、女贞子等滋肾柔肝，使亢阳得潜，则冲逆可降。又，肝脉"夹胃"，"布两胁"，肝木失养，往往导致肝气郁结，故有两乳作胀、呕恶纳呆等症，因用白蒺藜、香附米等疏肝解郁，和胃宣中。方中以小量白芷、草薢、蔓荆子等药辛散定痛，以治其标，且与大量滋阴潜阳药相依，不仅可以制其燥烈之性，且可共奏止痛之功。二诊经血欲临，肝阳渐息，遂佐以养血通经之药，使经来通畅，则冲气不复上逆。三诊滋肾平肝，调理脾胃，俾精充血旺，肝阳得潜，则无复发之虞。

（《哈荔田妇科医案医话选》）

第八章　女性生殖系统炎症

女性生殖道的解剖、生理、生化及免疫学特点，使其具有比较完善的自然防御功能。如两侧大阴唇自然合拢，阴道口闭合，阴道前后壁紧贴，子宫颈内口紧闭并有黏液栓堵塞子宫颈口；子宫内膜的周期性剥脱，输卵管黏膜上皮细胞的纤毛向宫腔方向摆动及输卵管的蠕动等均不利于病原体的入侵；子宫颈黏液栓、子宫内膜分泌液、输卵管液中含有乳铁蛋白、溶菌酶等能抑制病原体的生长繁殖；正常阴道内虽有多种微生物存在，如革兰阴性或阳性需氧菌及兼性厌氧菌、专性厌氧菌、支原体及假丝酵母菌等，但在乳杆菌、雌激素及阴道 pH 值的作用下通常保持生态平衡状态，并维持阴道正常的酸性环境（pH 值≤4.5，多在 3.8~4.4 之间），抑制病原体生长；此外生殖道黏膜中还聚集有不同数量淋巴组织及散在淋巴细胞、中性粒细胞、巨噬细胞、补体及一些细胞因子，均在局部有重要的免疫功能，可发挥抗感染作用。女性生殖道虽然有一定的自然防御功能，但当其遭到外源性致病菌入侵，或机体免疫功能下降，或内源性菌群生态平衡失常时，则可导致炎症的发生。

女性生殖系统炎症是妇科常见疾病，包括外阴炎、前庭大腺炎、阴道炎、宫颈炎、盆腔炎性疾病。炎症可以局限于一个部位或同时牵及多个部位；轻者无症状，重者引起败血症甚至感染性休克死亡。引起炎症的病原体包括多种微生物如细菌、病毒、真菌及原虫等。女性生殖系统炎症不仅危害患者，还可以危害胎儿、新生儿。因此，对生殖系统炎症应积极防治。

女性生殖系统炎症多表现为带下量明显增多、阴部瘙痒、下腹疼痛等，属于中医"带下病""阴痒""妇人腹痛"等范畴，若发生炎症性包块，则属"癥瘕"范畴。

第一节　前庭大腺炎

前庭大腺炎是指因病原体侵入前庭大腺而引起的炎症。常单侧发病，好发于生育年龄妇女。属中医"阴疮""阴肿"的范畴。

妇人外阴部结块红肿，或溃烂成疮，黄水淋沥，局部肿痛，甚则溃疡如虫蚀者，称"阴疮"，又称"阴肿""阴蚀""阴䘌""阴蚀疮"。

【病因病理】

（一）中医病因病机

主要病机为热毒蕴结，或寒凝痰瘀，阻于阴部发而为疮。感染邪毒，湿热毒邪蕴结下焦，与血气相搏，壅滞前阴而成阴肿；寒邪入侵，凝滞气血，瘀积内陷于阴户；痰湿内生，阻滞气机，气滞血瘀，痰瘀凝结成块，形成阴蚕。

（二）西医病因病理

1. 病因 前庭大腺因解剖部位的特点，在性交、分娩或其他情况污染外阴时，病原体易侵入引起炎症。病原体多为葡萄球菌、大肠埃希菌、链球菌、肠球菌、淋菌奈瑟菌及沙眼衣原体。

2. 病理 急性炎症发作时，腺管黏膜发生充血肿胀，分泌大量脓性液体；若管口粘连、闭塞，分泌物潴留，则形成前庭大腺脓肿。如分泌物中脓细胞被逐渐吸收变为透明液体，则成为前庭大腺囊肿。

【临床表现】

（一）急性炎症

急性炎症常见症状有局部肿胀、疼痛、灼热感，常伴有恶寒、发热等全身症状。体征：局部皮肤红肿、发热、压痛，若管口闭塞形成脓肿时，则疼痛加剧，行走困难，继续增大则脓肿溃破，有脓液流出；破孔小引流不畅者，炎症可反复急性发作。检查见大阴唇下1/3处有红硬块，触痛明显，有脓肿形成则肿块大如鸡蛋，有压痛及波动感。常伴腹股沟淋巴结肿大。

（二）慢性炎症

慢性炎症常见症状有前庭大腺囊肿，肿块大小不一。肿块小者可无不适；若囊肿大，可有外阴坠胀或性交不适感。检查见囊肿大小不等，多呈椭圆形。如继发感染，则呈急性炎症表现。

【诊断与鉴别诊断】

（一）诊断

患者有上述临床表现者应询问下列病史和做相关检查进行诊断。

1. 病史 常有不洁性交或外阴污染史。
2. 体格检查 全身检查及妇科检查情况详见上述临床表现。
3. 辅助检查 急性期可有白细胞总数升高、中性粒细胞增多；分泌物涂片细菌培养可找到病原体。

(二) 鉴别诊断

外阴疖肿可发生于外阴的任何部位,初期轻浅,根部逐渐形成硬结,顶端开始化脓,脓出逐渐痊愈。

(三) 辨病与辨证思路要点

1. 辨病思路要点 主要根据临床表现(包括临床症状、体征),结合病史,即可做出诊断,必要时结合实验室及其他检查,以明确病原体,指导治疗。

2. 辨证思路要点 根据局部肿胀情况,结合全身症状、舌脉分辨寒热。

【治疗】

(一) 中医治疗

1. 热毒蕴结证

证候:外阴一侧红肿疼痛,灼热结块,拒按,或破溃溢脓,带下量多,色黄秽臭,甚或恶寒发热,口渴咽干,心烦易怒,溲赤便结;舌红,苔黄腻,脉弦滑数。

治法:清热解毒,消肿散结。

方药:仙方活命饮(《校注妇人良方》)(白芷,贝母,防风,赤芍,当归尾,皂角刺,穿山甲,天花粉,乳香,没药,金银花,陈皮,甘草)。

2. 寒凝痰瘀证

证候:外阴一侧结块肿胀,疼痛绵绵,皮色不变,经久不消;舌质胖,苔薄,脉细缓。

治法:温经散寒,涤痰化脓。

方药:阳和汤(《外科证治全生集》)(熟地黄,肉桂,麻黄,鹿角胶,白芥子,姜炭,生甘草)。

(二) 西医治疗

1. 急性期 应卧床休息,保持外阴清洁。针对病原体选择合适的抗生素口服或肌内注射。局部可热敷或以0.25%碘伏液坐浴;脓肿形成者需行切开引流并做造口术。

2. 慢性期 可定期观察。较大或反复急性发作的囊肿应做囊肿造口术。手术方法还可采用CO_2激光或微波行囊肿造口术。

第二节 非特异性外阴炎及阴道炎症

外阴及阴道炎症是妇科最常见疾病,二者可单独存在,也可同时并存。非特异性外阴炎是由物理、化学因素而非病原体所致的外阴皮肤或黏膜的炎症。阴道炎症是指阴道黏膜及黏膜下结缔组织的炎症。临床常见的阴道炎症有滴虫阴道炎、外阴阴道假丝酵母菌病、细菌性阴道病、萎缩性阴道炎。外阴及阴道炎症均属于中医"阴痒""带下病"等范畴。

中医学将妇女外阴及阴道瘙痒，甚则痒痛难忍，坐卧不宁，或伴带下增多等，称为"阴痒"。西医的外阴及阴道炎症、外阴鳞状上皮增生、外阴硬化性苔藓等均可引起阴痒。本节主要讨论非特异性外阴炎及常见的阴道炎症。

【病因病理】

（一）中医病因病机

阴痒常见病因有脾虚湿盛、肝经湿热、肝肾阴虚。主要病机为脾虚湿盛或肝经湿热，湿邪或湿热流注下焦，伤及任带，浸渍阴部而致阴痒；肾司二阴，肝经过阴器，肝肾阴虚，精亏血燥，阴户失养则发为阴痒。

（二）西医病因病理

1. 病因

（1）**非特异性外阴炎** 不注意清洁，经血、尿液、阴道分泌物及粪便的局部浸渍刺激；糖尿病患者糖尿刺激、粪瘘及尿瘘患者长期粪便、尿液刺激浸渍及穿紧身化纤内裤、经期使用卫生巾导致局部通透性差、局部潮湿等均可致外阴炎。

（2）**滴虫阴道炎** 病原体为阴道毛滴虫，适宜在温度为25℃~40℃、pH 值为5.2~6.6的潮湿环境中生长。滴虫能消耗或吞噬阴道上皮细胞内的糖原，阻碍乳酸生成，使阴道 pH 值升高，故滴虫阴道炎患者的阴道 pH 值通常为5.0~6.5。月经前、后阴道 pH 值接近中性，隐藏在腺体及阴道皱襞中的滴虫得以繁殖，引起炎症发作。滴虫不仅寄生于阴道，还常侵入尿道或尿道旁腺，甚至膀胱、肾盂及男性的包皮皱褶、尿道或前列腺中。滴虫能消耗氧，使阴道成为厌氧环境，易致厌氧菌繁殖。

（3）**假丝酵母菌病** 80%~90%的病原体为白假丝酵母菌，10%~20%为光滑假丝酵母菌、近平滑假丝酵母菌、热带假丝酵母菌等。酸性环境适宜假丝酵母菌生长，有假丝酵母菌感染的阴道 pH 值多在4.0~4.7之间，通常 <4.5。假丝酵母菌对热的抵抗力不强，加热至60℃后1小时即死亡；但对干燥、日光、紫外线及化学制剂等抵抗力较强。

假丝酵母菌为条件致病菌，当机体抵抗力降低，阴道组织内糖原增加，酸度增高，可迅速繁殖而引起炎症。如长期服用避孕药物、妊娠期妇女、有糖尿病史，接受大剂量雌激素治疗、长期大量应用抗生素及肾上腺皮质激素，均成为其生长繁殖的有利条件。其他诱因如胃肠道假丝酵母菌、穿紧身化纤内裤及肥胖。后者可使会阴局部温度及湿度增加，假丝酵母菌易于繁殖引起感染。

（4）**细菌性阴道病** 为阴道内正常菌群失调所致的一种混合感染，致病菌主要有加德纳菌、厌氧菌及人型支原体，其中以厌氧菌居多，厌氧菌的浓度可以是正常妇女的

100～1000 倍。引起阴道菌群发生变化的原因仍不清楚。

(5) **萎缩性阴道炎** 绝经后、卵巢切除、妇科恶性肿瘤盆腔放射治疗的妇女及卵巢功能早衰的妇女，由于卵巢功能衰退，雌激素水平降低，阴道壁萎缩，黏膜变薄，上皮细胞内糖原减少，阴道内 pH 值上升呈碱性，多为 5.0～7.0，嗜酸性的乳杆菌不再为优势菌，局部抵抗力下降，其他致病菌过度繁殖或容易入侵引起炎症。

2. 传播途径

(1) **滴虫阴道炎** ①直接传播：经性交直接传播是主要的传播方式。由于男性感染滴虫后常无症状，易成为感染源。②间接传播：经公共浴池、浴盆、浴巾、游泳池、坐式便器、衣物、污染的医疗器械及敷料等传播。

(2) **假丝酵母菌病** ①主要为内源性传染，假丝酵母菌除作为条件致病菌寄生阴道外，也可寄生于人的口腔、肠道，一旦条件适宜可引起感染。这三个部位的假丝酵母菌可互相传染。②少部分患者可通过性交直接传染。③极少通过接触感染的衣物间接传染。

【临床表现】

1. 非特异性外阴炎 外阴皮肤黏膜瘙痒、疼痛、烧灼感，于活动、性交、排尿及排便时加重。检查见外阴充血、肿胀、糜烂，常有抓痕，严重者形成溃疡或湿疹。慢性炎症可使皮肤增厚、粗糙、皲裂，甚至苔藓样变。

2. 滴虫阴道炎 潜伏期为 4～28 日。25%～50% 的患者感染初期无症状。主要症状是阴道分泌物增多及外阴瘙痒，间或有灼热、疼痛、性交痛等。分泌物典型特点为黄色、稀薄脓性、泡沫状、有臭味。合并其他感染则呈黄绿色。瘙痒部位主要为阴道口及外阴。如炎症波及泌尿道时，可有尿频、尿痛，有时可见血尿。阴道毛滴虫能吞噬精子，并能阻碍乳酸生成，影响精子在阴道内存活，可致不孕。检查见阴道黏膜点状充血，严重者有散在出血点，甚至子宫颈有出血斑点，形成"草莓样"子宫颈。后穹隆有多量白带、灰黄色或黄白色稀薄液体或黄绿色脓性分泌物，常呈泡沫状。

3. 外阴阴道假丝酵母菌病 主要症状为外阴瘙痒、灼痛、性交痛及尿痛，阴道分泌物增多。分泌物特征为白色稠厚呈凝乳或豆腐渣样。检查见外阴红斑，小阴唇内侧及阴道黏膜附有白色膜状物，擦去后见黏膜充血红肿。急性期小阴唇内侧及阴道黏膜可有糜烂及浅表溃疡，表皮脱落。

4. 细菌性阴道病 10%～40% 的患者无临床症状，有症状者主要表现为阴道分泌物增多，分泌物特点为灰白色、均匀一致、稀薄，有鱼腥臭味，尤其性交后加重，可伴有轻度外阴瘙痒或烧灼感。检查见阴道黏膜无红肿、充血等炎症表现，分泌物黏附于阴道壁，但黏度很低，容易从阴道壁拭去。

5. 萎缩性阴道炎 主要症状为外阴瘙痒、灼热、阴道分泌物增多，分泌物稀薄，淡黄色，重者呈脓血性。如侵犯前庭及尿道口周围黏膜可有尿频、尿痛或尿失禁等泌尿系统症状，盆腔坠胀不适。检查见阴道萎缩、黏膜皱襞消失，上皮平滑、菲薄。阴道黏膜有散在小出血点或点状出血斑，有时可见浅表溃疡。严重时瘢痕形成，引起阴道狭窄、粘连甚至闭锁，炎性分泌物引流不畅，可形成阴道积脓或宫腔积脓。

【诊断及鉴别诊断】

(一) 诊断

患者有上述临床表现者应询问下列病史和做相关检查进行诊断。

1. 病史 注意有无不良卫生习惯、频繁性交、多个性伴侣、长期服用避孕药或抗生素、是否妊娠或已绝经等,是否有糖尿病、尿瘘、粪瘘、反复发作的外阴阴道炎等病史。

2. 体格检查 妇科检查情况详见上述临床表现。

3. 辅助检查

(1) 阴道分泌物湿片法 取少许阴道分泌物涂在玻片上,加1滴0.9%氯化钠溶液,在镜下找到滴虫可诊断为滴虫阴道炎;见到芽孢及假菌丝可诊断为外阴阴道假丝酵母菌病;找到线索细胞有助于诊断细菌性阴道病。如于阴道分泌物上加10%氢氧化钾溶液,则假丝酵母菌检出率高于0.9%氯化钠溶液;细菌性阴道病患者则会产生烂鱼肉样腥臭气味,系胺遇碱释放氨所致(即胺臭味试验阳性)。

(2) 阴道分泌物培养法 对有症状而多次阴道分泌物湿片法为阴性,可疑为滴虫阴道炎或外阴阴道假丝酵母菌病;或为顽固性外阴阴道假丝酵母菌病,为确诊是否为非白假丝酵母菌感染,可采用阴道分泌物培养法,准确率达98%。

(3) 阴道分泌物pH测定 pH测定具有重要鉴别意义。细菌性阴道病阴道分泌物pH值>4.5。若pH值<4.5,可能为单纯酵母菌感染;若pH值>4.5,可能存在混合感染,尤其是细菌性阴道病的混合感染。

取分泌物前24~48小时避免性交、阴道灌洗或局部用药,不做双合诊时窥器不涂润滑剂,分泌物取出后及时送检并注意保暖。

附:四种阴道炎症的鉴别(表8-1)

表8-1 四种阴道炎症的鉴别

疾病	病因	pH值	传染途径	分泌物	瘙痒	黏膜	实验室	治疗
滴虫阴道炎	阴道毛滴虫	5.2~6.6	性交传播 间接传染 医源性传播	稀薄,灰黄或黄白泡沫状,臭味	有	充血,散在出血点	滴虫,大量白细胞	口服及局部应用甲硝唑,月经后易复发
外阴阴道假丝酵母菌病	白假丝酵母菌	4.0~4.7	自身传染 性交传染 间接传播	白色稠厚凝乳状,豆渣样	明显	白色膜状物,擦后露出红肿面	芽孢,假菌丝,少量白细胞	去诱因,经前复发部用药;克霉唑;全身用药氟康唑
细菌性阴道病	菌群失调,厌氧菌繁殖	5.0~5.5	-	灰白色,匀质、稀薄、鱼腥臭味	轻度	无充血等炎性表现	胺臭味试验,线索细胞	口服及局部应用甲硝唑
老年性阴道炎	雌激素水平降低致病菌侵入	增高	-	稀薄,淡黄或血样脓性	有	老年性改变,充血等炎性改变	大量基底层细胞,白细胞	增加阴道抵抗力;口服或局部用雌激素;抑制细菌生长

（二）鉴别诊断

外阴炎应注意与慢性反复发作的白塞病，即口腔、生殖器、眼黏膜的溃疡相鉴别；还需与外阴皮肤黏膜发生色素减退和变性的外阴上皮内非瘤样病变相鉴别；同时应注意排除阴虱、蛲虫、黄疸等引起的瘙痒。

（三）辨病与辨证思路要点

1. 辨病思路要点 根据典型的临床表现及分泌物的性状，结合年龄、病史、妇科检查、镜检结果，典型病例容易诊断。萎缩性阴道炎有血性白带者，应注意排除宫颈癌、子宫内膜癌等妇科恶性肿瘤；外阴阴道假丝酵母菌病应注意有无发病诱因。

2. 辨证思路要点 主要根据白带的性状、局部症状，结合全身兼症、舌脉进行辨证。

【治疗】

（一）中医治疗

以利湿、杀虫、止痒为主，根据情况佐以清热解毒、清肝、疏肝、健脾、滋补肝肾等法。局部症状明显者，可酌情采用外治法，内外同治。

1. 脾虚湿盛证

证候：带下增多，色白或灰白色，阴痒，倦怠乏力，纳少便溏，舌苔厚腻，脉濡滑。

治法：健脾利湿，升阳止带。

方药：完带汤（《傅青主女科》）（白术，山药，人参，白芍，苍术，甘草，陈皮，黑芥穗，柴胡，车前子）加减。

2. 肝经湿热证

证候：外阴及阴道肿痛，瘙痒，灼热，局部皮肤粗糙增厚，有抓痕，黏膜充血或有溃疡，带下量多，呈泡沫状，或米泔样，或黄绿如脓，或豆渣样，气味秽臭或腥臭，伴心烦易怒，口苦口腻，胸胁、少腹胀痛，尿黄便结，舌体胖大，舌质红，苔黄腻，脉弦数。

治法：清热利湿，杀虫止痒。

方药：龙胆泻肝汤（方见多囊卵巢综合征）或萆薢渗湿汤（《疡科心得集》）（萆薢，黄柏，赤茯苓，牡丹皮，薏苡仁，滑石，通草，泽泻）。

外阴灼痛，肿胀，充血，溃疡，渗流脓水，带下增多，色黄秽臭，尿黄便秘，舌红，苔黄燥，脉滑数，为湿毒浸渍阴部，治宜清热解毒，除湿止痒。方选五味消毒饮（《医宗金鉴》）加土茯苓、蚤休、薏苡仁、萆薢。

3. 肝肾阴虚证

证候：外阴及阴中灼热、疼痛、瘙痒、干涩，皮肤粗糙、皲裂或破溃，带下色黄或赤，头晕耳鸣，五心烦热，腰膝酸软，咽干口燥，舌红少苔，脉细数。

治法：滋补肝肾，清热止痒。

方药：知柏地黄丸（《医宗金鉴》）（熟地黄，山药，山茱萸，茯苓，泽泻，牡丹皮，知母，黄柏）。

失眠多梦，应补益心肾，加柏子仁、夜交藤、酸枣仁等；潮热口干，宜养阴清热生津，加麦冬、沙参、天花粉等；头晕目眩，应滋肾养阴潜阳，加女贞子、旱莲草、钩藤等。

附：外治法

蛇床子散（《中医妇科学》）（蛇床子，川椒，明矾，苦参，百部）水煎，趁热先熏后坐浴。

外阴皮肤破溃者，可外涂珍珠散。

（二）西医治疗

1. 非特异性外阴炎

（1）消除病因　寻找病因，有糖尿病应及时治疗糖尿病，有尿瘘、粪瘘应及时行修补术。

（2）局部治疗　可用1∶5000高锰酸钾溶液或0.1%聚维酮碘液坐浴，2～3次/日，每次15～30分钟，擦干后根据病原体，涂以抗生素软膏或紫草油。慢性期局部可用可的松软膏。

2. 滴虫阴道炎

（1）全身用药　甲硝唑400mg，2次/日，连服7日为1个疗程。初次治疗可单次口服甲硝唑2g。服药后部分患者可有食欲不振、恶心、呕吐等胃肠道反应，也可见头痛、皮疹、白细胞减少等不良反应。一旦发现应立即停药。哺乳期用药不宜哺乳。

（2）局部治疗　①增强阴道防御能力，用0.5%～1%乳酸或醋酸，或1∶5000高锰酸钾溶液冲洗阴道，1次/日，10次为1个疗程。②甲硝唑200mg，于阴道冲洗后每晚塞入阴道1次，10次为1个疗程。

（3）妊娠期治疗　妊娠期滴虫阴道炎可致胎膜早破、早产。甲硝唑2g顿服，或甲硝唑400mg，2次/日，连服7日。应用前应取得患者及其家属的知情同意。

（4）性伴侣的治疗　滴虫阴道炎主要由性行为传播，性伴侣应同时进行治疗，并告知患者及性伴侣治愈前应避免无保护性交。

3. 外阴阴道假丝酵母菌病

（1）一般治疗　用2%～3%苏打（碳酸氢钠）液冲洗阴道，或坐浴，1次/日，10次为1个疗程。可改变阴道酸碱度，不利于假丝酵母菌生长。

（2）局部用药　可选用下列药物放入阴道内①制霉菌素泡腾片，每晚1粒（10万U），10～14日为1个疗程。②克霉唑栓剂，每晚1粒（150mg），连用7日。③咪康唑栓（达克宁栓），每晚1粒（200mg），连用7日。

（3）全身用药　若局部用药效果差或病情较顽固者可选用：①伊曲康唑，口服，每次200mg，1次/日，连用3～5日。②氟康唑150mg，顿服。有肝炎病史者、肝功能异常者禁用。妊娠期以局部治疗为主，禁服唑类药物。

(4) **复发性外阴阴道假丝酵母菌病的治疗** 1年内有症状并经真菌学证实的外阴阴道假丝酵母菌病发作4次以上，称为复发性外阴阴道假丝酵母菌病。抗真菌治疗分为初始治疗及巩固治疗。在初始治疗达到真菌学治愈后，给予巩固治疗至半年。初始治疗若为局部治疗，延长治疗时间7~14日；若口服氟康唑150mg，则第4日、第7日各加服1次。巩固治疗方案：可口服氟康唑150mg，每周1次，连续6个月；也可根据复发规律，在每月复发前给予局部用药巩固治疗。

4. 细菌性阴道病

(1) **全身用药** ①甲硝唑400mg，2次/日，口服，7日为1个疗程。连续应用3个疗程。②林可霉素300mg，2次/日，连服7天。

(2) **局部治疗** ①甲硝唑栓，每晚1次，连用7天。②克林霉素软膏阴道涂抹，每次5g，每晚1次。连用7天。

(3) **妊娠期治疗** 本病与不良妊娠结局（绒毛膜羊膜炎、胎膜早破、早产等）有关，且有合并上生殖道感染的可能，故妊娠期应选择口服用药。甲硝唑200mg，2次/日，连用7日。或克林霉素300mg，2次/日，连用7日。

5. 萎缩性阴道炎

(1) **阴道冲洗** 1%乳酸或0.5%醋酸，或1:5000高锰酸钾溶液，冲洗阴道，1次/日。

(2) **局部纳药** ①己烯雌酚片0.25~0.5mg放入阴道，1次/日，共7~10天，或雌三醇软膏局部涂抹，每日1~2次，连用14日。②甲硝唑栓，1次/日，置入阴道深部，共用7~10天。严重患者可加用磺胺粉或金霉素、氯霉素等粉剂或软膏涂擦。

上述各种外阴及阴道炎治疗过程中，均需注意以下事项：①保持皮肤清洁，外阴干燥。②治疗期间避免性生活。③内裤及毛巾应开水烫洗，有传染性者，应煮沸5~10分钟。④外阴阴道假丝酵母菌病还应消除诱因，如积极治疗糖尿病、停用广谱抗生素或激素等。

第三节 宫颈炎

宫颈炎是子宫颈的炎症病变，是常见的女性下生殖道炎症，包括子宫颈阴道部炎症及子宫颈管黏膜炎症。因子宫颈阴道部鳞状上皮与阴道鳞状上皮相延续，阴道炎症均可引起子宫颈阴道部炎症。临床多见的宫颈炎是急性宫颈管黏膜炎，若得不到及时治疗或病原体持续存在，可导致慢性宫颈炎，也可引起上生殖道炎症，重者有可能诱发宫颈癌。中医无本病名记载，因其以带下增多，色、质、气味改变为临床主要症状，故属"带下病"范畴。

中医学将带下量明显增多或减少，色、质、气味发生异常，或伴有全身或局部症状者称为"带下病"。西医的外阴及阴道炎、宫颈炎、盆腔炎及盆腔炎性疾病后遗症、生殖器官的肿瘤、内分泌失调等均可引起带下病。本节讨论宫颈炎。

【病因病理】

(一) 中医病因病机

常见病因有热毒蕴结、湿热下注、脾虚湿盛、肾阳虚损。主要病机为湿邪伤及任带，致任脉不固，带脉失约。热毒直犯阴器、胞宫，或感染虫毒，或湿蕴化热，或肝经湿热下注，或脾虚湿邪下注，均可伤及任带二脉；或肾阳不足，命门火衰，气化失常，水湿下注，任带失约，或因肾气不固，封藏失职，均可导致带下过多。

(二) 西医病因病理

1. 病因 引起宫颈炎的主要因素包括：

(1) **病原体感染** 性传播疾病病原体如淋病奈瑟菌及沙眼衣原体，主要感染子宫颈柱状上皮引起急性宫颈炎。部分宫颈炎的病原体与细菌性阴道病病原体、生殖支原体感染有关。

(2) **物理因素、化学因素** 刺激或分娩、流产、手术、不洁性交等致子宫颈损伤并发感染而发病。

(3) **其他** 应用高浓度酸性或碱性溶液冲洗阴道，或放置腐蚀性较强的药片、栓剂或邻近器官炎症蔓延至阴道、子宫颈。

2. 病理

(1) **急性宫颈炎** 肉眼可见子宫颈黏膜充血水肿，脓性分泌物经子宫颈外口流出。

(2) **慢性宫颈炎**

①宫颈息肉 慢性炎症刺激，子宫颈管腺体和间质的局限性增生，并向子宫颈外口突出，形成单个或多个带蒂呈舌型的小肉芽样的组织，质软脆，易出血，其恶变率＜1%。光镜下见息肉表面被覆高柱状上皮，间质水肿、血管丰富及慢性炎性细胞浸润。

②宫颈管黏膜炎 病变局限于子宫颈管黏膜及黏膜下组织，子宫颈口充血、发红，子宫颈外口可见脓性分泌物。

③宫颈肥大 炎症长期刺激导致腺体和间质增生。此外，子宫颈深部的腺囊肿均可使子宫颈不同程度肥大、硬度增加。

【临床表现】

1. 急性宫颈炎 大部分无症状，有症状者主要表现为阴道分泌物增多，呈黏液脓性，可伴有外阴瘙痒及灼热感，或见经间期出血、性交后出血等症状。若合并尿路感染，可出现尿急、尿频、尿痛。妇科检查可见子宫颈充血、水肿、黏膜外翻，有黏液脓性分泌物附着甚至从子宫颈管流出，子宫颈管黏膜质脆，容易诱发出血。若为淋病奈瑟菌感染，可见尿道口、阴道口黏膜充血、水肿及多量脓性分泌物。

2. 慢性宫颈炎 多无症状，少数患者阴道分泌物增多，呈淡黄色或脓性，性交后出血，月经间期出血，偶有分泌物刺激引起外阴瘙痒或不适。妇科检查可见子宫颈呈糜烂样改变，或有黄色分泌物覆盖子宫颈口或从子宫颈口流出，也可表现为子宫颈息肉或子宫颈肥大。

如宫颈炎日久不愈上行感染可导致子宫内膜炎、输卵管炎、盆腔炎，也可引起月经不调、不孕，极个别患者可能发生宫颈癌变。

【诊断及鉴别诊断】

（一）诊断

患者有上述临床表现者应询问下列病史和做相关检查进行诊断。

1. 病史 常有分娩、流产、手术感染史；或经期不卫生、不洁性交史；或子宫颈损伤；或化学物质刺激；或病原体感染；或邻近器官炎症等病史。

2. 体格检查 妇科检查情况详见上述临床表现。

3. 辅助检查

（1）子宫颈或阴道分泌物白细胞及病原体检测 ①白细胞检测：子宫颈管脓性分泌物涂片做革兰染色，中性粒细胞>30/HP（高倍视野）；阴道分泌物涂片检查，白细胞>10/HP（需排除阴道炎），为白细胞增多，即可做出急性宫颈炎的初步诊断。②病原体检测：宫颈炎诊断后，需进一步做衣原体及淋病奈瑟菌的培养，以及分泌物检查有无细菌性、滴虫、假丝酵母菌性阴道病。

（2）宫颈刮片或做 TCT 宫颈细胞学检查 子宫颈糜烂样改变者需进行宫颈刮片或做子宫颈细胞学检查，必要时行阴道镜及子宫颈活组织检查以除外宫颈上皮内瘤变或宫颈癌。

（二）鉴别诊断

1. 宫颈柱状上皮异位和宫颈上皮内瘤变 宫颈柱状上皮异位属生理性变化即子宫颈外口处的子宫颈阴道部外观呈细颗粒状的红色区，阴道镜下表现为宽大的转化区，肉眼所见的红色区为柱状上皮覆盖，由于柱状上皮菲薄，其下间质透出而成红色。曾将此种情况称为"宫颈糜烂"并认为是慢性宫颈炎最常见的病理类型之一。但目前已明确"宫颈糜烂"并不是病理学上的上皮溃疡、缺失所致的真性糜烂，也与慢性宫颈炎的定义即间质中出现慢性炎细胞浸润并不一致。因此，"宫颈糜烂"作为慢性宫颈炎的诊断术语已不再恰当。宫颈糜烂样改变只是一个临床征象，可为生理性改变，也可为病理性改变。生理性柱状上皮异位多见于青春期、生育年龄妇女雌激素分泌旺盛者、口服避孕药或妊娠期，由于雌激素的作用，鳞柱交界部外移，子宫颈局部外观呈糜烂样改变。宫颈上皮内瘤变（CIN）无特殊性症状，偶有阴道排液增多，伴或不伴臭味，也可有接触性出血，外观也会呈糜烂样改变，需借助宫颈细胞学检查、阴道镜检查、宫颈活组织学检查，以明确诊断。

2. 宫颈癌 早期从外观上很难区别，可做子宫颈细胞学检查、阴道镜检查、子宫颈和子宫颈管活组织检查以明确诊断。

3. 宫颈湿疣 宫颈息肉与宫颈湿疣临床仅凭肉眼有时难以鉴别，可于阴道镜下取病变组织活检，检查 HPV（人乳头瘤病毒）以明确诊断。

4. 黏膜下子宫肌瘤 如突出于子宫颈口外，则形似息肉，但其质硬，病理检查有助于诊断。

5. 宫颈腺囊肿 宫颈腺囊肿绝大多数情况下是子宫颈的生理变化。子宫颈转化区内鳞状上皮取代柱状上皮过程中，新生的鳞状上皮覆盖子宫颈腺管口或伸入腺管，将腺管口阻塞，腺体分泌物引流受阻、潴留形成囊肿。一般约米粒大小，略突出于子宫颈表面，内含青白色液体。宫颈腺囊肿通常不需处理。但深部的宫颈腺囊肿，子宫颈表面无异常，表现为子宫颈肥大，应与宫颈腺癌鉴别。

（三）辨病与辨证思路

1. 辨病思路要点 根据病史、临床表现、妇科检查，必要时配合实验室检查即可明确诊断。子宫颈局部外观呈糜烂样改变者，需结合子宫颈细胞学检查、阴道镜检查、子宫颈活组织学检查除外宫颈上皮内瘤变或宫颈癌。

2. 辨证思路要点 主要根据带下的量、色、质、气味的变化，结合全身症状、舌脉辨证。

【治疗】

（一）中医治疗

本病治疗以祛湿止带为主。急性宫颈炎治疗宜清热解毒，利湿止带；慢性宫颈炎根据病因或健脾除湿，或温肾固涩以止带，内外同治。

1. 热毒蕴结证

证候：带下量多，色黄或黄绿如脓，质稠，或夹血色，或浑浊如米泔，臭秽，小腹胀痛，腰骶酸楚，小便黄赤，或有阴部灼痛，阴部瘙痒，舌红，苔黄，脉滑数。

治法：清热解毒，燥湿止带。

方药：止带方（《世补斋不谢方》）（猪苓，茯苓，车前子，泽泻，茵陈，赤芍，牡丹皮，黄柏，栀子，牛膝）合五味消毒饮（《医宗金鉴》）（蒲公英，金银花，野菊花，紫花地丁，天葵子）。

若小腹胀痛，加红藤、败酱草、川楝子等清热解毒；带下秽臭，加土茯苓、苦参、鸡冠花以清热燥湿止带；带下夹血，加清热凉血之生地黄、紫草、大蓟、小蓟、椿根皮等。

2. 湿热下注证

证候：带下量多，色黄或黄白相间，质稠有臭味，少腹、胸胁胀痛，心烦易怒，口干口苦，舌红，苔黄腻，脉濡数。

治法：疏肝清热，利湿止带。

方药：龙胆泻肝汤（方见多囊卵巢综合征）去木通。

若胸胁胀痛，加八月札、路路通以疏肝理气；少腹胀痛，加川楝子、元胡行气止痛；带下腥臭，加土茯苓、鸡冠花、薏苡仁以清热利湿止带。

3. 脾虚湿盛证

证候：带下量多，色白或淡黄，质稀，如涕如唾，无臭味，面色萎黄，精神倦怠，小腹坠胀，纳差便溏，舌淡胖有齿印，苔薄白或腻，脉缓弱。

治法：健脾益气，升阳除湿。

方药：完带汤（方见非特异性外阴炎及阴道炎症）。

若带下日久不止，加芡实、金樱子、海螵蛸以固涩止带。脾虚湿蕴化热，症见带下量多，色黄，黏稠，有臭味者，予以健脾祛湿，清热止带，方用易黄汤（《傅青主女科》）。

4. 肾阳虚损证

证候：带下量多，色白质稀，清冷如水，淋沥不止，面色晦暗，腰脊酸楚，形寒肢冷，大便溏泻或五更泄泻，尿频清长，或夜尿增多；舌质淡，苔薄白或润，脉沉迟。

治法：温肾助阳，涩精止带。

方药：内补丸（《女科切要》）（鹿茸，菟丝子，潼蒺藜，黄芪，肉桂，桑螵蛸，肉苁蓉，制附子，白蒺藜，紫菀茸）。

若腹泻便溏，去肉苁蓉，加补骨脂、肉豆蔻补肾涩精、涩肠止泻。

（二）西医治疗

1. 抗生素治疗 针对病原体选用抗生素。

（1）单纯急性淋病奈瑟菌性宫颈炎 主张大剂量、单次给药，常用药物有第三代头孢菌素，如头孢曲松钠250mg，单次肌内注射；或头孢克肟400mg，单次口服。氨基糖苷类的大观霉素4g，单次肌内注射。

（2）沙眼衣原体感染所致宫颈炎 治疗药物主要有：①四环素类：如多西环素100mg，每日2次，连服7日。②红霉素类：如阿奇霉素1g，单次顿服。③喹诺酮类：如氧氟沙星300mg，每日2次，连服7日。

由于淋病奈瑟菌感染常伴有衣原体感染，因此，若为淋菌性宫颈炎，应同时选用抗淋病奈瑟菌药和抗衣原体药物治疗。对有以上两种病原体单独或混合感染者，还应对其性伴侣进行相应的检查及治疗。

（3）合并细菌性阴道病 同时治疗细菌性阴道病，否则将导致宫颈炎持续存在。

2. 宫颈息肉 将息肉摘除，并做病理组织学检查。

3. 慢性宫颈黏膜炎 需根据子宫颈管分泌物培养及药敏试验结果选用相应抗感染药物，针对病原体治疗。对病原体不清者，可试用物理治疗。

4. 宫颈肥大 一般无需治疗。

第四节 盆腔炎性疾病

盆腔炎性疾病指女性上生殖道及其周围组织的一组感染性疾病，主要包括子宫内膜炎、输卵管炎、输卵管卵巢脓肿、盆腔腹膜炎。曾称为"急性盆腔炎"。炎症可局限于一个部位，也可同时累及几个部位，以输卵管炎、输卵管卵巢炎最常见。盆腔炎性疾病多发生在性活跃期、有月经的妇女。初潮前、无性生活和绝经后妇女很少发生盆腔炎性疾病，即使发生也常是邻近器官炎症的扩散。盆腔炎性疾病若未能得到及时、正确的治疗，可导致不孕、输卵管妊娠、慢性盆腔痛等。

中医古籍中无盆腔炎之病名，根据其临床特点，可散见于"热入血室""带下病""产后发热"中。

【病因病理】

（一）中医病因病机

本病常见病因有热毒炽盛、湿热瘀结。主要病机为热毒或湿热瘀结聚于冲任、胞宫，邪正交争，发热腹痛；邪毒炽盛，腐肉酿脓，则形成盆腔脓肿，甚则热入心包，神昏谵语。

（二）西医病因病理

1. 病因

（1）**病原体**　有外源性及内源性，两种病原体可单独存在，但通常为混合感染。外源性病原体主要为性传播疾病的病原体，如沙眼衣原体、淋病奈瑟菌、支原体。内源性病原体来自原寄居于阴道内的微生物群，包括需氧菌及厌氧菌，主要有金黄色葡萄球菌、溶血性链球菌、大肠埃希菌、脆弱类杆菌、消化球菌、消化链球菌等。

（2）**发病诱因**　各种宫腔内手术操作造成的创伤或无菌操作不严，导致下生殖道内源性病原体上行感染；宫颈炎及细菌性阴道病等下生殖道感染上行蔓延；邻近器官炎症，如阑尾炎、腹膜炎、膀胱炎等直接蔓延；盆腔炎性疾病再次急性发作。

（3）**感染途径**　①沿生殖道黏膜上行蔓延。②经淋巴系统蔓延。③经血液循环传播。④直接蔓延。

2. 病理

（1）**急性子宫内膜炎及子宫肌炎**　子宫内膜充血、水肿，有炎性渗出物，严重者内膜坏死、脱落形成溃疡。镜下见大量白细胞浸润，炎症向深部侵入形成子宫肌炎。

（2）**急性输卵管炎、输卵管积脓、输卵管卵巢脓肿**　①炎症经子宫内膜向上蔓延，首先侵及输卵管，引起输卵管黏膜肿胀、间质水肿及充血、大量中性粒细胞浸润，导致输卵管炎、输卵管卵巢炎。若伞端粘连闭锁，则形成输卵管积脓。②病原菌通过子宫颈管的淋巴播散到宫旁结缔组织，首先侵及浆膜层，发生输卵管周围炎，然后累及肌层。轻者输卵管仅有轻度充血、肿胀、略增粗；严重者输卵管明显增粗、弯曲，纤维素性脓性渗出物增多，造成与周围组织粘连。

（3）**急性盆腔结缔组织炎及盆腔腹膜炎**　病原体经淋巴管进入盆腔结缔组织而引起结缔组织充血、水肿及中性粒细胞浸润，则发生盆腔结缔组织炎，并可导致血栓性静脉炎，化脓者可形成阔韧带脓肿，炎症蔓延至盆腔腹膜时，可致急性盆腔腹膜炎或盆腔脓肿。

(4) 败血症及脓毒血症　当病原体毒性强、数量多、患者抵抗力降低时，常发生败血症、脓毒血症，甚至导致感染性休克而使患者死亡。多见于严重的产褥感染、感染性流产及播散性淋病。

(5) 肝周围炎　是指肝包膜炎症而无肝实质损害的肝周围炎。淋病奈瑟菌及衣原体感染均可引起。临床表现为继下腹痛后出现右上腹痛，或下腹疼痛与右上腹疼痛同时出现。

【临床表现】

本病症状可因炎症轻重及范围大小而有不同。常见症状为下腹痛、阴道分泌物增多。腹痛为持续性，活动或性交后加重；阴道分泌物呈脓性，秽臭。若病情严重可出现发热甚至高热、寒战、头痛、食欲不振。月经期发病可出现经量增多、经期延长。若有腹膜炎，可有恶心、呕吐、腹胀、腹泻等。伴有泌尿系统感染可有尿急、尿频、尿痛。若有脓肿形成，可有下腹包块及局部压迫刺激症状；包块位于子宫前方可出现膀胱刺激症状；包块位于子宫后方可有直肠刺激症状；若在腹膜外可致腹泻、里急后重感和排便困难。若有输卵管炎的症状及体征，并同时有右上腹疼痛者，应怀疑有肝周围炎。

体征个体差异较大，轻者无明显异常发现，或妇科检查仅发现子宫颈举痛或宫体压痛或附件区压痛。重者呈急性病容，体温升高，心率加快，下腹部有压、反跳痛及肌紧张，甚至出现腹胀，肠鸣音减弱或消失。妇科检查：阴道充血，有大量脓性臭味分泌物，穹隆明显触痛。子宫颈充血、水肿，举痛明显，宫体稍大，质软，有压痛，活动受限。子宫两侧压痛明显，有时扪及包块。有宫旁结缔组织炎时，下腹一侧或两侧可触及片状增厚，压痛，或两侧宫骶韧带高度水肿、增粗。有脓肿形成且位置较低时，后穹隆或侧穹隆可扪及肿块且有波动感。

【诊断与鉴别诊断】

（一）诊断

患者有上述临床表现者应询问下列病史和做相关检查进行诊断。

1. 病史　多有近期妇产科手术史、盆腔炎病史；或经期产后不注意卫生、房事不洁等。

2. 体格检查　包括妇科检查和全身检查，有上述盆腔炎性疾病体征。

3. 辅助检查

(1) B超检查　提示盆腔内有炎性渗出液或肿块。

(2) 血液检测　白细胞升高，以粒细胞为著；红细胞沉降率升高；血C-反应蛋白升高。

(3) 阴道分泌物生理盐水涂片　见大量白细胞。

(4) 阴道后穹隆穿刺　可吸出脓液。

(5) **病原体培养** 阴道和子宫颈管分泌物、后穹隆穿刺液，以及血液和盆腔感染部位分泌物培养可检测病原体。

（二）鉴别诊断

1. 异位妊娠 输卵管妊娠流产、破裂者，有腹腔内出血，临床表现为腹痛、阴道流血，甚至晕厥，与盆腔炎性疾病相似。盆腔炎者高热，白细胞升高。异位妊娠者血 β–hCG 升高，后穹隆可抽出不凝固的血液，而盆腔炎者则为脓液，可资鉴别。

2. 急性阑尾炎 均有身热、腹痛、白细胞升高。盆腔炎性疾病在下腹部，病位较低，常伴有阴道分泌物异常；急性阑尾炎多局限于右下腹部，有麦氏点压痛、反跳痛。

3. 卵巢囊肿蒂扭转或破裂 常有卵巢囊肿病史，突然腹痛，逐渐加重，甚至伴有恶性呕吐，一般体温不高。B超检查或妇科检查可资鉴别。

（三）辨病与辨证思路要点

1. 辨病思路要点 对于以下腹痛、阴道分泌物增多为主诉或伴发热，或有腹肌紧张、压痛及反跳痛的患者，应结合病史，做妇科检查和阴道分泌物湿片检查做出初步诊断。必要时可进一步明确病原体，子宫颈管分泌物及后穹隆穿刺液的涂片培养和药敏试验及核酸扩增检测病原体，这些方法虽不如通过剖腹探查或腹腔镜直接采取感染部位的分泌物做培养及药敏准确，但临床较实用，对明确病原体有帮助。

根据2010年美国疾病控制中心诊断标准，子宫颈举痛或子宫压痛或附件区压痛为盆腔炎性疾病的最低诊断标准。

体温超过38.3℃（口表）；子宫颈或阴道异常黏液脓性分泌物；阴道分泌物湿片出现大量白细胞；红细胞沉降率升高；血C–反应蛋白升高；实验室证实的子宫颈淋病奈瑟菌或衣原体阳性为附加标准。

子宫内膜活检组织学证实子宫内膜炎；阴道超声或磁共振检查显示输卵管增粗，输卵管积液，伴或不伴有盆腔积液、输卵管卵巢肿块；或腹腔镜检查发现盆腔炎性疾病征象为特异标准。

2. 辨证思路要点 根据发热特点、下腹疼痛、带下等情况及全身症状、舌脉综合分析。

【治疗】

（一）中医治疗

本病以清热解毒为主，辅以祛湿化瘀。遵循"急则治其标，缓则治其本"的原则，高热阶段属实属热，以清热解毒为主；热减或热退，则以祛湿化瘀、消癥散结为法；若邪盛正衰，正不胜邪，出现阳衰阴竭之证，则以急救为先，积极采用西医抢救措施。

1. 热毒炽盛证

证候：高热恶寒，甚或寒战，头痛，下腹疼痛拒按，口干口苦，精神不振，恶心纳少，大便秘结，小便黄赤，带下量多，色黄如脓，秽臭，舌质红，苔黄燥或黄厚，脉洪数或滑数。

治法：清热解毒，化瘀止痛。

方药：五味消毒饮（方见宫颈炎）合大黄牡丹汤（《金匮要略》）（大黄，牡丹皮，桃仁，冬瓜子，芒硝）。

若病在阳明，身热面赤，恶热汗出，口渴，脉洪数，可选白虎汤（《伤寒论》）加清热解毒之品。热入营血，高热，时或烦躁，下腹痛不减，斑疹隐隐，舌红绛，苔黄燥，脉弦细数，宜清营解毒，活血消瘀，方选清营汤（《温病条辨》）加减。

2. 湿热瘀结证

证候：下腹部疼痛拒按或胀满，热势起伏，寒热往来，带下量多，色黄质稠，气味臭秽，或经量增多，淋沥不止，大便溏或燥结，小便短赤；舌红有瘀点，苔黄腻，脉滑数。

治法：清热利湿，化瘀止痛。

方药：仙方活命饮（方见前庭大腺炎）加薏苡仁、冬瓜仁。

若大便秘结，加大黄、芒硝以通腑泄热；带下量多加黄柏、椿根皮清热利湿止带。

（二）西医治疗

1. 抗生素治疗 根据药敏试验选用抗生素。在细菌培养结果不明或无培养条件时，则根据临床表现及经验加以选用。选择广谱抗生素及联合用药，常用药物有青霉素类、头孢菌素类、氨基糖苷类、大环内酯类、四环素类、喹诺酮类、甲硝唑、克林霉素及林可霉素等。给药途径以静脉滴注收效快。抗生素的应用要求达到足量，且须注意毒性反应。在盆腔炎性疾病诊断48小时内及时用药将明显降低后遗症的发生。具体选药的方案根据医院的条件、患者的接受程度、药物价格及药物有效性等综合考虑，达到个体化。在抗生素治疗前了解患者的抗生素用药史、药物过敏史及常用抗生素的抗菌谱及其副作用。

青霉素治疗时用大剂量，按病情严重程度，每日240万~1000万IU静脉滴注，病情缓解后可减至每日120万~400万IU，分4次肌内注射。如对青霉素过敏，可选用红霉素每日1.2g静脉滴注，外加庆大霉素每日16万~32万IU，分2~3次静脉滴注或肌内注射。甲硝唑对厌氧菌有广谱抗菌作用，可与对需氧菌有效的广谱抗生素配合。甲硝唑注射液500mg静脉滴注，每8小时1次。病情好转改口服。本药可通过胎盘及进入乳汁，故孕妇及哺乳期妇女慎用。

2. 手术治疗 以下情况可考虑手术治疗。

（1）经药物治疗无效 凡有脓肿形成，经药物治疗48~72小时，体温持续不降，患者中毒症状加重或肿块增大者。

（2）输卵管积脓或输卵管卵巢脓肿持续存在 经药物治疗病情有好转，继续控制炎症数日（2~3周），包块仍未消失但已局限化，应手术切除，以免日后再次急性发作。

(3) **脓肿破裂** 突然腹痛加剧，高热、寒战、恶心呕吐、腹胀拒按，或有中毒性休克表现，应怀疑脓肿破裂，需立即在抗生素治疗的同时行剖腹探查。可根据患者年龄、病灶范围、一般状态等全面考虑选择手术范围及经腹手术或腹腔镜手术，原则以切除病灶为主。

第五节 盆腔炎性疾病后遗症

盆腔炎性疾病后遗症由盆腔炎性疾病未得到及时正确的诊断或治疗迁延而成。过去称为"慢性盆腔炎"。本病病情较顽固，当机体抵抗力较差时，可有急性发作。是临床常见病。

中医学无盆腔炎性疾病后遗症之病名，根据其临床特点可归属"妇人腹痛""带下病""癥瘕""不孕""月经失调"等。妇女不在经期、妊娠及产后期间发生小腹疼痛，甚则痛连腰骶者，中医称为妇人腹痛。西医的盆腔炎性疾病后遗症、盆腔瘀血综合征等均可引起妇人腹痛。

【病因病理】

（一）中医病因病机

本病常见病因有湿热瘀结、气滞血瘀、寒湿瘀阻、气虚血瘀、血瘀肾虚。主要病机为湿热或湿毒侵袭，余邪未净；或感受寒湿、湿热之邪，稽留于冲任、胞宫；病邪久稽不去，损伤脾肾或素体脾肾不足，运血无力，正虚邪实，虚实夹杂；或伤于情志，气滞血瘀，均可致使冲任、胞脉气血凝滞不通而致妇人腹痛、带下异常，或有癥瘕、不孕及月经失调等。

（二）西医病理

本病主要病理改变为组织破坏、广泛粘连、增生及瘢痕形成。可导致：①子宫内膜炎。②输卵管炎（管腔阻塞、增粗）与输卵管积水（伞部及峡部粘连闭塞，渗出液或脓肿被吸收后浆液性液体积聚于管腔内形成）。③输卵管卵巢炎与输卵管卵巢囊肿。④盆腔结缔组织炎（主、骶韧带增生、变厚，病变广泛，可致子宫固定）。

【临床表现】

1. 全身症状 多不明显，有时可有低热，易感疲乏。如病程较长，部分患者可有神经衰弱症状，如精神不振、失眠等。当抵抗力差时，易有急性或亚急性发作。

2. 慢性盆腔痛 由于慢性炎症形成的瘢痕粘连及盆腔充血，可引起下腹坠胀、疼痛及腰骶部酸痛，有时伴肛门坠胀。常在劳累、性交后、排便时及月经前后加剧。

3. 其他 由于盆腔充血，患者可有月经过多或紊乱、痛经、带下增多。输卵管粘连时，通畅欠佳或阻塞，可致异位妊娠或不孕。

妇科检查：子宫内膜炎，子宫体有压痛；输卵管炎，则在子宫一侧或双侧触及增粗的输卵管，呈条索状，有轻压痛；输卵管积水或输卵管卵巢囊肿，可在盆腔的一侧或双侧扪及囊性肿块；盆腔结缔组织炎时，子宫常呈后位，活动受限或粘连固定，子宫一侧或双侧有片状增厚、压痛，宫骶韧带增粗、变硬、有压痛。

【诊断与鉴别诊断】

（一）诊断与鉴别诊断

有盆腔炎性疾病史，又有上述典型症状及体征者，诊断多无困难。但需要排除子宫内膜异位症、卵巢囊肿、卵巢癌等疾病，必要时可借助 B 型超声检查、肿瘤标记物、腹腔镜检查等以资鉴别。

（二）辨证思路要点

本病主要根据腹痛的性质、程度，结合带下特点及全身症状、舌脉进行综合分析，辨别寒热虚实。一般以实证或虚实夹杂证多见。

【治疗】

（一）中医治疗

本病治疗以化瘀止痛为主，然后根据情况分别佐以清热除湿、疏肝解郁、温经散寒、健脾益气、补肾培元等法。

1. 湿热瘀阻证

证候：下腹隐痛或疼痛拒按，痛连腰骶，低热起伏，经行或劳累时加重，带下量多，色黄，质黏稠，胸闷纳呆，口干不欲饮，大便溏或秘结，小便黄赤，舌红，苔黄腻，脉滑数。

治法：清热除湿，化瘀止痛。

方药：银甲丸（《王渭川妇科经验选》）（金银花，连翘，红藤，蒲公英，紫花地丁，椿根皮，生蒲黄，生鳖甲，升麻，桔梗，茵陈，琥珀末，大青叶）。

2. 气滞血瘀证

证候：少腹胀痛或刺痛，经期或劳累时加重，经血量多有块，瘀块排出则痛减，带下量多，婚久不孕，经前情志抑郁，乳房胀痛，舌紫暗，有瘀斑或瘀点，苔薄，脉弦涩。

治法：疏肝解郁，化瘀止痛。

方药：膈下逐瘀汤（方见多囊卵巢综合征）。

有积块者，加皂角刺、三棱、莪术活血化瘀消癥；乳房胀痛甚，加青皮、郁金、川楝子、香附以疏肝理气。

3. 寒湿瘀阻证

证候：下腹冷痛或坠胀疼痛，经行腹痛加重，得温痛减，经行延后，量少色暗，带下量多，色白质稀，婚久不孕，舌质暗，苔白腻，脉沉迟。

治法：温经散寒，活血化瘀。

方药：少腹逐瘀汤（方见痛经）。

若白带增多，酌加党参、白术、薏苡仁、椿根皮以益气除湿止带；有炎性包块，酌加皂角刺、三棱、莪术以化瘀消癥。

4. 气虚血瘀证

证候：下腹疼痛或结块，缠绵日久，痛连腰骶，经行加重，经血量多有块，带下量多，色白质稀，精神不振，疲乏无力，食少纳呆，舌淡暗，有瘀点、瘀斑，苔白，脉弦涩无力。

治法：益气健脾，化瘀散结。

方药：理冲汤（方见子宫内膜异位症）。

5. 血瘀肾虚证

证候：下腹疼痛，腰骶酸痛，经行腰腹疼痛加重，带下量多，色白，质稀如水，经血色暗有块，量多或少，头晕耳鸣，面色晦暗，舌质暗或有瘀斑、瘀点，脉沉涩。

治法：补肾温阳，化瘀止痛。

方药：温胞饮（《傅青主女科》）（巴戟天，补骨脂，菟丝子，肉桂，附子，杜仲，白术，山药，芡实，人参）加蒲黄、五灵脂、制乳香。

本病单一疗法见效较难，多采用内外合治之法，以增进疗效。常用的外治法有中药灌肠、腹部热敷等。

附：中医外治法

1. 中药保留灌肠 处方：丹参、连翘、赤芍、制乳香、制没药、地鳖虫、皂角刺、川楝子、透骨草。浓煎100~150mL，每晚睡前保留灌肠，每日1次，14日为1个疗程，经期停用。

2. 中药热敷 处方：乌头、艾叶、鸡血藤、防风、五加皮、红花、白芷、川椒、羌活、独活、皂角刺、透骨草、千年健。上药研细末，布包隔水蒸，热敷少腹，1~2次/日。

治疗本病的内服或灌肠中药药渣均可布包趁热外敷小腹或少腹部位，每次30分钟，每个疗程14天，经期停用。

（二）西医治疗

1. 药物治疗 α-糜蛋白酶5mg或透明质酸酶1500U，肌内注射，隔日1次，7~10次为1个疗程；或用胎盘组织液2mL，肌内注射，隔日1次，连用2~3个月。上法对炎症的消散、粘连软化及瘢痕的吸收可起到一定作用。对局部压痛明显，急性或亚急性发作者，可采用与治疗盆腔炎性疾病相同的抗生素药物。

2. 物理疗法 常用的有短波、超短波、离子透入（可加入各种药物如中药及青霉素、链霉素等）、蜡疗等，以促进盆腔局部血液循环，改善组织的营养状态，提高新陈代谢，以利于炎症的吸收和消退。

3. 手术治疗 经长期非手术治疗无效而症状明显或反复急性发作者，或已形成较大积水、炎性包块者，可采用手术治疗。

第六节 女性生殖系统炎症医案讨论

一、医案讨论

医案一

慕某，女，32岁，已婚，2012年5月18日初诊。

近半月来自觉外阴肿胀、疼痛，有灼热感，加重1周并伴有带下量多，色黄有臭味。口渴咽干，心烦易怒，溲赤便结，舌红，苔黄腻，脉弦滑数。查大阴唇下1/3处有发红肿块，触痛明显，大如核桃，有压痛。

（齐会英门诊病例）

问题：
1. 应考虑什么诊断？
2. 中医应如何辨证施治？

医案二

鲁某，女，38岁，已婚，1977年5月6日初诊。

1976年曾患"尿路感染"，发作尿频、尿痛、尿浊，愈后每见带下量多，经后尤甚，色黄黏浊，臭秽难闻，恙延数月，治无著效。伴见日晡烦热，脘腹痞闷，食不知味，腰脊酸楚，少腹胀痛，口苦舌干，小便赤热，尿道灼痛。妇科检查诊为"宫颈炎""阴道炎"。刻下症：脉来滑数，舌苔黄腻，周边薄白，舌质暗红。

（《哈荔田妇科医案医话选》）

问题：
1. 本患者的中医诊断是什么？西医诊断是什么？
2. 应如何辨证施治？中医治疗带下病应重视什么，常用的方法有哪些，哈荔田是从何处着手治疗本病的，为什么？（详见医案讨论参考）

医案三

姜某，女，33岁，已婚，2011年9月16日初诊。

高热、下腹痛、白带量多3天。

现病史：患者半月前人工流产，近3天来突然出现高热，头痛，下腹痛拒按，白带量多呈脓性，有秽臭味。伴有口干口苦，精神不振，恶心纳少，大便秘结，小便黄赤。查：高热病容，舌质红，苔黄腻，脉滑数。体温38.5℃，脉搏90次/分。

妇科检查：阴道充血，有大量的脓性分泌物；子宫颈充血、水肿，举痛明显；宫体稍大,较软,压痛,双侧附件正常;后穹隆有明显的触痛,穿刺抽出脓液。

实验室检查:白细胞增多,以粒细胞为主;红细胞沉降率升高。盆腔B超提示盆腔有渗出液。阴道分泌物培养致病菌主要为革兰阳性球菌。

(齐会英门诊病例)

问题:
1. 本患者的诊断是什么?
2. 治疗原则是什么?中医应如何辨证施治?

医案四

刘某,女,38岁,已婚,1960年1月3日初诊。

现病史:少腹疼痛4个月。患者于1956年春曾患急性盆腔炎,1959年1月生一男孩,在产后8个月时,盆腔炎又急性发作,以后痛势虽轻,但始终不断,脘胁痞塞,饮食少思,恶油腻,喜流食,爱吃稀饭,经常大便秘结,非用泻剂帮助不得解,小便量少色黄,溺时涩热,有时热痛,少腹隐痛不休,每当愤怒之下,胸胁及背部发凉。月经周期尚正常,唯经色暗,量亦不多,且常经期延长(10天左右),经期腹痛甚。舌质淡红,脉弦,两寸独微。

妇科检查:外阴已产型;阴道通畅;子宫颈光滑;子宫稍前倾,质中,活动不良;双附件增厚,轻压痛。

(马龙伯《老中医经验汇编》)

问题:
1. 本患者的中医诊断是什么?西医诊断是什么?
2. 中医如何辨证施治?

二、医案讨论参考

医案一

本病据其临床症状及体征诊断为前庭大腺炎。辨证属湿毒蕴结,治宜清热解毒,消肿散结。

处方:金银花15g,当归10g,赤芍10g,皂角刺20g,天花粉10g,浙贝母12g,防风10g,白芷10g,制乳香、制没药各6g,蒲公英10g,野菊花10g,紫花地丁10g,天葵子10g,牡丹皮10g,陈皮10g,生甘草4g。3剂,水煎服。同时建议用此药渣煎汤熏蒸及外敷外阴局部。每日1~2次,连用3天。

二诊(2012年5月22日):外阴肿胀、疼痛、灼热感明显减轻,带下量亦减,口渴咽干,心烦易怒,溲赤便结,诸症缓解。查:舌红,苔黄腻较前好转,脉弦略数,继用前方3剂,用法同前。

三诊(2012年5月26日):外阴灼热感等症已消,仅有轻微的肿胀、疼痛。妇科检查阴部肿块已明显变小,如枣核大,有触痛。舌红,苔黄略腻,脉弦滑略数,遵前方加减。用法同前。

四诊（2012年6月2日）：已无明显不适，妇科检查阴部已恢复正常。嘱患者保持外阴清洁干燥，经期禁房事，避免辛辣刺激性食物，防止复发。

按：因经行产后，摄生不慎，感染邪毒，湿热毒邪蕴结下焦，与血气相搏，壅滞前阴而成阴肿。故方选仙方活命饮以清热解毒，消肿散结，内外合治。

（齐会英门诊病例）

医案二

本例西医诊断为宫颈炎、阴道炎。属中医的带下病，辨属湿毒蕴热，注于下焦，阻滞气机，治以清化湿热之法。

处方：盐黄柏6g，金银花12g，瞿麦9g，海金沙9g，车前子、滑石各12g（海金沙、车前子、滑石同布包），白萹蓄、川草薢、冬葵子各9g，粉甘草6g，白檀香3g，淮木通4.5g，虎杖12g。3剂，水煎服。

另用蒲公英12g，吴茱萸3g，黄柏、蛇床子各9g，3剂，布包，泡水，坐浴熏，每日3次。

二诊（1977年5月16日）：前方服后，带下显减，潮热未作，腰酸脘痞、少腹掣痛诸症均不若前甚。1977年5月10日月经来潮、量少、色殷红，经行5天而止。现带下尚多，色黄兼赤，少腹隐痛，尿道涩痛，此湿热蕴于血分，水府不畅，再依前法化裁。

处方：云茯苓12g，淡竹叶、白檀香各4.5g，血余炭、车前子、滑石各12g（三药同布包），瞿麦、白萹蓄各9g，忍冬花、败酱草各12g，荜澄茄、甘草梢各6g。5剂，水煎服。外用药同前。

三诊（1977年5月22日）：带下止，尿痛、尿赤诸症已除，腰酸、潮热，迄未再发。嘱以二妙丸半剂、胆草泻肝丸半剂合服，每日1次，空腹时白水送下，连服7天。

按：本例素有湿热内蕴，郁阻下焦，故初病尿频、尿痛，继而带下黄赤，气秽难当。方中瞿麦、萹蓄、草薢、冬葵子、海金沙、滑石、车前子利水除湿，黄柏、败酱草、金银花、竹叶、木通等苦寒清热、凉血解毒；白檀香入脾肺，理气止痛而利胸膈，荜澄茄入脾肾膀胱，止痛消食兼治淋疾，二药均属辛温，而一在上、一在下，佐用之意在于散热开结、畅利气机，非徒止痛，亦助通调水道，每在苦寒药对中佐用，而获捷效。

（《哈荔田妇科医案医话选》）

医案三

据其临床表现，结合病史、实验室检查，本病例诊断为盆腔炎性疾病。主要为抗生素治疗，配合中医辨证施治。选用青霉素800万IU、庆大霉素32万IU联合用药，每日分2~3次静脉滴注，连用5天。辨属热毒炽盛证，治宜清热解毒、泄热逐瘀。

处方：金银花15g，蒲公英10g，野菊花10g，紫花地丁10g，紫背天葵10g，牡丹皮15g，桃仁10g，酒大黄10g，冬瓜仁15g，红藤20g，败酱草20g，芒硝10g，皂角刺10g，栀子10g，生地黄30g，元胡10g，黄柏10g，椿根皮10g，炙甘草6g。连服5剂。

二诊（2011年9月22日）：现高热已退，头已不痛。余症均明显好转。查：舌质红，苔黄腻但较前减轻，脉滑数。现仍用中西医结合治疗，青霉素240万IU，外加庆大霉素每日16万IU，静脉滴注连用3天。中医治疗遵前方去芒硝、酒大黄。连服5剂。

三诊（2011年9月30日）：现前述症状已基本消失。仅略感疲乏口干，食欲欠佳。查：舌红，苔薄，脉细弱。实验室检查血常规及红细胞沉降率均未见异常。盆腔B超未见异常。辨属气阴两虚，治宜益气养阴。

处方：西洋参10g，麦冬15g，五味子10g，白芍15g，焦三仙（焦山楂、焦神曲、焦麦芽）各10g，玉竹30g，炙甘草6g。3剂，水煎服。

按：此患者因人流手术无菌操作不严或术后体质虚弱，邪毒内侵，客于胞宫、滞于冲任，化热酿毒，致高热腹痛，白带量多呈脓性，有秽臭味，并伴有上述其他诸症。故在抗生素治疗的同时，方选五味消毒饮合大黄牡丹汤加减治疗，疗效显著。

（齐会英门诊病例）

医案四

本病例西医可诊断为盆腔炎性疾病后遗症。中医诊断为妇人腹痛。辨属肝郁有热，气血双虚。治宜调肝清热，益气养血。

处方：制黄精18g，当归12g，茯苓皮15g，木通6g，车前子9g（包煎），滑石12g，淡竹叶12g，炒栀子6g，淡肉苁蓉12g，甘草梢9g，生橘核9g，枯黄芩9g，灯心草1g。连服2剂。

二诊（1960年1月6日）：前药服后，觉腹中有气活动，痞塞之感略减，腹仍痛，大便依然秘结，小便量少涩而痛、色黄。脉象同前，再依前方，略增减。

处方：制黄精18g，茯苓皮15g，生橘核12g，木通6g，滑石12g，秦当归12g，淡肉苁蓉15g，车前子9g（包煎），炒栀子9g，黄芩9g，淡竹叶9g，石韦9g，甘草梢9g，灯心草1g。连服3剂。

三诊（1960年1月11日）：前方进1剂之后，诸症即均见减轻。1960年1月8日经水来潮，腹痛心烦、小便频数热疼等症皆较前减轻，经色已不暗黑。现虽仍有腹痛，痛无定处而有间歇，觉腹内有气活动，病似有开散之感，大便之燥结、小便之频数量少涩痛等亦皆有所改善。心情激愤时，胸胁及背部之发凉仍存在，与心理作用有关。胸胁发闷，饮食少思，太息为快，厌油腻，喜流食，饮水觉舒，舌苔微黄，脉细弦。

处方：制黄精18g，玉竹18g，茯苓皮15g，生橘核12g，滑石12g，甘草梢9g，炒栀子9g，黄芩9g，竹叶12g，当归9g，柴胡3g，龙胆草3g，焦白术3g，灯心草1.5g，砂仁壳6g。3~6剂。

四诊（1960年2月9日）：进前方，上月月经持续6天即净，腹痛已基本消失，二便亦接近正常。1960年2月5日经水至（超前3天），经前、经期均无所苦，色亦正而不暗黑，今已5天，大有将净之势，不似以前之经期延长情势，有时触怒，胸胁前部亦未发凉。

处方：制黄精30g，玉竹18g，茯苓12g，生橘核12g，冬瓜子15g，滑石12g，龙胆草4.5g，当归12g，焦白术9g，丝瓜络9g，淡肉苁蓉12g，柴胡3g，竹叶9g，川楝子9g。可照方常服。加炒栀子9g，做蜜丸，每服9g即可。

妇科检查：外阴、阴道正常；子宫颈光滑；子宫略前倾，质中，正常大小，活动欠佳；左附件正常，右附件稍增厚，轻压痛。

按：此案盆腔炎性疾病后遗症为3年前之盆腔炎性疾病不曾彻底治愈，又由产后因素引起急性发作，而演变为少腹隐痛不休，腹满纳差，二便异常，月经失调。服药5剂。诸症俱减，三诊之后，病已向愈，一切如常。

（马龙伯《老中医经验汇编》）

第九章 外阴白色病变及外阴瘙痒

第一节 外阴鳞状上皮增生

外阴鳞状上皮增生是以外阴瘙痒为主要症状的鳞状上皮细胞良性增生为主的外阴疾病，多见于50岁左右的妇女，恶变率为2%~5%。本病属中医学"阴痒"范畴，中医辨证及治疗参照阴痒。

【病因病理】

1. 病因 病因不明。可能与局部潮湿、分泌物或外来物刺激出现瘙痒，反复搔抓有关。

2. 病理 镜下病理变化为病变区表皮层角化过度和角化不全，棘细胞层不规则增厚，但上皮细胞层次排列整齐，极性保持，细胞的大小和核形态、染色均正常。

【临床表现】

外阴瘙痒难耐，反复搔抓，坐卧不安。检查可见病变累及大阴唇、阴唇间沟、阴蒂包皮、阴唇后联合等处，病变可呈局灶性、多发性或对称性。早期皮肤暗红或粉红，角化过度部位呈白色。晚期皮肤增厚、色素增加，出现苔藓样变，似皮革样增厚，且粗糙、隆起。严重者有抓痕、皲裂、溃疡。

【诊断与鉴别诊断】

（一）诊断

根据临床症状和体征可做出初步诊断。确诊靠组织学检查，应在色素减退区、皲裂、溃疡、隆起、硬结和粗糙处多点活检。活检前先以1%甲苯胺蓝涂抹局部皮肤，干燥后用1%醋酸液擦洗脱色，在不脱色区活检，有助于提高不典型增生或早期癌变的检出率。

（二）鉴别诊断

本病应与外阴白癜风、特异性外阴炎及外阴上皮内瘤变和外阴癌鉴别。
外阴皮肤的发白区界限分明，表面光滑润泽，质地完全正常，且无任何自觉症状者为白癜风；外阴皮肤增厚发白，伴有瘙痒且阴道分泌物增多者，首先排除假丝酵母菌病、滴虫阴道炎和外阴炎，如为炎症，治愈后白色区渐消；外阴皮肤对称性发红、增厚，瘙痒严重但阴道分泌物不增多者，应考虑糖尿病所致外阴炎。长期溃疡不愈要尽早活检以排除外阴癌。

【治疗】

1. 一般治疗 保持外阴皮肤清洁、干燥。忌食过敏、辛辣食物和少饮酒。不宜用刺激性肥皂、清洁剂或药物擦洗外阴。忌穿不透气的化纤内裤。对精神紧张、瘙痒明显致失眠者，可使用镇静、安眠和抗过敏药物。

2. 局部用药 采用糖皮质激素局部治疗。临床常用药物有0.025%氟轻松软膏，0.01%曲安奈德软膏或1%~2%氢化可的松软膏或霜剂。瘙痒基本控制后，改用氢化可的松软膏每日1~2次继续治疗，连用6周。长期治疗后增生变厚的皮肤才会明显改善。

3. 物理治疗 常用治疗方法有：①聚焦超声；②CO_2激光、冷冻（液氮）、波姆光等。对缓解症状、改善病变有一定效果。

4. 手术治疗 仅适用于：①局部病损组织出现不典型增生或有恶变可能；②反复应用药物或物理治疗无效。

第二节 外阴硬化性苔藓

外阴硬化性苔藓是以外阴及肛周皮肤萎缩变薄、色素减退呈白色病变为特征的疾病。本病属中医学"阴痒"范畴，中医辨证及治疗参照阴痒。

【病因病理】

1. 病因 病因不清。可能与以下因素有关：①自身免疫性疾病；②性激素缺乏，如睾酮不足；③基因遗传疾病；④局部组织自由基作用。

2. 病理 镜下可见表皮萎缩，过度角化。病变早期真皮乳头层水肿，晚期出现均质化，均质带下有淋巴细胞和浆细胞浸润，表皮过度角化及黑素细胞减少。

【临床表现】

本病可发生于任何年龄，但以绝经后妇女最多见，其次为幼女。主要表现为外阴病损区瘙痒及外阴烧灼感，瘙痒程度较轻，个别患者无瘙痒。严重时可有性交痛，甚至性交困难。幼女患者瘙痒症状多不明显。

病损区常位于大小阴唇、阴蒂包皮、阴唇后联合及肛周，多呈对称性。早期皮肤红肿，出现粉红、象牙白或有光泽的多角形小丘疹，丘疹融合成片后呈紫癜状，但边缘仍可见散在丘疹；进一步发展则外阴萎缩，小阴唇变小甚至消失，大阴唇变薄，皮肤变白、发亮、皱缩，弹性差，常伴皲裂及脱皮；晚期皮肤进一步萎缩、菲薄呈"雪茄纸"或羊皮样改变，阴道口挛缩狭窄。幼女病变常较轻，外阴及肛周可见锁孔状珠黄色花斑样或白色病损环,至青春期多数病变可能自行消失。硬化性苔藓极少发展为外阴癌。

【诊断和鉴别诊断】

根据症状及体征诊断,确诊靠组织学检查,注意多点活检。硬化性苔藓应与老年生理性萎缩、白癜风、外阴神经性皮炎和扁平苔藓鉴别。

【治疗】

1. **一般治疗** 同外阴鳞状上皮增生,见本章第一节。
2. **局部药物治疗** 2%丙酸睾酮油膏或水剂,或丙酸睾酮制剂与1%氢化可的松软膏混合,或0.3%黄体酮油膏等涂擦患部,瘙痒缓解后连续减少用药频率。瘙痒顽固、局部用药无效者,可用曲安奈德混悬液皮下注射。睾酮无效者也可使用丙酸倍他米松。

   幼女患此病至青春期时有自愈可能,一般不采用丙酸睾酮局部治疗,以免出现男性化。现多用1%氢化可的松软膏或0.3%黄体酮油膏涂擦局部,症状多获缓解,但应长期随访。
3. **全身用药** 阿维A胶囊有维持上皮和黏膜功能和结构的作用,每日20~30mg,能缓解瘙痒症状。口服多种维生素;伴有局部感染者使用抗生素。
4. **物理治疗** 同外阴鳞状上皮增生,见本章第一节。
5. **手术治疗** 切除表浅的外阴病损区,术后复发率较高。适应证同外阴鳞状上皮增生。

第三节 外阴硬化性苔藓合并鳞状上皮增生

外阴硬化性苔藓合并鳞状上皮增生指两种病变同时存在。可能原因为硬化性苔藓患者长期瘙痒和搔抓,导致在原有基础上出现鳞状上皮增生。因常合并不典型增生,应特别重视病理检查。主要临床表现与外阴硬化性苔藓或鳞状上皮增生相似,表现为外阴瘙痒、烧灼感及性交痛,主要体征为外阴皮肤萎缩、变薄伴有局部隆起等。确诊需多点活检、组织学检查。治疗应选用氟轻松软膏涂擦局部,每日3~4次,共用6周,继用2%丙酸睾酮软膏6~8周,之后每周2~3次,必要时长期使用。亦可选择物理疗法。

第四节 外阴瘙痒(阴痒)

妇女外阴及阴道瘙痒,甚则痒痛难忍,坐卧不宁,或伴带下增多等,称为外阴瘙痒(阴痒),又称"阴门瘙痒"等。本病相当于西医学的非特异性外阴炎、外阴阴道假丝酵母菌病、滴虫阴道炎、细菌性阴道病、萎缩性阴道炎、外阴白色病变等。

【病因病理】

(一)中医病因病机

详见第八章第二节非特异性外阴炎及阴道炎症。

（二）西医病因病理

经血、尿液、阴道分泌物、粪便（粪瘘）等刺激；化纤内裤、卫生巾通透性差致局部潮湿；经常用肥皂、清洁剂、药物擦洗外阴等不良习惯；阴虱、蛲虫、假丝酵母菌、滴虫等局部感染；阴道菌群失调使厌氧菌增多、外阴阴道萎缩性炎症；外阴白色病变；糖尿病、黄疸、神经性皮炎等全身性疾病均可导致阴痒。

【诊断与鉴别诊断】

（一）诊断

以阴部瘙痒为主症者可结合下列病史和检查进行诊断。

1. 病史 不良卫生习惯、分泌物多长期刺激，或有外阴及阴道炎、粪瘘、尿瘘等病史。

2. 症状 阴部瘙痒反复发作，甚则难以忍受，坐卧不宁，可波及肛周或大腿内侧。

3. 检查

（1）妇科检查 外阴部皮肤或轻度红肿、有抓痕，或粗糙、变厚，或有色素减退，甚则皲裂、破溃、黄水淋沥。阴道可潮红充血、溃疡或萎缩变薄，分泌物可呈黄色、白色或赤黄、赤白相间，质稀薄，或如泡沫状，或如凝乳样、豆渣样，甚至呈脓性。

（2）阴道分泌物检查 可正常，或可见念珠菌、滴虫、加德纳菌、杂菌等。

（二）鉴别诊断

1. 股癣 皮肤真菌所致的体癣，发生于股内侧及会阴部者称为股癣，病灶边缘呈堤状，清晰可见，表面有鳞屑，有明显的炎症改变。阴痒则无明显的堤状边缘病灶。

2. 湿疹 皮肤病变分布呈对称性，境界明显，易反复发作，水洗或食鱼腥虾蟹会使病情加重，且可发生于全身任何部位。阴痒者无上述特点。

（三）辨病思路要点

外阴阴道瘙痒原因众多，首先做妇科检查，初步查找阴痒原因。如阴道分泌物色黄、质稀、呈泡沫样应考虑滴虫感染；如色灰白、均匀一致、有鱼腥臭味应考虑细菌性阴道病；如外阴及阴道萎缩，应考虑萎缩性阴道炎等。并注意有无阴虱、蛲虫及有无尿瘘、粪瘘等其他局部病变，必要时做阴道分泌物涂片进行诊断和鉴别，询问有无不良卫生习惯、卵巢切除术病史和糖尿病等全身疾病。

【治疗】

中医辨证要点及辨证治疗参考非特异性外阴炎及阴道炎症；西医治疗应针对病因治疗（详见非特异性外阴炎及阴道炎症、外阴白色病变等有关章节）。

第十章　妊娠病

妊娠期间，发生与妊娠有关的疾病，称妊娠病。常见的妊娠病有：妊娠恶阻、异位妊娠、胎漏、胎动不安、滑胎、子满、子肿、子痫、胎萎不长等。

妊娠病的发病机理主要有四：一是阴血亏虚，孕后阴血下注胞宫养胎，可致阴虚阳亢；二是脾肾虚，脾虚则气血生化乏源，胎失所养，肾虚则胎失所系，胎元不固；三是冲气上逆，孕后经血不泻，冲脉气盛，易上逆犯胃；四是气滞，腹中胎体渐大，影响气机升降，易发生气机阻滞。此外，若子宫发育缺陷或藏泻失司，亦可导致胎漏、滑胎等妊娠诸病。

妊娠病的诊断应首先确诊妊娠，并注意与激经、闭经、癥瘕等鉴别，注意胎儿发育和母体健康状况，并排除畸胎等。

妊娠病的治疗原则应以胎元正常与否为前提。胎元正常者，宜治病与安胎并举。首先分清母病与胎病。母病致胎不安者，重在治母病，病去胎自安；胎不安致母病者，重在安胎，胎安病自愈。其次，安胎之法以补肾健脾、调理气血为主。补肾为固胎之本，使胎有所系；健脾乃益气血之源，使胎有载养；理气在于通调气机，使气调胎安；孕后血聚养胎，阴血偏虚，理血以养血为主或佐以清热，使脾肾健旺，气血和调，本固血充则胎可安。若胎元异常、胎堕难留或胎死腹中，或孕妇有病不宜继续妊娠者，宜速下胎益母。

妊娠期间用药宜慎重。凡峻下、滑利、祛瘀、破血、耗气、散气及一切有毒之品，均应慎用或禁用（参照《中药学》妊娠禁用或慎用药物）。如病情确实需要，可适当选用，但须严格把握剂量，"衰其大半而止"，以免伤胎。

第一节　妊娠剧吐

妊娠早期出现严重的恶心呕吐，头晕厌食，甚至食入即吐者，称为"妊娠剧吐"。治疗及时，预后大多良好。如果妊娠早期仅有恶心欲吐、择食、头晕等现象属早孕反应，不属病态，孕3个月后多数能逐渐消失。本病相当于中医学的"妊娠恶阻"，又称"子病""阻病"。

【病因病理】

（一）中医病因病机

本病主要机制是冲气上逆，胃失和降。孕后血聚冲任养胎，冲脉之气较盛；冲脉隶于阳明附于肝，肝之经脉络胃，若患者素体脾胃虚弱或有肝经郁热，孕后冲气上逆犯胃，或夹肝火上逆犯胃，两因相合则影响胃之和降，导致恶心呕吐。呕伤气，吐伤阴，肠道失润，腑气不通，则呕吐愈甚，继发气阴两虚之恶阻重症。

（二）西医病因病理

本病西医病因尚不明确，可能与 hCG 升高及心理、社会因素有关。

【临床表现】

本病主要临床表现为呕吐频繁、厌食，甚则恶闻食气，食入即吐。严重时全身疲乏无力，精神萎靡，可出现发热、神昏、脉率增快、血压下降、黄疸等症状。

【诊断与鉴别诊断】

（一）诊断

1. **病史** 有停经史、早孕反应。
2. **妇科检查** 子宫增大、变软与妊娠月份相符。
3. **辅助检查** 尿妊娠试验阳性；B 超检查宫腔内见妊娠囊，或可见胎心搏动，即可确诊为妊娠。妊娠剧吐者尿酮体定性试验通常为阳性，为辨识病情轻重，可进一步测定红细胞计数、血细胞比容、二氧化碳结合力等。

（二）鉴别诊断

1. **葡萄胎** 剧烈恶心呕吐，伴阴道不规则出血、腹痛，子宫明显大于停经月份，血 hCG 明显升高。B 超检查无妊娠囊，呈"落雪状"或"蜂窝状"图像，常可测到卵巢囊肿。
2. **妊娠合并胃肠炎** 饮食不洁史、腹痛腹泻，大便镜检可见红细胞、白细胞。
3. **妊娠合并急性阑尾炎** 疼痛始于脐周或中上腹部，伴有发热、恶心呕吐，随后疼痛转移到右下腹部，有压痛及反跳痛，肌紧张。血常规检查白细胞增多。

（三）辨病和辨证思路要点

1. **辨病思路要点** 停经后出现恶心呕吐者，首先应确诊是否正常宫内妊娠，频繁恶心呕吐视为病理，需排除肝炎、胃肠炎、葡萄胎等所致的呕吐。对中、重度患者，应做上述尿液及血液相关检查。

2. 辨证思路要点 本病的辨证主要依据呕吐物的性状和口感，结合全身症状、舌脉综合分析，以辨其寒热虚实。

【治疗】

(一) 中医治疗

本病治疗以调气和中、降逆止呕为主。注意兼固胎元、调节饮食情志，忌用升散之品。中、重度患者，可中西医结合治疗，给予输液，纠正酸中毒及电解质紊乱。

1. 脾胃虚弱证

证候：妊娠早期，反复恶心呕吐，吐出物为清水食物，口淡，纳少腹胀，神疲思睡，头晕乏力，舌淡，苔白，脉缓滑无力。

治法：健脾和胃，降逆止呕。

方药：香砂六君子汤（《名医方论》）（人参，白术，茯苓，甘草，半夏，陈皮，木香，砂仁，生姜，大枣）。

若胃中虚寒，脘腹冷痛，加丁香、白豆蔻温胃止痛；吐甚伤阴，口干，便秘，去木香、砂仁，加石斛、玉竹、麦冬、黄芩养阴清热。脾虚夹痰湿，见胸脘满闷，呕吐痰涎、口中黏腻，方用小半夏加茯苓汤（《金匮要略》）加白术、砂仁、陈皮理气和胃，化痰止呕。

2. 肝热犯胃证

证候：妊娠早期呕吐酸水、苦水，胸胁满闷，嗳气叹息，头晕目眩，烦渴口苦，便秘溲赤，舌红，苔黄燥，脉弦滑数。

治法：清肝和胃，降逆止呕。

方药：橘皮竹茹汤（《金匮要略》）（橘皮，竹茹，大枣，人参，生姜，甘草）或加味温胆汤（《医宗金鉴》）（竹茹，甘草，生姜，陈皮，制半夏，茯苓，枳实，黄芩，黄连，麦冬，芦根）。

上述两型都可因呕吐不止而致气阴两亏的严重证候（尿酮体强阳性、电解质紊乱），治宜益气养阴、和胃止呕。方用生脉散合增液汤加乌梅、竹茹、芦根，并配合输液治疗。呕吐带血样物者，加白及、藕节凉血止血。

(二) 西医治疗

重症患者应住院治疗，禁食并根据化验结果补液，每日补液量不少于3000mL，尿量不少于1000mL。应输入氯化钾、维生素 B_6、维生素 C 等，并给予维生素 B_1 肌内注射。合并代谢性酸中毒者，可给予碳酸氢钠纠正。营养不良者，静脉补充氨基酸、脂肪乳。治疗2~3日后病情多可好转。呕吐停止后试进少量流质食物，可逐渐增加进食量并减少补液量。

多数孕妇治疗后病情好转可继续妊娠，如果出现下列情况危及孕妇生命时，需考虑终止妊娠：①持续黄疸；②持续蛋白尿；③体温升高，持续在38℃以上；④心动过速

(≥120次/分);⑤伴发 Wernicke 综合征等。

第二节 异位妊娠

受精卵在子宫体腔以外着床发育称为"异位妊娠",习称"宫外孕"。但宫外孕仅指子宫以外的妊娠,如输卵管妊娠、卵巢妊娠、腹腔妊娠,不包括子宫颈妊娠和子宫残角妊娠。异位妊娠是妇科常见急腹症,发生部位以输卵管妊娠最多见(图10-1),约占95%,本节主要讨论输卵管妊娠。输卵管妊娠一旦破裂或流产,可造成急性腹腔内出血,处理不当危及生命。

本病可散见于中医古籍的"妊娠腹痛""胎漏""癥瘕"等病证之中,属少腹瘀血证。

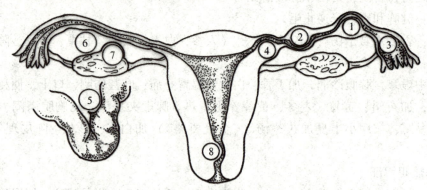

图 10-1 异位妊娠的发生部位
①输卵管壶腹部妊娠;②输卵管峡部妊娠;③输卵管伞部妊娠;④输卵管间质部妊娠;⑤腹腔妊娠;⑥阔韧带妊娠;⑦卵巢妊娠;⑧子宫颈妊娠

【病因病理】

(一)中医病因病机

本病是因少腹宿有瘀滞,冲任、胞脉、胞络不畅;或肾气不足、脾气受损,冲任虚损致孕卵不能及时移行于胞宫而在输卵管内发育,以致脉络破损,阴血内溢于少腹,发生血瘀、血虚、厥脱等一系列证候。

根据输卵管妊娠是否破损,分为未破损期和已破损期。已破损期又分为休克型、不稳定型和包块型。

(二)西医病因病理

1. 病因 慢性输卵管炎症是本病的主要病因。输卵管黏膜及周围炎症、输卵管手术史、输卵管发育不良或功能异常、辅助生殖技术等均可使受精卵通过或运送受阻,造成输卵管妊娠。

2. 病理 输卵管妊娠时，由于管腔狭小，孕卵发育到一定程度时，可发生输卵管妊娠流产或破裂：急性大量内出血，可致休克危及生命；持续或反复内出血，可形成血肿；血块机化粘连，则形成陈旧性宫外孕；若胚胎排入腹腔或阔韧带内，重新种植存活可形成继发性腹腔妊娠。

【临床表现】

本病典型症状为停经后阴道流血与腹痛。

1. 停经 多有明显停经史。20%～30%的患者则无明显停经史。

2. 腹痛 为最主要症状。输卵管妊娠未破裂或流产时，常有一侧少腹隐痛、酸胀，一旦破裂或流产，则突感下腹一侧撕裂样剧痛，持续或阵发性加剧，疼痛可向全腹扩散，常伴恶心呕吐、肛门坠胀、便意感。

3. 阴道流血 常有少量流血，呈点滴状，深褐色，持续或间歇，少数流血量多。

4. 晕厥与休克 由腹腔内急骤大出血和剧烈腹痛引起。严重程度与内出血速度及量成正比，与阴道出血不成正比。可出现面色苍白、冷汗淋漓、脉细而数、血压下降、四肢冰冷。

腹部及妇科检查常见阴道内有少许血液。未破裂或流产时子宫增大，但小于停经月份，一侧附件可触及质软包块，压痛。破裂或流产后，则患侧腹部压痛、反跳痛显著，阴道后穹隆饱满、触痛，子宫颈举痛或摇摆痛明显，内出血多时子宫有漂浮感，腹部叩诊呈移动性浊音。宫旁可扪及边界不清肿块，触痛明显。陈旧性宫外孕时，肿块边界较清。

【诊断与鉴别诊断】

（一）诊断

输卵管妊娠未发生破裂或流产时，诊断较困难，一旦破裂或流产，则较易诊断。临床上对于有停经或腹痛或阴道少量流血的患者应做下列检查，以明确诊断。

1. 体格检查

（1）腹部检查 了解腹痛部位，有无腹肌紧张、腹部压痛、反跳痛及移动性浊音。

（2）妇科检查 观察阴道内出血，了解子宫大小、子宫颈有无摇举痛、附件区有无包块及压痛等。

2. 辅助检查

（1）hCG 测定 对早期诊断异位妊娠至关重要。尿 hCG 简单快速；血 hCG 连续测定有助于其诊断、预后判断及疗效评价。

（2）B 型超声诊断 对诊断异位妊娠必不可缺。有助于明确孕囊大小、着床部位及盆腔是否有渗出物等。阴道超声较腹部超声准确。

（3）腹腔镜检查 是诊断异位妊娠的金标准，可以在确诊的同时进行镜下手术治疗。大量腹腔内出血或伴有休克者，禁做腹腔镜检查。

(4) 阴道后穹隆穿刺 适用于疑有腹腔内出血患者的诊断。抽出暗红色不凝血液，说明有血腹症存在。穿刺阴性不能排除血腹症及输卵管妊娠。

(5) 诊断性刮宫 仅适用于宫内妊娠流产的鉴别和超声不能确定妊娠部位者。病检结果仅见蜕膜而无绒毛，有助于诊断异位妊娠。

（二）鉴别诊断

1. 黄体破裂 两者均可见下腹一侧突发性疼痛、压痛及反跳痛，内出血症状及体征亦相似。但黄体破裂多发生于月经前；子宫大小正常；附件无肿块；尿妊娠试验阴性。

2. 宫内流产 两者均有腹痛和阴道流血，但宫内流产系下腹正中阵发性坠痛，腹部无压痛、反跳痛；B 超检查宫内可见妊娠囊。

3. 卵巢囊肿蒂扭转 下腹一侧突发性疼痛，但无停经史、阴道出血及内出血征象。有卵巢肿瘤病史。妇科检查一侧可触及界限清楚的肿块，蒂部压痛明显。B 超检查可确诊。

4. 妊娠合并急性阑尾炎 见妊娠剧吐。

（三）辨病和辨证思路要点

1. 辨病思路要点 停经后（也有无停经史者）腹痛或阴道少量流血患者，应首先考虑宫内妊娠流产、异位妊娠或葡萄胎等妊娠病，并注意与黄体破裂及妊娠合并其他急腹症相鉴别。检测尿和血 hCG 及 B 型超声检查是诊断和鉴别上述疾病最常用的方法，临床上常三者结合，还可参考白细胞计数、体温及血红蛋白变化等进行鉴别。异位妊娠时血 hCG 倍增时间一般大于 7 日；B 超则提示宫腔内空虚，宫旁有孕囊或液性暗区，或可见胎心搏动；腹腔内或直肠子宫陷凹处可有无回声暗区。若 hCG > 2000IU/L，阴道超声宫内未见妊娠囊时，异位妊娠诊断基本成立。若阴道后穹隆穿刺抽出暗红色不凝血液说明有腹腔内出血。异位妊娠时其腹部、妇科检查体征及诊断性刮宫病检结果则如上所述。

2. 辨证思路要点 主要依据全身症状结合舌诊、脉象正确判断分期及类型，掌握好手术和非手术治疗的指征。

【治疗】

（一）急症处理

异位妊娠已破损型的休克型属危、急、重症，临床处理如下：

1. 一般处理 患者绝对卧床，禁止灌肠和不必要的盆腔检查，监测生命体征及神志。

2. 备血 急查血常规、血型及交叉配血，或准备自身血回输。

3. 抢救休克 吸氧、静脉输液。可用 50% 的葡萄糖 20mL 加丽参注射液 10mL 静脉推注，也可同时灌服参附汤回阳救逆。必要时输血。休克仍不能纠正时，立即手术治疗。

(二) 中西医结合非手术治疗

非手术治疗即药物保守治疗，主要适用于：①早期输卵管妊娠，要求保存生育能力的年轻患者；②无药物治疗的禁忌证；③输卵管妊娠未发生流产或破裂，无明显内出血；④妊娠囊直径≤4cm；⑤血 hCG＜2000IU/L。

非手术治疗关键是杀胚。应根据病情发展，动态辨证处理，并在有输血、输液及手术准备的条件下保守治疗。常分以下类型：

1. 未破损期 指输卵管妊娠尚未破裂者。此型应中西医结合杀胚。

证候：停经后可有早孕反应，一侧下腹隐痛，附件区有软性包块、压痛，妊娠试验阳性，B超检查宫旁出现孕囊，或附件有囊性块状物，舌质正常，苔薄白，脉弦滑。

治法：活血化瘀，消癥杀胚。

方药：宫外孕Ⅱ号方（山西医学院附属第一医院）（丹参，赤芍，桃仁，三棱，莪术）加蜈蚣、全蝎、地鳖虫。

2. 已破损期

（1）**休克型** 指输卵管妊娠破损急性大量出血，有休克征象者。本型宜中西医结合抢救。

证候：停经数日，突发一侧下腹部撕裂样剧痛，疼痛可由下腹部转向全腹，可伴有肛门坠胀感，面色苍白，肢冷汗出，恶心呕吐，血压下降或测不到，轻者出现晕厥，重者休克，有时烦躁不安，脉微欲绝或细数无力。

治法：益气固脱。

方药：生脉散（《内外伤辨惑论》）（人参，麦冬，五味子）。

（2）**不稳定型** 输卵管妊娠破损后时间不长，病情不稳定，可再次发生内出血。

证候：腹痛拒按，腹部有压痛及反跳痛，但逐步减轻，可触及界限不清的包块，时有少量阴道出血，血压平稳，舌质淡，苔薄白，脉细缓。

治法：化瘀止血，佐以益气。

方药：宫外孕Ⅰ号方（山西医学院附属第一医院）（丹参，赤芍，桃仁）去桃仁，加三七、党参、黄芪。

此型患者兼有虚象，可再次内出血，用药宜和缓。若后期血块形成，可加三棱、莪术消癥散结，用量应由少到多，逐渐增加。

（3）**包块型** 指输卵管妊娠破损时间较长，腹腔内血液已形成血肿包块者。

证候：腹腔血肿包块形成，腹痛减轻，阴道出血逐渐停止，舌质暗，脉细涩。

治法：活血祛瘀消癥。

方药：宫外孕Ⅱ号方（方见未破损期）。

若兼有虚象，酌加党参、黄芪补气。可用双柏散（经验方）或消癥散（经验方）热敷下腹部，每日2次，10日为1个疗程，加速包块吸收。

(三) 西医治疗

1. 化学药物 常用甲氨蝶呤 0.4 mg/（kg·d）肌内注射，每日1次，共5次。治疗期间应用 B 型超声和血 hCG 严密监护，注意病情变化及药物毒副反应。若用药后 14 天，血 hCG 下降，应每周测定 1 次，连续 3 次阴性，腹痛缓解或消失，阴道流血减少或停止，为显效。若病情无改善，甚至发生急性腹痛或输卵管破裂，应立即手术。局部用药可在 B 超引导下穿刺或腹腔镜下直接将甲氨蝶呤注入输卵管的妊娠囊内。

2. 手术治疗 手术方式有二：一是切除患侧输卵管；二是保留患侧输卵管。手术可经腹或经腹腔镜完成，后者是治疗异位妊娠的主要方法。手术治疗适应于：①生命体征不稳定或有腹腔内出血征象者；②诊断不明确者；③异位妊娠有进展者（如血 hCG > 3000IU/L 或持续升高、有胎心搏动、包块直径≥4cm 等）；④随诊不可靠者；⑤药物治疗禁忌或无效。

第三节 自然流产

妊娠不足 28 周、胎儿体重不足 1000g 而终止者，称为流产。妊娠 12 周之前流产者，称为早期流产，12 周或之后者，称为晚期流产。流产分自然流产和人工流产。胚胎着床后 31% 发生自然流产，其中 80% 为早期流产。本病属中医学"胎漏""胎动不安""胎堕难留""胎堕不全""堕胎""小产""滑胎"等范畴。

妊娠期间，阴道少量出血，时有时无，或淋沥不断，而无腰酸、腹痛、小腹下坠者，称为"胎漏"。妊娠期间出现腰酸、腹痛、小腹下坠，或伴有阴道少量出血者，称为"胎动不安"。妊娠 12 周内，胚胎自然殒堕者，称为"堕胎"（早期流产）；妊娠 12 周后，胎儿已成形而自然殒堕者，称为"小产"（晚期流产）。凡堕胎、小产连续自然发生 3 次以上者，称为"滑胎"。本节仅讨论胎漏、胎动不安和滑胎。

【病因病理】

（一）中医病因病机

胎漏、胎动不安的主要病因有肾虚、气血两虚、血热、外伤。主要机理是冲任气血失调，胎元不固。肾虚冲任不固，胎失所系；胎居母腹赖气载血养而发育成实，若孕妇气血虚弱，胎失载养；孕妇血热，迫血妄行，损伤胎气，均可致胎漏、胎动不安。外伤使气血紊乱，冲任失调，不能载胎养胎，亦致胎动不安。滑胎的发病机理与胎漏、胎动不安基本相同，主要是冲任损伤，胎元不固，或胚胎缺陷，不能成形而屡孕屡堕。常由胎漏、胎动不安发展而致。

（二）西医病因病理

1. 病因

（1）**胚胎因素** 胚胎或胎儿染色体异常是早期流产最常见的原因，占 50%～60%。

（2）**母体因素** 全身性疾病如严重感染、心力衰竭等；生殖器官异常如子宫畸形、肿瘤、宫颈功能不全等；内分泌异常如黄体功能不全、甲状腺功能减退等；强烈应激与不良习惯如手术、外伤或过度紧张、烟酒等不良嗜好；孕妇感染弓形虫、风疹病毒、巨细胞病毒、单纯疱疹病毒；免疫功能异常如狼疮抗凝血因子阳性等。

（3）父亲因素　精子染色体异常可导致自然流产。

（4）环境因素　过多接触放射线和砷、铅、甲醛、苯等，均可能引起流产。

2. 病理　孕 8 周前因胚胎绒毛发育不成熟，与子宫蜕膜联系尚不牢固，妊娠物多能完全排出，出血不多。妊娠 8~12 周时胎盘绒毛发育茂盛，流产物不易完整剥离，出血量常较多。妊娠 12 周后胎盘已完全形成，流产与足月分娩相似，往往先腹痛，后排出胎儿、胎盘。

【临床表现及分类】

本病临床表现主要为停经后阴道流血和腹痛。

1. 按自然流产发展的不同阶段，分为以下类型

（1）先兆流产　相当于胎漏、胎动不安。指妊娠 28 周前出现少量阴道流血，常为暗红色或血性白带，明显少于月经量，腹部轻微胀痛或腰酸。检查宫口未开，胎膜未破，子宫与停经周数相符。经休息及治疗后症状消失，可继续妊娠；若流血增多或腹痛加剧，可发展为难免流产。

（2）难免流产　相当于胎堕难留。先兆流产阴道流血量增多，阵发性下腹痛加剧，或出现阴道流液（胎膜破裂）。妇科检查子宫颈口已扩张，子宫大小与停经周数基本相符或略小。

（3）不全流产　相当于胎堕不全。难免流产继续发展，部分妊娠物排出，部分残留宫腔或嵌顿于宫口，致大量出血。妇科检查宫口已扩张，有妊娠物堵塞及持续流血，子宫小于停经周数。

（4）完全流产　相当于堕胎、小产。妊娠物已全部排出，阴道流血逐渐停止，腹痛逐渐消失。妇科检查子宫颈口已关闭，子宫接近正常大小。

2. 流产的 3 种特殊情况

（1）稽留流产　又称过期流产，相当于胎死不下。指胚胎或胎儿死亡后滞留宫腔，未能及时自然排出者。表现为早孕反应消失，子宫不再增大反而缩小。若已到中期妊娠，则孕妇腹部不见增大，胎动消失。妇科检查宫口未开，子宫较停经周数小，质地不软，未闻及胎心。

（2）复发性流产（习惯性流产）　相当于滑胎。指同一性伴侣连续发生 3 次及 3 次以上的自然流产。大多为早期流产，常因胚胎染色体或免疫功能异常、黄体功能不全、甲状腺功能低下等；晚期复发性流产常因子宫解剖异常、自身免疫异常、血栓前状态等。虽然复发性流产的定义为连续 3 次或以上，但连续 2 次流产即应重视并予评估。

（3）流产合并感染　流产过程中，若阴道流血时间长，有组织残留或非法堕胎，可能引起宫腔感染，常为厌氧菌及需氧菌混合感染。严重时可扩展至盆腔、腹腔甚至全身，并发盆腔炎、腹膜炎、败血症及感染性休克。

【诊断与鉴别诊断】

(一) 诊断

本病根据病史及临床表现多能确诊,还需结合辅助检查确定临床类型,决定处理方法。

1. 病史 应询问有无停经史和反复流产史,有无早孕反应、阴道流血及流血量和持续时间,有无阴道排液及妊娠物排出。询问有无腹痛,腹痛的部位、性质、程度。了解有无发热、阴道分泌物性状及有无臭味等。

2. 体格检查及妇科检查 测生命体征,注意有无贫血及感染。妇科检查,注意宫口是否扩张,羊膜囊是否膨出,有无妊娠物堵塞于子宫颈口内;子宫大小与停经周数是否相符,有无压痛;双侧附件有无压痛、增厚或包块。疑为先兆流产者,操作应轻柔。

3. 辅助检查

(1) B型超声检查 疑为先兆流产者,根据妊娠囊的形态,有无胎心搏动,确定胚胎或胎儿是否存活,以指导治疗。若妊娠囊形态异常或位置下移,预后不良。不全流产及稽留流产均可借助B型超声检查协助确诊。

(2) hCG及孕激素测定 尿妊娠试验对诊断妊娠有价值。为了解预后,可连续测定血hCG水平,若48小时增长速度<66%,提示预后不良。血孕酮水平也能协助判断预后。

(二) 鉴别诊断

首先,应鉴别流产的类型,鉴别诊断要点见表10-1。早期自然流产应与异位妊娠、葡萄胎、功能失调性子宫出血及子宫肌瘤等相鉴别。

表10-1 各型流产的鉴别诊断

类型	病史			妇科检查	
	出血量	下腹痛	妊娠物排出	子宫颈口	子宫大小与孕周
先兆流产	少	无或轻	无	闭	相符合
难免流产	多	加重	无	开	相符或略小
不全流产	多	加重	部分排除	开或有组织堵塞	小于孕周
完全流产	少或无	无	全部排出	闭	正常或略大

(三) 辨病和辨证思路要点

1. 辨病思路要点 患者停经后出现阴道出血或伴腹痛、腰酸、下坠者首先应做妊娠试验或血hCG检测、B超及妇科检查以确诊是否正常宫内妊娠,排除葡萄胎、异位妊娠、子宫颈原因出血等疾病,并结合上述内容进一步确诊流产类型。妊娠中晚期出现上述症状者应注意是否有前置胎盘和胎盘早剥等妊娠中晚期出血性疾患,常做B超检查以资鉴别。

2. 辨证思路要点 胎漏、胎动不安临床以腰酸、腹痛、小腹下坠及阴道少量流血为主症,故辨证中应注意上述症状的性质、程度,并结合其兼症、舌脉综合分析,辨其寒热虚实。滑胎以屡孕屡堕及兼症、舌脉作为辨证要点,结合有关检查,综合分析。

【治疗】

(一) 中医治疗

1. 胎漏、胎动不安 腰酸、腹痛、小腹下坠及阴道少量流血四大症状较轻,B 超检查为正常宫内妊娠者,以补肾安胎为治疗大法,一般于治疗 2 周后检测血 hCG 水平或 B 超检查了解胚胎情况。若滑脉不明显,早孕反应消失,血 hCG 下降,尿妊娠试验转阴,B 超检查胚胎停止发育或不正常,或治疗过程中症状加重,胎堕难留时,应去胎益母。

(1) 肾虚证

证候:妊娠期间腰酸腹痛,胎动下坠,阴道少量流血,色暗淡,质稀薄,头晕耳鸣,两膝酸软,小便频数,或曾堕胎,目眶暗黑或有面部暗斑,舌淡暗,苔薄白,脉沉细而滑。

治法:补肾益气,固冲安胎。

方药:寿胎丸(《医学衷中参西录》)(菟丝子,桑寄生,续断,阿胶)加黄芪、党参。

若气虚小腹坠胀明显,应重用黄芪、党参,酌加升麻益气升提载胎;五心烦热,酌加生地黄、山萸肉、地骨皮;畏寒肢冷,酌加补骨脂、益智仁、鹿角霜;腰膝酸软,酌加杜仲、狗脊、巴戟天;阴道流血,酌加山茱萸、旱莲草;夜尿频多,酌加桑螵蛸、覆盆子、益智仁;大便秘结,酌加肉苁蓉、熟地黄、桑椹。

(2) 气血虚弱证

证候:妊娠期间,腰酸腹痛,胎动下坠,阴道少量流血,色淡红,质稀薄,头晕眼花,心悸气短,神疲肢倦,面色㿠白,舌质淡,苔薄白,脉细弱略滑。

治法:益气养血,固冲安胎。

方药:胎元饮(《景岳全书》)(人参,当归,杜仲,白芍,熟地黄,白术,陈皮,炙甘草)加川续断、桑寄生。

若小腹下坠明显,应益气升提,固摄胎元,酌加黄芪、升麻;腰酸明显可与寿胎丸合用,以益气养血,补肾安胎。

(3) 血热证

证候:妊娠期间,腰酸腹痛,胎动下坠,阴道少量流血,血色深红或鲜红,质稠,心烦少寐,渴喜冷饮,便秘溲赤,舌红,苔黄,脉滑数。

治法:清热凉血,固冲安胎。

方药:保阴煎(方见排卵性功血之月经过多)。

若下血较多,酌加阿胶、旱莲草、苎麻根;腰痛甚,酌加菟丝子、桑寄生、杜仲。

(4) 外伤证

证候:妊娠期间,跌仆闪挫,或劳力过度,继发腰酸腹痛,胎动下坠,阴道少量流血，神疲倦怠，舌质正常，脉滑无力。

治法：益气养血，固肾安胎。

方药：加味圣愈汤（《医宗金鉴》）（当归、白芍、川芎、熟地黄、人参、黄芪、杜仲、续断、砂仁）。

若阴道流血量多，去当归、川芎，加阿胶、艾叶炭等。宿有癥积，孕后腰酸腹坠，阴道不时下血，色暗红，为瘀血为患，选桂枝茯苓丸（《金匮要略》）合寿胎丸加减。

2. 滑胎 滑胎患者应在孕前排除男方因素，积极查找病因，贯彻"预防为主、孕后早治、防治结合"的思想。未孕之前对因治疗，重视补肾健脾，益气养血，调固冲任；孕后即应保胎，服药期限应超过以往流产时的最大妊娠月份后2周以上，且无胎漏、胎动不安征象时，方可停药观察。另外，滑胎患者怀孕不宜过密，再次妊娠应距上次流产1年左右，以利恢复健康。

(1) 肾气亏损证

证候：屡孕屡堕，甚或应期而堕，或滑胎后难于再孕，头晕耳鸣，腰酸膝软，精神萎靡，夜尿频多，目眶暗黑，或面色晦暗，舌淡，苔白，脉沉弱。

治法：补肾固冲安胎。

方药：补肾固冲丸（《中医学新编》）（菟丝子、续断、巴戟天、杜仲、当归、熟地黄、鹿角霜、枸杞子、阿胶、党参、白术、大枣、砂仁）。

若阳虚见畏寒肢冷，用右归丸合寿胎丸加减；阴虚见五心烦热，用左归丸合寿胎丸加减。

(2) 气血两虚证

证候：屡孕屡堕，头晕目眩，心悸气短，神倦乏力，面色苍白，月经量少，色淡质稀，甚或经闭，舌淡，苔薄，脉细弱。

治法：益气养血，固冲安胎。

方药：泰山磐石散（《景岳全书》）（人参、黄芪、当归、续断、黄芩、川芎、白芍、熟地黄、白术、炙甘草、砂仁、糯米）。

若腰膝酸软，酌加桑寄生、杜仲；孕期出血去当归、川芎加阿胶养血止血。

(二) 西医治疗

1. 先兆流产 卧床休息，禁性生活，必要时给予镇静剂。黄体功能不全者可肌内注射黄体酮10~20mg，每日或隔日1次，口服维生素E保胎治疗；甲状腺功能减退者可口服小剂量甲状腺片。经治疗2周，若阴道流血停止，B型超声提示胚胎存活，可继续妊娠。若症状加重，B型超声发现胚胎发育不良，hCG持续不升或下降，表明流产不可避免，应终止妊娠。还应重视心理治疗，使其情绪稳定，信心增强。

2. 难免流产 一旦确诊，应尽早使妊娠物完全排出。早期流产应及时清宫，仔细检查妊娠物并送病理检查，争取做绒毛染色体核型分析，帮助明确流产原因。晚期流产时，可用缩宫素10~20U加于5%葡萄糖注射液500mL中静脉滴注，以促进子宫收缩。当胎儿及胎盘排出后检查是否完全，必要时刮宫。应给予抗生素预防感染。

3. 不全流产 应尽快行刮宫术或钳刮术，清除宫腔内残留组织。阴道大量出血伴休克者，应同时输血输液、抗生素预防感染。若阴道出血量不多，宫腔内残留组织较少，可用中药促进残留组织外排。

4. 完全流产 若无感染征象，不需特殊处理。

5. 稽留流产 处理较困难。胎盘组织机化，致使刮宫困难。死胎稽留时间过长可能发生凝血功能障碍，处理前应查凝血功能，并做好输血准备。若凝血功能正常，先使用雌激素提高子宫肌对缩宫素的敏感性。子宫小于12孕周者，可行刮宫术，应特别小心，避免子宫穿孔。子宫大于12孕周者，可使用米非司酮加米索前列醇，促使胎儿、胎盘排出。若凝血功能障碍，应尽早使用肝素、输新鲜血等，待凝血功能好转后再行刮宫。

6. 复发性流产 染色体异常夫妇，应于孕前咨询，确定是否可以妊娠。可以妊娠者，其胎儿可能遗传异常染色体，须在孕中期产前诊断。黏膜下肌瘤、子宫中隔等应在孕前矫正。子宫颈功能不全者应在孕14~18周行宫颈环扎术。黄体功能不全者，应补充黄体酮至孕12周。甲状腺功能低下者应在孕前及整个孕期补充甲状腺素。

7. 流产合并感染 治疗原则为控制感染、同时清除宫内残留物。阴道流血不多，先用广谱抗生素2~3日，感染控制后再刮宫。阴道流血量多，静脉滴注抗生素及输血的同时，用卵圆钳将宫腔内大块组织夹出，切不可用刮匙全面刮宫，以免感染扩散。术后继续用广谱抗生素，感染控制后再彻底刮宫。若已合并感染性休克，应积极抗休克，病情稳定后再彻底刮宫。若盆腔脓肿形成，应手术引流，必要时切除子宫。

第四节 前置胎盘

孕28周后，若胎盘附着在子宫下段，下缘达到或覆盖子宫颈内口，位置低于胎先露部，称为前置胎盘。前置胎盘是妊娠晚期的严重并发症，也是妊娠晚期阴道流血最常见的原因，治疗主要以西医为主。本病相当于中医学的"胎漏"，可参照本章第三节所述中医内容进行辨证施治。

【病因】

本病病因尚不清楚，可能与下述因素有关：

1. 子宫内膜病变 多次刮宫、分娩、子宫手术、感染等引起子宫内膜炎和内膜损伤，再次受孕时蜕膜血管形成不良，胎盘血供不足，刺激胎盘增大延伸到子宫下段。

2. 胎盘异常 胎盘大小和形态异常，均可发生前置胎盘。双胎妊娠时胎盘面积过大及副胎盘、膜状胎盘等可使胎盘延伸至子宫下段，形成前置胎盘。

3. 受精卵滋养层发育迟缓 受精卵到达子宫腔后，滋养层尚未具有着床能力，继续向下游走到子宫下段，在该处着床发育而成前置胎盘。辅助生殖技术、促排卵药物等使子宫内膜与胚胎发育不同步，也可导致胎盘前置。

【分类】

根据胎盘下缘与子宫颈内口的关系,将前置胎盘分为3类(图10-2):

1. **完全性前置胎盘** 又称中央性前置胎盘,胎盘组织完全覆盖子宫颈内口。
2. **部分性前置胎盘** 胎盘组织部分覆盖子宫颈内口。
3. **边缘性前置胎盘** 胎盘附着于子宫下段,其边缘达到但未超越子宫颈内口。

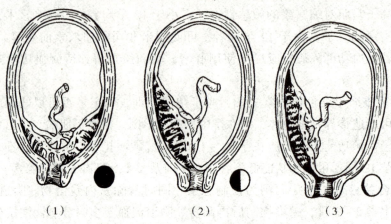

图10-2 前置胎盘的类型
(1)完全性前置胎盘;(2)部分性前置胎盘;(3)边缘性前置胎盘

胎盘位于子宫下段,胎盘边缘极为接近但未达到子宫颈内口,称为低置胎盘。

胎盘边缘与子宫颈内口的关系随孕周和诊断时期的不同而变化,分类也随之改变。如临产前为完全性前置胎盘,临产后因宫口扩张而成为部分性前置胎盘。通常依据处理前最后一次检查结果来决定分类。

前次妊娠为剖宫产,此次妊娠为前置胎盘,胎盘植入的危险增加,为凶险性前置胎盘。

【临床表现】

前置胎盘的典型症状是妊娠晚期或临产时,发生无诱因、无痛性反复阴道流血。

妊娠晚期或临产后,子宫下段肌纤维被动伸展,附着于此及子宫颈内口上的胎盘前置部分不能相应扩展而与附着处错位分离而出血。剥离处血液凝固出血暂止。子宫下段继续扩张,剥离面逐渐扩大,可反复多次出血,量多少不一,间隔缩短。前置胎盘初次出血的时间早晚、出血量、发生次数与其类型有关。完全性前置胎盘初次出血时间早,在妊娠28周左右,频繁反复出血,量较多,有时可大出血导致患者休克;边缘性前置胎盘出血较迟,多在妊娠37~40周或临产后,出血量较少;部分性前置胎盘介于二者之间。

一般情况与出血量有关,大出血时可表现为休克;反复出血可致贫血,其程度与失血量成正比。腹部检查子宫大小与停经月份相符,腹软、无压痛,胎先露高浮,易并发胎位异常。胎盘附着于子宫前壁时,可在耻骨联合上方听到胎盘杂音。出血多时,可致胎儿窘迫、死亡。

【诊断与鉴别诊断】

（一）诊断

1. 病史及临床表现 妊娠晚期无痛性阴道流血，且既往有多次刮宫、分娩史，子宫手术史，或高龄孕妇、双胎等病史，有上述症状及体征，应考虑前置胎盘。

2. 辅助检查 B型超声检查可确定前置胎盘类型，但应结合孕周诊断。妊娠中期胎盘占据子宫壁一半面积，晚期则减少到1/3或1/4，子宫下段形成及伸展使子宫颈内口与胎盘边缘间的距离增大，大部分胎盘随宫体上移而成为正常位置胎盘。故妊娠中期B超检查胎盘前置者，不宜诊断前置胎盘，而应称为胎盘前置状态。

3. 产后检查胎盘和胎膜 产前出血者，产后应检查胎盘胎儿面边缘，有血管断裂，提示有副胎盘；胎盘母体面有陈旧性血块附着，或胎膜破口距胎盘边缘不足7cm，则为前置胎盘。

（二）鉴别诊断

前置胎盘主要应与Ⅰ型胎盘早剥、脐带帆状附着、胎盘边缘血窦破裂、子宫颈病变等产前出血相鉴别。结合病史、B型超声检查及分娩后检查胎盘，一般不难鉴别。

【对母儿影响】

前置胎盘可因胎儿窘迫，甚至缺氧死亡而使早产及围产儿死亡率高；产妇反复失血导致贫血、体质虚弱，加上胎盘剥离面接近子宫颈外口，细菌易侵入而发生产褥感染；子宫下段蜕膜发育不良，可使胎盘穿透底蜕膜侵入子宫肌层，形成植入性胎盘；子宫下段组织菲薄、收缩不力及植入性胎盘，均可造成胎盘剥离不全而发生产后出血。

【治疗】

本病的处理原则是抑制宫缩、止血、纠正贫血和预防感染。根据阴道流血量、有无休克、妊娠周数、产次、胎位、胎儿是否存活、是否临产及前置胎盘类型等综合做出决定。

1. 期待疗法 在保证孕妇安全的前提下尽可能延长孕周，适用于妊娠<34周、胎儿体重<2000g、胎儿存活、阴道流血量不多、一般情况良好的孕妇。我国目前主张应住院治疗。

2. 一般处理 侧卧位，绝对卧床休息；禁性生活、阴道检查及肛查；密切观察阴道流血量；胎儿电子监护仪监护胎心率、胎动计数等；间断吸氧；纠正孕妇贫血。

3. 药物治疗 必要时给予地西泮等镇静剂；出血时间长者用抗生素预防感染；在期待过程中，可给予宫缩抑制剂如硫酸镁、利托君等；估计孕妇近日需终止妊娠者，若胎龄<34周，应用地塞米松促胎肺成熟。

4. 终止妊娠 期待治疗至36周，各项指标均说明胎儿已成熟者，可适时终止妊娠。

(1) 终止妊娠指征 孕妇反复发生多量出血甚至休克，无论胎儿成熟与否，应终止妊娠；胎龄达孕36周以上；胎儿成熟度检查提示胎儿肺成熟者；胎龄在孕34～36周，出现胎儿窘迫，监测胎肺未成熟促胎肺成熟后；胎儿已死亡或出现难以存活的畸形。

(2) 剖宫产 可在短时间内娩出胎儿，迅速结束分娩，对母儿相对安全，是处理前置胎盘的主要手段。剖宫产指征：完全性前置胎盘，持续大量阴道流血；部分性和边缘性前置胎盘出血量较多，胎先露高浮，孕36周以上，短时间内不能结束分娩，胎位、胎心异常等。

(3) 阴道分娩 边缘性前置胎盘、枕先露、阴道流血不多、无头盆不称和胎位异常，估计在短时间内能结束分娩者，可备血、输液后人工破膜，胎头下降可压迫胎盘前置部位而止血，还可促进宫缩加快产程。若破膜后仍有出血或产程进展不顺利，立即改行剖宫产术。

5. 紧急转送 患者阴道流血多而当地无条件处理，先输血、输液，消毒后用无菌纱布阴道填塞、腹部加压包扎以暂时压迫止血，迅速转送到上级医院治疗。

第五节 胎盘早剥

妊娠20周后或分娩期，正常位置的胎盘在胎儿娩出前部分或全部从子宫壁剥离，称为胎盘早剥。是妊娠晚期严重并发症，起病急、发展快，处理不及时可危及母儿生命，治疗主要以西医为主。本病相当于中医学的"胎动不安"，可参照本章第三节所述中医内容进行辨证施治。

【病因病理】

(一) 病因

1. 孕妇血管病变 孕妇患妊娠期高血压疾病、慢性高血压、肾病等，底蜕膜螺旋小动脉痉挛或硬化，远端毛细血管变性甚至破裂出血，形成胎盘后血肿，使胎盘与子宫壁分离。

2. 机械性因素 腹部受到撞击或挤压；脐带过短或绕颈、绕体相对过短，分娩时胎儿下降牵拉脐带造成胎盘剥离；羊膜穿刺时刺破前壁胎盘，血管破裂出血引起胎盘剥离。

3. 宫腔内压力骤减 双胎妊娠第一胎娩出过速；羊水过多破膜后羊水流出过快，均可使宫腔内压力骤减，子宫骤缩，胎盘与子宫壁错位而剥离。

4. 其他 如高龄孕妇、吸烟、孕妇代谢异常、有血栓形成倾向、子宫肌瘤（尤其是胎盘附着部位肌瘤）等。有早剥史的孕妇，胎盘早剥风险比无早剥史者高10倍。

（二）病理

本病的主要病理改变是底蜕膜出血并形成血肿，使胎盘从附着处分离。分显性、隐性及混合型3种类型（图10-3）。若底蜕膜出血量少，多无明显症状，仅在产后检查发现胎盘母体面有凝血块及压迹。若底蜕膜继续出血，形成胎盘后血肿，血液冲开胎盘边缘向外流出，称为显性剥离或外出血。若胎盘边缘仍附着于子宫壁或因胎先露固定于骨盆入口，使血液积聚于胎盘与子宫壁间，称隐性剥离或内出血。因子宫不能有效收缩，不能压迫破裂血窦止血，血液不断外流，胎盘后血肿越积越大，终会冲开胎盘边缘及胎膜而外流，称混合型出血。

胎盘早剥发生内出血时，随着胎盘后血肿压力的增加，血液浸入子宫肌层，引起肌纤维分离、断裂甚至变性，当血液渗透至子宫浆膜层时，子宫表面呈现紫蓝色瘀斑，称为子宫胎盘卒中，又称为库弗莱尔子宫。严重的胎盘早剥可由于子宫胎盘卒中，血液浸润子宫肌层，收缩力减弱，造成产后出血；亦可引发弥散性血管内凝血（DIC）；造成急性肾衰竭等并发症，若羊水经剥离面开放的子宫血管进入母血循环，还可并发羊水栓塞。

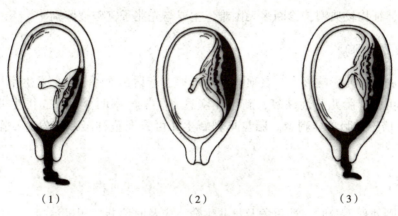

图10-3 胎盘早剥的类型
（1）显性剥离；（2）隐性剥离；（3）混合型出血

【临床表现及分类】

据病情严重程度，将胎盘早剥分为3度：

Ⅰ度：多见于分娩期，胎盘剥离面积小，常无腹痛或腹痛轻微。腹部检查子宫软，大小与孕周相符，胎位清楚，胎心正常。产后检查见胎盘母体面有凝血块及压迹即可诊断。

Ⅱ度：剥离面为胎盘面积1/3左右。表现为突发持续性腹痛、腰酸或腰背痛，疼痛程度与胎盘后积血量成正比。无阴道流血或流血量不多。子宫大于妊娠周数，宫底随胎盘后血肿增大而升高。前壁胎盘附着处压痛明显，宫缩有间歇，胎位可扪及，胎儿存活。

Ⅲ度：剥离面超过胎盘面积1/2。可出现恶心呕吐、面色苍白、血压下降等休克症状，且休克程度大多与阴道流血量不成正比。子宫硬如板状，宫缩间歇不能松弛，胎位不清，胎心消失。若患者无凝血功能障碍属Ⅲa，有凝血功能障碍属Ⅲb。

【辅助检查】

1. B型超声 胎盘与子宫壁之间出现边缘不清的液性低回声区，胎盘异常增厚或胎盘边缘"圆形"裂开。同时可见胎儿宫内状况（有无胎动和胎心搏动），并可排除前置胎盘。

2. 实验室检查 包括全血细胞计数及凝血功能检查。Ⅱ度及Ⅲ度患者应检测肾功能及二氧化碳结合力，并做DIC筛选试验，包括血小板计数、凝血酶原时间、血纤维蛋白原测定。情况紧急时，可抽取肘静脉血2mL于一干燥试管中，轻叩管壁，7分钟后若无血块形成或形成易碎的软凝血块，表明凝血功能障碍。

【诊断与鉴别诊断】

Ⅰ度临床表现不典型，主要与前置胎盘鉴别，B型超声有助鉴别。Ⅱ度及Ⅲ度胎盘早剥症状与体征均较典型，诊断多无困难，主要与先兆子宫破裂鉴别。

【对母儿影响】

胎盘早剥对母儿影响极大。贫血、剖宫产率、产后出血率、DIC发生率均升高。胎盘早剥出血可引起胎儿急性缺氧，新生儿窒息率、早产率明显升高，围生儿死亡率约11.9%，25倍于无胎盘早剥者。胎盘早剥新生儿可有严重神经系统发育缺陷、脑性麻痹等。

【治疗】

胎盘早剥处理不及时，严重危及母儿生命，应及时诊断，积极治疗。

1. 纠正休克 开放静脉通道，迅速补充血容量，改善血液循环。最好输新鲜血，既可补充血容量，又能补充凝血因子，应使血细胞比容提高到0.30以上，尿量＞30mL/h。

2. 及时终止妊娠 胎儿娩出前，胎盘剥离可能继续加重。一旦确诊Ⅱ度或Ⅲ度胎盘早剥，应及时终止妊娠。根据病情轻重、胎儿状况、产程进展、胎产式等决定终止妊娠方式。

（1）**阴道分娩** 以外出血为主，Ⅰ度患者一般情况良好，估计短时间内能结束分娩，可人工破膜经阴道分娩。产程中密切观察心率、血压、宫底高度、阴道流血及胎儿状况，一旦病情加重或胎儿窘迫，应行剖宫产。

（2）**剖宫产** 适用于：①Ⅱ度胎盘早剥，特别是初产妇，不能在短时间内结束分娩者。②Ⅰ度胎盘早剥，胎儿窘迫需抢救胎儿者。③Ⅲ度胎盘早剥，产妇病情恶化，胎儿已死，不能立即分娩者。④破膜后产程无进展者。

3. 并发症的处理

（1）**凝血功能障碍**　必须在迅速终止妊娠、阻断促凝物质继续进入母血的基础上纠正。

①补充凝血因子　及时、足量输入新鲜血及血小板等，可同时输纤维蛋白原。

②肝素　DIC 高凝阶段及早应用，有显著出血倾向或纤溶亢进阶段禁用。

③抗纤溶药物的应用　纤溶阶段时在肝素化和补充凝血因子的基础上应用。常用氨基己酸、氨甲环酸、氨甲苯酸等。

（2）**肾衰竭**　患者尿量 < 30mL/h，及时补充血容量；血容量已补足而尿量 < 17mL/h，可给予呋塞米 20~40mg 静脉推注，必要时重复用药。短期内尿量不增且血清尿素氮、肌酐、血钾进行性升高，二氧化碳结合力下降，提示肾衰竭。尿毒症时，应及时行透析治疗。

（3）**产后出血**　胎儿娩出后立即给予子宫收缩药物，如缩宫素、米索前列醇等；胎儿娩出后人工剥离胎盘，持续子宫按摩；剖宫产取出胎儿与胎盘后，立即注射宫缩剂并按摩子宫，子宫胎盘卒中者还应配以热盐水纱垫湿热敷子宫。若仍有不能控制的子宫出血，或血不凝、凝血块较软，应快速输新鲜血补充凝血因子，同时行子宫次全切除术。

第六节　胎膜早破

临产前胎膜破裂，称胎膜早破。妊娠满 37 周后的发生率为 10%；不满 37 周的发生率为 2.0%~3.5%。孕周越小，围产儿预后越差，可致早产、脐带脱垂和母儿感染等。

【病因】

导致胎膜早破的因素很多，常是多因素相互作用的结果。主要有生殖道感染病原微生物上行感染致胎膜炎；双胎妊娠、羊水过多、巨大儿等致羊膜腔压力增高；头盆不称、胎位异常致胎膜受力不均；缺乏维生素 C、锌及铜等使胎膜抗张能力下降；子宫颈内口松弛；其他如羊膜穿刺不当、人工剥膜、妊娠晚期性生活过频等均可导致胎膜早破。

【临床表现及诊断】

1. 临床表现　孕妇突感有较多液体自阴道流出，继而少量间断性排出。腹压增加如咳嗽、打喷嚏、负重时，羊水即流出。肛诊将胎先露部上推见到流液量增多。阴道窥器检查见阴道后穹隆有羊水积聚或有羊水自宫口流出，则可明确诊断。阴道流液应与尿失禁、阴道炎溢液鉴别。

2. 辅助检查

（1）**阴道液酸碱度检查**　平时阴道液 pH 值为 4.5~5.5，羊水 pH 值为 7.0~7.5，阴道液 pH 值 ≥6.5 时视为阳性，胎膜早破的可能性极大。

(2) 阴道液涂片检查 阴道液干燥片检查见羊齿植物叶状结晶，用苏丹Ⅲ染色见黄色脂肪小粒，用0.5%硫酸尼罗蓝染色可见橘黄色胎儿上皮细胞，均可确定为羊水，比用试纸测定pH值可靠。

(3) 羊膜镜检查 可以直视胎先露部，看不到前羊膜囊，即可诊断胎膜早破。

(4) 胎膜早破合并羊膜腔感染的检查 ①羊水细菌培养；②羊水涂片革兰染色检查细菌；③羊水白细胞IL-6测定：IL-6≥7.9ng/mL，提示羊膜腔感染；④血C-反应蛋白>8mg/L，提示羊膜腔感染。

(5) 超声检查 羊水量减少也可协助诊断。

【治疗】

1. 期待疗法 适用于孕28~35周不伴感染、羊水池深度≥3cm的孕妇。

(1) 一般处理 住院、绝对卧床，避免不必要的肛诊与阴道检查，保持外阴清洁，注意宫缩与羊水性状、气味，测体温与白细胞计数。

(2) 预防感染 破膜12小时以上者应预防性使用抗生素，可降低母儿感染率。

(3) 子宫收缩抑制剂的应用 常选用硫酸镁、利托君等。

(4) 促胎肺成熟 妊娠35周后，肌内注射地塞米松6mg，12小时1次，共4次。

2. 终止妊娠指征 ①妊娠<24周；②孕期>35周，胎肺成熟，子宫颈成熟，分娩发动，可令其自然分娩；③有剖宫产指征者可抗感染同时行剖宫产。

第七节 妊娠期高血压疾病

妊娠期高血压疾病是妊娠与血压升高并存的一组疾病，是妊娠期特有疾病，发生率为5%~12%。该组疾病严重影响母婴健康，是孕产妇和围产儿病死率升高的主要原因，包括妊娠期高血压、子痫前期、子痫，以及慢性高血压并发子痫前期和慢性高血压合并妊娠。前三种疾病与后两种在发病机制及临床处理上略有不同。本节重点阐述前三种疾病。本病属中医学"子肿""子晕""子痫"范畴。

妊娠中晚期，肢体面目发生肿胀者，称为"子肿"。子肿可见于妊娠期高血压疾病，也可见于低蛋白血症、营养不良、重度贫血等。本节只讨论妊娠期高血压疾病所致者。

妊娠中晚期，以头晕目眩为主症，甚或昏眩欲厥者，称为"子晕"。子晕可见于妊娠期高血压疾病、贫血等。本节只讨论妊娠期高血压疾病所致者。

妊娠晚期或临产时、新产后，突然出现眩晕倒仆、昏不知人、两目上视、牙关紧闭、四肢抽搐、腰背反张、全身强直、须臾醒、醒复发，甚或昏迷不醒者，称"妊娠痫证"，又称"子痫"。与西医子痫一致。

【病因病理】

(一) 中医病因病机

子肿的发生与脾肾关系密切，也与妊娠期特殊生理密切相关。孕妇素体脾肾阳虚，或孕后过食生冷损伤脾阳，因孕更虚，不能运化水湿及化气行水；或素多抑郁，孕后伤于情志，复加胎阻气机，气滞湿停，均可导致子肿。常见病因为脾虚湿盛、气滞湿阻、肾虚水泛。

子晕是因孕妇素体阴虚，肝阳偏亢，孕后血聚养胎，肝阳愈亢，上扰清窍；或素体脾虚，水湿内停，精血输送受阻，复因孕后阴血养胎，肝失濡养，阴不足而阳偏亢，夹痰浊上扰清窍而致。常见病因为阴虚肝旺、脾虚肝旺。

子痫是由于阴血不足，肝阳上亢，亢极生风；或痰火上扰，蒙蔽清窍而致。常见病因有肝风内动和痰火上扰。其病机实质是阴虚不足为本，风、火、痰为标。子痫可由子肿、子晕发展而来，也可不经过此过程而直接发生。

（二）西医病因病理

1. 病因　本病病因至今不明，多数学者认为可能与子宫螺旋小动脉重铸不足、母胎之间免疫机制异常、血管内皮细胞受损、遗传、营养不足及胰岛素拮抗等有关。流行病学调查发现如下高危因素：初产妇、孕妇年龄大于40岁、多胎妊娠、抗磷脂抗体阳性、高血压、慢性肾炎、糖尿病、妊娠期高血压病史及家族史、肥胖、营养不良等，均与该病密切相关。

2. 病理　本病基本病理生理变化是全身小动脉痉挛，引起各器官供血不足，产生一系列症状和体征，危害母儿，甚至导致母儿死亡。

（1）**脑**　脑部血管痉挛，引起脑组织缺氧、水肿、局部缺血、血栓形成及出血等，可出现头晕头痛、视力下降，严重者抽搐、昏迷，甚至发生脑疝。

（2）**肾脏**　肾小球扩张，内皮细胞肿胀，血浆蛋白漏出形成蛋白尿，蛋白尿的多少标志疾病的严重程度。肾血管痉挛，肾血流量减少，可致少尿，重者肾衰竭，若伴肾皮质坏死，肾功能损伤将无法逆转。

（3）**心血管**　血管痉挛，血压升高，外周阻力增加，心输出量明显减少，心肌缺血、间质水肿、心肌点状出血或坏死、肺水肿，严重时导致心力衰竭。

（4）**肝脏**　子痫前期可出现肝脏缺血、水肿、肝功能异常，各种转氨酶、碱性磷酸酶升高。严重时门静脉周围出血、坏死，肝包膜下血肿形成，亦可发生肝破裂危及母儿生命。

（5）**血液**

①血容量　由于全身小动脉痉挛，血管壁通透性增加，孕晚期大部分患者血容量不能增加1500mL，达不到5000mL，从而导致血液浓缩，红细胞比容升高。

②凝血　本病患者伴有因凝血因子缺乏或变异所致的高凝血状态，重症可发生微血管病性溶血，主要表现血小板减少（$<100\times10^9/L$）、肝酶升高、溶血。

（6）**子宫胎盘血流灌注**　子宫螺旋小动脉重铸不足致胎盘灌流量下降，螺旋动脉平均直径仅为正常孕妇的1/2，使胎盘功能下降，胎儿生长受限，胎儿窘迫。若胎盘床血管破裂可致胎盘早剥，重者母儿死亡。

【临床表现及分类】

妊娠期高血压疾病临床表现及分类见表10-2。

表10-2 妊娠期高血压疾病临床表现及分类

分类		临床表现
妊娠期高血压		妊娠期首次出现,收缩压≥140mmHg和(或)舒张压≥90mmHg,并于产后12周恢复正常;尿蛋白(-);少数患者可伴有上腹部不适或血小板减少。产后方可确诊
子痫前期	轻度	妊娠20周以后出现收缩压≥140mmHg和(或)舒张压≥90mmHg,尿蛋白≥0.3g/24h或随机尿蛋白(+)
	重度	血压和尿蛋白持续升高,发生母体脏器功能不全或胎儿并发症。出现下述任一不良情况可诊断为重度子痫前期:①血压持续升高:收缩压≥160mmHg和(或)舒张压≥110mmHg;②尿蛋白≥5.0g/24h或随机尿蛋白≥(+++);③持续性头痛或视觉障碍或其他脑神经症状;④持续性上腹部疼痛,肝包膜下血肿或肝破裂症状;⑤肝脏功能异常:肝酶ALT或AST水平升高;⑥肾脏功能异常:少尿(24小时尿量<400mL或每小时尿量<17mL)或血肌酐>106μmol/L;⑦低蛋白血症伴胸腔积液或腹腔积液;⑧血液系统异常:血小板呈持续性下降并低于$100×10^9$/L;血管内溶血、贫血、黄疸或血LDH升高;⑨心力衰竭、肺水肿;⑩胎儿生长受限或羊水过少;⑪早发型,即妊娠34周以前发病
子痫		子痫前期基础上发生不能用其他原因解释的抽搐。子痫发生前可有不断加重的重度子痫前期,但也可发生于血压升高不显著、无蛋白尿病例。通常产前子痫较多,发生于产后48小时者约占25%。子痫抽搐进展迅速,前驱症状短暂,表现为抽搐、面部充血、口吐白沫、深昏迷。随之深部肌肉僵硬,很快发展成典型的全身高张阵挛惊厥、有节律的肌肉收缩和紧张,持续1~1.5分钟,其间患者无呼吸动作;此后抽搐停止,呼吸恢复,但患者仍昏迷,最后意识恢复,但困惑、易激惹、烦躁
慢性高血压并发子痫前期		高血压孕妇在妊娠前无蛋白尿,妊娠后若出现尿蛋白≥0.3g/24h;或妊娠前有蛋白尿,妊娠后尿蛋白明显增加或血压进一步升高或血小板减少<$100×10^9$/L
妊娠合并慢性高血压		妊娠20周前收缩压≥140mmHg或舒张压≥90mmHg(除外滋养细胞疾病),妊娠期无明显加重;或妊娠20周后首次诊断高血压并持续到产后12周后

【诊断与鉴别诊断】

(一)诊断

根据病史、症状、体征及辅助检查可做出诊断,应注意有无并发症及凝血机制障碍。

1. **病史** 有高危因素及临床表现,注意有无头痛、视力改变、上腹不适等。
2. **体格检查** 高血压:同一手臂至少测量2次,收缩压≥140mmHg和(或)舒张压≥90mmHg 定义为高血压。若血压较基础血压升高 30/15mmHg 但低于 140/90mmHg 时，不作为诊断依据，但须严密观察。首次发现血压升高者，应间隔 4 小时复测。严重高血压患者［收缩压≥160mmHg 和（或）舒张压≥110mmHg］，应密切观察。

3. 辅助检查

（1）尿蛋白　高危孕妇每次产检均应检测尿蛋白。24 小时尿蛋白定量≥0.3g 或随机尿蛋白≥3.0g/L 或定性≥（＋）为蛋白尿。检查应选中段尿，避免白带和羊水污染。需注意泌尿系统感染、严重贫血、心力衰竭和难产均可导致蛋白尿。

（2）妊娠期高血压常规检查　①血常规；②尿常规；③肝功能、血脂；④肾功能、尿酸；⑤凝血功能；⑥心电图；⑦胎心监测；⑧B 型超声检查胎儿、胎盘、羊水。

（3）子痫前期、子痫病情发展、诊治过程中酌情增加以下项目　①眼底检查；②凝血功能系列（血浆凝血酶原时间、凝血酶时间、部分活化凝血活酶时间、血浆纤维蛋白原等）；③B 型超声检查肝、胆、胰、脾、肾等；④电解质；⑤动脉血气分析；⑥心脏彩超及心功能测定；⑦脐动脉血流指数、子宫动脉等血流变化、头颅 CT 或 MRI 检查。

（二）鉴别诊断

妊娠期高血压疾病应与慢性肾炎合并妊娠鉴别，子痫应与癫痫、脑炎、脑肿瘤、脑血管畸形破裂出血、糖尿病高渗性昏迷、低血糖昏迷等鉴别。

（三）辨病和辨证思路要点

1. 辨病思路要点　妊娠期高血压、子痫前期、子痫的诊断主要根据血压值，尿蛋白的有无和定量及其他常规检查，结合病史和症状及辅助检查，以及有无头痛、视力改变、上腹部疼痛，正确判断疾病分类及病情轻重。并注意与上述疾病鉴别，观察有无并发症发生。

2. 辨证思路要点　子肿辨证首先要注意肿胀的特点和程度，同时根据兼症及舌脉等辨清水肿与气滞、在脾与在肾。子晕以眩晕为主症，子痫以昏迷抽搐为主症，二者均应结合全身症状、舌脉辨其虚实。上述诸病临证时应关注水肿、蛋白尿及血压的变化。

【治疗】

（一）中医治疗

1. 子肿　应治病与安胎并举，以运化水湿为主，适当养血安胎，慎用温燥、寒凉、滑利之品，以免伤胎。水肿明显需适当休息，必要时住院治疗，适当低盐饮食。

（1）脾虚湿盛证

证候：妊娠数月，面目四肢浮肿，或遍及全身，肤色淡黄或淡白，皮薄而光亮，按之凹陷，气短懒言，口淡无味，食欲不振，小便短少，大便溏薄，舌质胖嫩，苔薄白或薄腻，边有齿印，脉缓滑无力。

治法：健脾除湿，行水消肿。

方药：白术散（《全生指迷方》）（白术，茯苓，大腹皮，生姜皮，橘皮）。

若肿势明显，小便短少，酌加猪苓、泽泻等；胸闷而喘，酌加厚朴、杏仁等；食少便溏，酌加砂仁、山药等；气短懒言，神疲乏力，酌加黄芪、党参等。

(2) 肾虚水泛证

证候：孕后数月，面浮肢肿，按之没指，下肢尤甚，头晕耳鸣，腰酸无力，下肢逆冷，心悸气短，小便不利，面色晦暗，舌淡，苔白滑，脉沉迟。

治法：温阳化气，行水消肿。

方药：真武汤（《伤寒论》）（附子，白术，茯苓，白芍，生姜）。

若腰痛甚，酌加固肾强腰安胎之品，如杜仲、续断、桑寄生、菟丝子等。

(3) 气滞湿阻证

证候：妊娠数月，肢体肿胀，始肿两足，渐及于腿，皮色不变，压痕不显，头晕涨痛，胸胁胀满，饮食减少，苔薄腻，脉弦滑。

治法：理气行滞，化湿消肿。

方药：天仙藤散（《妇人大全良方》）（天仙藤，香附，陈皮，甘草，乌药，生姜，木瓜，紫苏叶）。

若脾虚湿阻，便溏尿少，应健脾除湿利小便，合四苓散（《伤寒论》）。胸胁胀痛，情志不畅，酌加疏肝理气之品，如柴胡、佛手等。

2. 子晕 治疗以平肝潜阳为主，忌辛散温燥之品，以免重伤其阴反助风火之邪。

(1) 阴虚肝旺证

证候：妊娠中晚期，头晕目眩，视物模糊，心中烦闷，颧赤唇红，口燥咽干，手足心热，舌红，苔少，脉弦细数。

治法：滋阴补肾，平肝潜阳。

方药：杞菊地黄丸（《医级》）（牡丹皮，熟地黄，山萸肉，怀山药，泽泻，茯苓，枸杞子，菊花）加石决明、钩藤、龟板、何首乌、天麻。

热象明显者，酌加知母、黄柏滋阴泻火；口苦心烦，酌加黄芩、竹茹清热除烦。

(2) 脾虚肝旺证

证候：妊娠中晚期，头晕目眩，胸闷心烦，两胁胀满，呕逆泛恶，时吐痰涎，面浮肢肿，倦怠嗜卧，苔白腻，脉弦滑而缓。

治法：健脾理气，化痰息风。

方药：半夏白术天麻汤（《医学心悟》）（半夏，天麻，茯苓，橘红，白术，甘草，生姜，大枣）。

若头痛甚，加蔓荆子、僵蚕祛风止痛。

3. 子痫 本病发作前多有头痛、头晕、眼花、胸闷、呕吐等先兆，分为产前、产时、产后子痫，以产前子痫多见。发病时间虽然不同，但治疗原则基本相同，防重于治，重点在子痫前期，以滋阴养血、平肝潜阳为法，子痫一旦发生，则以清肝息风、祛痰安神定痉为主，产前、产时要注意护胎，产后需补虚化瘀。因病情危重，本病需中西医结合救治。

(1) 肝风内动证

证候：妊娠晚期、临产时或新产后，突然四肢抽搐，两目上吊，牙关紧闭，全身强直，颜面潮红，心悸而烦，口干咽燥，舌红或绛，无苔或苔花剥，脉弦细数或弦劲有力。

治法：养阴清热，平肝息风。

方药：羚角钩藤汤（《重订通俗伤寒论》）（钩藤，羚羊角，桑叶，川贝母，生地黄，菊花，白芍，茯神，鲜竹茹，甘草）。

若抽搐严重，酌加祛风止痉之品，如地龙、天麻等；或加活血化瘀通络之品，如丹参、赤芍等；血压增高，酌加镇肝息风之品，如石决明、怀牛膝、代赭石等；全身浮肿，小便短少，酌加利水消肿之品，如猪苓、茯苓、泽泻等。

(2) 痰火上扰证

证候：妊娠晚期，或临产时、新产后，头晕头痛，胸满呕恶，面浮肢肿，突然昏仆抽搐，气粗痰鸣，昏不识人，舌红苔黄腻，脉弦滑数。

治法：清热豁痰，开窍息风。

方药：牛黄清心丸（《痘疹世医心法》）（牛黄，朱砂，黄连，黄芩，山栀，郁金）加竹沥、丹参。

(二) 西医治疗

本病治疗目的是控制病情、延长孕周、确保母儿安全。基本原则是休息、镇静、解痉，有指征的患者降压、利尿，密切监测母胎情况，适时终止妊娠。应根据病情轻重个体化治疗。妊娠期高血压应休息、镇静、监测母胎情况，酌情降压；子痫前期应镇静，解痉，有指征的患者降压、利尿，密切监测母胎情况，适时终止妊娠；子痫应控制抽搐，病情稳定后终止妊娠。

1. 评估和监测 该病病情复杂、变化快，分娩和产后的生理变化及各种不良刺激均可能加重病情。因此，产前、产时、产后密切监测十分重要，以便了解病情进展，及时合理干预。

(1) 基本检查 了解有无头痛、胸闷、眼花、上腹部疼痛等症状。检查血压、血常规、尿常规、注意体重指数、尿量、胎动、胎心监护。

(2) 孕妇特殊检查 眼底检查、凝血指标、心肝肾功能、血脂、尿酸及电解质等。

(3) 胎儿特殊检查 B型超声和胎心监护监测胎儿状况和脐动脉血流等。

2. 一般治疗

(1) 是否住院 妊娠期高血压患者可在家或住院治疗，轻度子痫前期应住院评估决定是否院内治疗，重度子痫前期及子痫患者应住院治疗。

(2) 休息饮食 注意休息并取侧卧位，子痫前期患者不建议绝对卧床。应保证充足睡眠，必要时口服地西泮2.5~5mg。保证充足的蛋白质和热量。不建议严格限制食盐摄入。

3. 降压治疗

（1）目的　预防子痫、心脑血管意外和胎盘早剥等严重并发症。收缩压≥160mmHg和（或）舒张压≥110mmHg的孕妇必须降压治疗，收缩压≥140mmHg和（或）舒张压≥90mmHg的孕妇可以降压治疗；妊娠前已降压治疗的孕妇应继续治疗。

（2）目标血压　无脏器功能损伤，收缩压应控制在130~155mmHg，舒张压80~105mmHg；并发脏器功能损伤，收缩压应控制在130~139mmHg，舒张压80~89mmHg。降压过程力求平稳，不可波动过大。为保证子宫胎盘血流灌注，血压不可低于130/80mmHg。

降压药物选择原则：对胎儿无毒副作用，不影响心排出量、肾血流量及子宫胎盘灌注量，不使血压急剧下降或下降过低。常用的口服降压药有：拉贝洛尔、硝苯地平短效或缓释片、肼屈嗪。如口服控制不理想，可静脉用药：拉贝洛尔、尼卡地平、酚妥拉明、肼屈嗪。妊娠期一般不使用利尿剂降压。不推荐阿替洛尔和哌唑嗪。禁用血管紧张素转换酶抑制剂和血管紧张素Ⅱ受体拮抗剂。

4. 硫酸镁防治子痫　硫酸镁是子痫治疗的一线药物，也是重度子痫前期预防子痫发作的预防用药。

（1）用药指征　①控制子痫抽搐，防止再抽搐；②预防重度子痫前期发展成为子痫；③子痫前期临产前用药预防抽搐。

（2）用药方案　静脉给药结合肌内注射。

①控制子痫　静脉用药：负荷剂量硫酸镁2.5~5g，溶于10%葡萄糖20mL静脉推注（15~20分钟），或者加于5%葡萄糖100mL快速静脉滴注，继而1~2g/h静脉滴注维持。或者夜间睡前停用静脉给药，改为肌内注射：25%硫酸镁20mL加2%利多卡因2mL深部臀肌内注射。24小时硫酸镁总量25~30g，疗程24~48小时。

②预防子痫发作　负荷和维持剂量同控制子痫。24小时总量一般不超过25g。

（3）注意事项　血清镁离子有效治疗浓度为1.8~3.0mmol/L，超过3.5mmol/L即可能中毒。使用硫酸镁必备条件：①膝腱反射存在；②呼吸频率≥16次/分；③尿量≥17mL/h或≥400mL/24h；④备有10%葡萄糖酸钙。镁离子中毒时停用硫酸镁并缓慢静脉推注（5~10分钟）10%葡萄糖酸钙10mL。如合并肾功能不全、心肌病、重症肌无力等，则硫酸镁应慎用或减量。

5. 镇静药物的应用　硫酸镁无效或有禁忌时可酌情选用地西泮、冬眠药物、苯巴比妥钠，以预防并控制子痫。

6. 有指征者利尿　子痫前期不主张常规应用利尿剂，仅当出现全身性水肿、肺水肿、脑水肿、肾功能不全、急性心力衰竭时，可酌情使用呋塞米等快速利尿剂。

7. 终止妊娠时机

（1）妊娠期高血压、轻度子痫前期　可期待至足月。

（2）重度子痫前期　妊娠<26周经治疗病情不稳定建议终止妊娠；妊娠26~28周根据母胎情况及当地母儿诊治能力决定是否期待治疗；妊娠28~34周，病情不稳定，积极治疗24~48小时病情仍加重，促胎肺成熟后终止妊娠，病情稳定可期待治疗，转

至有救治早产儿能力的机构；妊娠≥34周、胎儿成熟后可终止妊娠；妊娠37周后重度子痫前期应终止妊娠。

（3）子痫　控制2小时后可考虑终止妊娠。

8. 子痫处理　子痫是妊娠期高血压疾病最严重的阶段，是本病致母儿死亡的最主要原因。处理原则为控制抽搐，纠正缺氧和酸中毒，控制血压，抽搐控制后终止妊娠。

（1）一般急诊处理　子痫发作时保持气道通畅，维持呼吸、循环功能稳定，密切观察生命体征、尿量（应留置导尿管监测）等。避免声、光等刺激。预防坠地、唇舌咬伤。

（2）控制抽搐　首选硫酸镁。当硫酸镁应用禁忌或无效时，可考虑应用地西泮、苯妥英钠或冬眠合剂控制抽搐。方案：①25%硫酸镁20mL加于25%葡萄糖溶液20mL静脉推注（>5分钟），继之用以2~3g/h静脉滴注，维持血药浓度，同时应用有效镇静药物，控制抽搐；②20%甘露醇250mL快速静脉滴注降低颅压。

（3）控制血压　脑血管意外是子痫患者死亡的最常见原因。当收缩压持续≥160mmHg、舒张压≥110mmHg时要积极降压，预防心脑血管并发症。

（4）纠正缺氧和酸中毒　吸氧并根据二氧化碳结合力等给予适量碳酸氢钠纠正酸中毒。

（5）适时终止妊娠　一般抽搐控制后2小时可考虑终止妊娠。对于早发型子痫前期（妊娠34周之前发病）治疗效果较好者，可适当延长孕周，但须严密监护孕妇和胎儿。

9. 产后处理（产后6周内）　子痫产后需继续应用硫酸镁24~48小时，至少住院密切观察4日。重度子痫前期产后应继续使用硫酸镁24~48小时预防产后子痫。子痫前期产后3~6日是血压高峰期，仍应监测血压及尿蛋白，如血压≥160/110mmHg应继续降压治疗。

第八节　羊水量异常

一、羊水过多

妊娠期间羊水量超过2000mL者，称为羊水过多。多数在数周内羊水增多，称为慢性羊水过多；少数在数日内急剧增加，称为急性羊水过多。本病属中医学"子满"范畴。

子满是指妊娠5~6个月后出现胎水过多，腹大异常，胸膈胀满，甚或喘不得卧者，亦称"胎水肿满"。

【病因病理】

（一）中医病因病机

本病主要机理是脾失健运，不能运化水湿，水湿浸渍胞中而致子满。常见病因为脾胃虚弱。

(二) 西医病因病理

胎儿中枢神经系统畸形和上消化道畸形,以及 13、18、21 三体胎儿;多胎妊娠;妊娠期糖尿病、母儿血型不合、妊娠高血压疾病等妊娠合并症;巨大胎盘、脐带帆状附着等均可导致羊水过多。另有原因不明者,约占 30%。

【临床表现】

1. 急性羊水过多 较少见,多发生在妊娠 20~24 周。羊水急剧增多,数日内子宫迅速增大,出现一系列压迫症状。肺部受压,不能平卧,呼吸困难,甚至紫绀;胃部受压,出现食量减少,消化不良,呕吐,便秘;由于胀大的子宫压迫下腔静脉,影响静脉回流,引起下肢及外阴部水肿及静脉曲张;胎位不清,胎心音遥远或听不到。

2. 慢性羊水过多 多发生在妊娠 28~32 周。羊水在数周内逐渐增多,孕妇多能适应。常在产前检查时,发现宫高、腹围大于同期孕妇。触诊时感到皮肤张力大,有液体震荡感,胎位不清,胎心音遥远或听不到。

【诊断】

急性羊水过多病史及临床表现明显,诊断不难。慢性羊水过多症状、体征不明显,需借助辅助检查。B 型超声是重要的辅助检查方法,既能测量羊水量,又能了解胎儿有无畸形。

1. B 型超声检查 羊水最大暗区垂直深度(AFV)≥8cm;或羊水指数(AFI)≥25cm 均可诊断为羊水过多。

2. 胎儿疾病检测 若胎儿有神经管畸形(无脑儿、脊柱裂)、上消化道闭锁时,羊水甲胎蛋白值超过同期正常值 3 个标准差以上,有助诊断;疑有胎儿染色体异常时,可做羊水细胞培养或胎儿血培养,进行染色体核型分析。

3. 糖耐量试验及血型检查 排除妊娠期糖尿病、母儿血型不合引起的羊水过多。

【治疗】

(一) 中医治疗

本病本虚标实,治疗宜标本兼顾,治病与安胎并举,健脾消水而不伤胎。

证候:孕期胎水过多,腹大异常,腹部皮肤薄而发亮,下肢及阴部水肿,甚至全身浮肿,食少腹胀,神疲肢软,面色淡黄。舌淡苔白,脉沉滑无力。

治法:健脾渗湿,养血安胎。

方药:鲤鱼汤(《备急千金要方》)(鲤鱼,白术,白芍,当归,茯苓,生姜,橘红)加黄芪、桑白皮。

若喘不得卧,宜宣肺平喘,酌加杏仁、苏叶等;尿少甚至尿闭,宜利水消肿,酌加车前子、泽泻；兼肾阳虚加桂枝温阳化气行水，配以菟丝子、桑寄生、续断补肾安胎。

(二) 西医治疗

1. 羊水过多合并胎儿畸形 应及时终止妊娠。

(1) **药物引产** 经腹羊膜腔穿刺，放出适量羊水后注入依沙吖啶引产。

(2) **人工破膜引产** ①高位破膜。使羊水缓慢流出，以免宫腔内压力骤减引起胎盘早剥、血压骤降与休克；放羊水过程中注意血压、脉搏及阴道流血情况。②诱发宫缩。破膜后12小时仍未临产，可用缩宫素引产，并加用抗生素。

2. 胎儿正常

(1) 病因治疗：对糖尿病和妊娠高血压疾病等应积极治疗；对母儿血型不合者，可以做宫内输血治疗。

(2) 减少羊水量：妊娠晚期羊水主要由胎儿尿液形成，吲哚美辛可抑制胎儿排尿，减少羊水生成。用药期间需每周监测羊水量。

(3) 自觉症状轻，胎龄不足37周，胎肺不成熟者，尽量延长孕周。注意休息，左侧卧位，必要时给予镇静剂。每周复查羊水指数和胎儿生长情况。

(4) 自觉症状重，经腹穿刺羊膜腔放出羊水，以减低宫腔内压力，延长孕周。在B型超声监视定位下，用15~18号腰椎穿刺针行羊膜腔穿刺，以每小时500mL的速度放出羊水，一次放羊水量不超过1500mL，注意呼吸、心率、血压及胎心，酌情用镇静保胎药以防早产；严格无菌操作防止感染；必要时3~4周后重复放羊水1次。

反复羊水增长，自觉症状严重，妊娠34周，胎肺已成熟，可终止妊娠；胎肺未成熟，可羊膜腔内注入地塞米松10mg，24~48小时后引产。

(5) 分娩期处理：应注意羊水过多过快流出，有导致脐带脱垂和胎盘早剥的危险。破膜后宫缩乏力者可用缩宫素加强宫缩。胎儿娩出后应及时预防宫缩乏力引起的产后出血。

二、羊水过少

妊娠晚期羊水量少于300mL者，称为羊水过少。羊水过少时，严重影响围生儿预后，羊水量少于50mL时，围产儿死亡率达88%。

【病因】

羊水过少主要与羊水产生减少或外漏增加有关。胎儿泌尿系统畸形致尿少或无尿；过期妊娠、胎儿生长受限、胎盘退行性改变等使胎盘功能减退；羊膜病变如羊膜通透性改变及炎症；胎膜早破、妊娠高血压疾病、孕妇脱水、长期服用吲哚美辛等影响，均可导致羊水过少。

【临床表现及诊断】

1. 临床表现 羊水过少时胎儿活动空间受限，孕妇于胎动时常感腹痛，子宫敏感性高，轻微刺激即可引起宫缩；孕期腹围、宫高均较同期妊娠者小；临产后阵痛剧烈，宫缩多不协调，宫口扩张缓慢，产程延长；易发生胎儿窘迫与新生儿窒息，增加围生儿死亡率；分娩时阴道检查前羊膜囊不明显，破膜后羊水流出较少，少于300mL即可诊断羊水过少。

2. B型超声检查 孕晚期B超测定羊水最大暗区垂直深度（AFV）≤2cm，为羊水过少，≤1cm为严重羊水过少。羊水指数（AFI）≤5cm诊断为羊水过少，≤8cm为羊水偏少。B超还能早期发现胎儿生长受限，以及肾缺如、肾发育不全、输尿管或尿道狭窄等畸形。

【治疗】

1. 胎儿畸形 一旦确诊，尽早终止妊娠。采用B超引导下经腹羊膜腔穿刺，注入依沙吖啶50~100mg引产。

2. 胎儿正常 妊娠已足月，及时终止妊娠。①阴道分娩：胎儿储备力尚好，胎心正常，人工破膜羊水清亮者。密切观察产程进展和胎心变化。②剖宫产：胎盘功能不良，胎心异常，羊水粪染，短时间内不能结束分娩者，应行剖宫产。

妊娠未足月，胎肺不成熟者，可增加羊水量，延长孕周，等待胎儿成熟。经腹在B超引导下，将氯化钠液体输入羊膜腔。注意预防流产和早产，必要时应用宫缩抑制剂。

第九节 妊娠病医案讨论

一、医案讨论

医案一

许某，女，28岁。某中学教员，1975年秋初诊。

该患者妊娠2个月左右开始恶心呕吐，逐渐发展到食入即吐，不食亦吐酸苦，呕吐黄绿或夹有血液，虽经中西医多方治疗，然病势不减；中医多以为是脾虚胃弱，痰水潴留而致，投以健脾和胃祛痰降逆之方药。亦有诊为肝气郁滞，冲气上逆而致呕吐，投以调肝理气降逆之品，呕吐反而加剧。该患者胃脘痛苦难忍，经人介绍前来求诊。

余望其神情郁闷，形体消瘦，面红，舌赤，苔黄燥；闻其语声高亮，又时时太息。问其病情，经闭两月余，半月前开始呕吐酸苦，心烦，易怒，胸胁胀满，喜冷饮和酸咸果食，经治疗无效。又服偏方藕汁、白梨汁等，服后暂安，但不过半日，仍然呕吐。十余日米粥不入，大便秘结，小便短赤；切其脉象弦滑有力。

（罗元恺《中医妇科学》）

问题：
1. 请依据患者现症，写出证型、治法、方药及药量，并指出辨证用药依据。
2. 如果呕吐进一步加重，还需要做哪些检查来了解病情轻重？

3. 罗元恺治疗本型妊娠剧吐的方法和前医有何不同，为什么？（详见医案讨论参考）

医案二

林某，女，40岁，工人，已婚。

因停经45天，少量阴道流血7天，左下腹痛4天于2004年9月24日入院。

平素月经规则，周期28～32天，末次月经2004年8月10日，现停经45天。于7天前（停经38天时）出现少量阴道流血，初呈黑褐色，渐转为暗红色。4天前出现左下腹痛，无腹泻便秘及小便异常。今日来诊，B型彩超提示左附件区见孕囊及胎芽，遂急诊入院。婚后孕2产1流1。

体格检查：体温36.7℃，脉搏70次/分，呼吸频率18次/分，血压120/80mmHg。心肺听诊无异常，肝脾不大。腹平软，左下腹压痛及反跳痛。

妇科检查：外阴：发育正常，阴道内少量褐色血液来自宫腔，子宫颈着色变软，子宫颈举痛及摇摆痛明显，子宫平位，略大，质软，活动可，左附件区触及一鸡蛋大小质软包块，压痛明显；右侧附件未及异常。

辅助检查：血常规：WBC 11.1×10^9/L，RBC 4.16×10^{12}/L，Hb 110g/L，HCT 37.1%，PLT 170×10^9/L。B超：子宫偏大，左侧附件区见4cm×4cm孕囊，有胎芽，原始心管搏动不明显。尿hCG弱阳性。血hCG 1200IU/L。

（刘志宏临床医案）

问题：

1. 初步诊断及分期是什么？
2. 应如何处理？

医案三

黄某，女，32岁，演员。于1978年10月8日初诊。

停经2月余，阴道有少量流血已5天，色鲜红，腹隐痛及有下坠感，腰微酸。末次月经1978年8月2日，停经50多天时，曾做尿妊娠试验为阳性。

患者形体稍瘦，常有头晕腰酸，本次孕后有轻度妊娠反应。且感疲倦，近日没有注意适当休息，几天前便出现阴道流血。舌色稍淡，但尖边较红，脉细滑略弦。

1年前曾自然流产2次，均发生在早孕2个多月，未有小孩。

（罗颂平《中医临床家罗元恺》）

问题：

1. 该患者还应做何检查，应该考虑的诊断都有哪些？
2. 本病应如何辨证施治？罗元恺是以何方加减治疗本病的？

医案四

白某，女，成人，已婚，病历号31585（301医院）。

初诊：1959年7月30日。孕1产0，孕36周，预产期1959年8月24日。

孕妇于妊娠7个月开始，下肢浮肿，8个月时加重，近1周来浮肿更加明显。近2天来头痛，昨又加剧，今晨头痛剧烈，骤然昏迷，倒仆于地，四肢抽搐，两目上窜，口吐涎沫，先后发作3次，每次持续1~2分钟，遂来院。

测血压170/110mmHg，神智半清醒。口干喜饮，大便干燥，全身浮肿，下肢尤甚，小便量少。舌苔黄腻中微垢，脉左弦滑、右细弦。

（《钱伯煊妇科医案》）

问题：
1. 该患者的中西医诊断及治疗原则是什么？应如何辨证施治？
2. 谈谈钱伯煊是如何分清标本缓急而随证施治的？（详见医案讨论参考）

二、医案讨论参考

医案一

长期饥饿，恶心呕吐日重，可检查尿常规、血常规、血钾、钠、氯及二氧化碳结合率判断有无血液浓缩、水电解质紊乱及酸碱失衡；查肝功能、肾功能了解有无肝、肾功能损害。

罗元恺诊治经过：

根据四诊分析，该患者属性躁多火，肝经血燥且失条达，肝气益急，气火上逆而致呕吐，非脾虚痰滞之呕吐。施以调肝清热通秘降逆之方：黄连9g，芦根9g，麦冬9g，竹茹9g，黄芩9g，陈皮9g，枳实9g，大黄2g，嘱其水煎服2剂。

3日后复诊，服药后呕吐稍止，大便已通，小便红赤，日进半碗米粥，脉弦滑稍缓。其病势渐退，仍以上方加白芍9g、生地黄9g以敛阴生血，嘱其再服3剂。

1周后又复诊，观其精神如常，问其现状，诸症消失，饮食如常，察其脉象弦滑和缓，知其胃气已复，无须服药。告禁房事，可保万全。于1976年安然分娩一男婴。

（罗元恺《中医妇科学》）

医案二

该患者根据其发病年龄、病史及辅助检查结果，不难诊断为左侧输卵管妊娠未破损期。

根据其孕囊直径不超过5cm，hCG不超过2000IU/L，可在严密观察下保守治疗。用甲氨蝶呤20mg肌内注射，每日1次，共5次。同时口服宫外孕Ⅱ号方：丹参15g，赤芍15g，桃仁9g，三棱6g，莪术6g，每日1剂。治疗期间用B型超声和血hCG严密监护，用药后16天，血hCG开始下降，第23天转为阴性，此后连续3周阴性，腹痛逐渐消失，1个月后阴道流血停止，治疗后70天月经复潮，左附件包块明显缩小，半年后复查包块消失。

（刘志宏临床医案）

医案三

诊断：胎动不安。

辨证：肾阴不足兼有肝经虚热。

治则：滋肾健脾，益气安胎，佐以养肝清热止血。

处方：菟丝子25g，川续断15g，桑寄生15g，阿胶12g（烊服），旱莲草15g，女贞子15g，白芍10g，生甘草5g，荆芥炭6g。4剂，每日1剂。留渣再煎，并嘱卧床休息。

服药3剂后，阴道流血和腹痛已逐渐停止，但仍有腰酸和大便干结。后按上方去荆芥炭、白芍，改用桑椹15g，肉苁蓉15g，4剂。药后诸症已基本消失，舌脉亦正常。后按二诊方去旱莲草改用怀山药15g，续服6剂，俟后每周服药3剂，以兹巩固，至妊娠5个月后停药，后足月顺产一男孩。

（罗颂平《中医临床家罗元恺》）

医案四

入院诊断：产前子痫（肝风内动型）。

入院后即给予注射吗啡1支，服羚角琥珀散3g，以后逐渐清醒。仍嗜睡，尚可对答问话，血压降至145/110mmHg。治以镇肝息风、清心利水。

处方：钩藤9g，桔梗6g，玄参9g，桑寄生12g，茯苓皮12g，桑白皮12g，猪苓9g，泽泻9g，石菖蒲6g，陈胆南星3g，葛根6g，薏苡仁12g。1剂。

另：羚角琥珀散3g，6小时服1次。

二诊（1959年7月31日）：神志清醒，未再抽搐，自觉头晕目眩，嗜睡；血压170/120mmHg，下肢肿胀，大便干结，小便短赤。舌苔淡黄垢腻、边白，脉左弦数、右弦滑数。治以镇肝息风，豁痰化湿。

处方：钩藤9g，天麻6g，橘皮3g，制半夏9g，陈胆南星3g，天竺黄9g，蝉蜕6g，苍术6g，防己6g，五加皮9g，茯苓皮12g，大腹皮6g，薏苡仁15g，杏仁12g。1剂。

另：羚羊角3g（镑片，另煎）用水500mL，煎至100mL，分2次服。

琥珀末3g，分2次服。

经治疗后，虽血压较高，但神志渐清，未再抽搐，即行引产，安然分娩。产后血压仍偏高，续用养血平肝、健脾和中之法。服药10余剂，浮肿消失，血压稳定，小便增多，纳食、睡眠如常，于1959年8月21日平安出院。

此例病因，始初水湿泛滥，继后心肝阳亢，肝风内动，致子痫发生。

（《钱伯煊妇科医案》）

第十一章 常见分娩期并发症

在分娩过程中出现的严重威胁母婴生命安全的并发症，如产后出血、羊水栓塞、子宫破裂等，是导致孕产妇死亡的主要原因。

第一节 产后出血

产后出血指胎儿娩出后 24 小时内失血量超过 500mL，剖宫产时超过 1000mL，是分娩期严重并发症。约 80% 发生于产后 2 小时内，其发生率占分娩总数的 2%~3%，居我国产妇死亡原因之首，治疗主要以西医为主。本病属于中医学的"产后血崩""产后血晕""胞衣不下"范畴。

【病因病理】

（一）中医病因病机

产后血崩常因气虚、血瘀、产伤所致，主要病机是气虚血失统摄，冲任不固；瘀血留滞冲任，新血不得归经；或因分娩损伤胞宫、阴户而致产后血崩。

（二）西医病因病理

引起产后出血的原因依次为子宫收缩乏力、胎盘因素、软产道裂伤和凝血功能障碍，这些因素可共存、互为因果或相互影响。

1. 子宫收缩乏力 最常见，占产后出血总数的 70%~80%。产妇精神过度紧张、恐惧，或合并慢性全身性疾病，或体质虚弱，或滞产体力不支；前置胎盘、胎盘早剥、妊娠期高血压疾病、宫腔感染等使子宫水肿或渗血；子宫肌纤维过度伸展、肌壁损伤、子宫病变；临产后不恰当地使用镇静剂、麻醉剂或宫缩抑制剂，均可引起子宫收缩乏力导致产后出血。

2. 胎盘因素 胎盘剥离后滞留、胎盘嵌顿（子宫颈内口附近子宫肌环形收缩，使剥离的胎盘嵌顿于宫腔）、胎盘胎膜残留、胎盘剥离不全、胎盘绒毛侵入子宫肌层引起胎盘粘连或植入均可影响正常宫缩，使胎盘剥离面血窦呈开放状态，引起产后出血。

3. 软产道裂伤 软产道裂伤、会阴切开时机不当或缝合时止血不彻底而引起失血过多。

4. 凝血功能障碍 羊水栓塞、重度子痫前期、胎盘早剥及死胎等产科并发症引发DIC；原发性血小板减少、白血病、再生障碍性贫血、肝脏疾病等均可引起凝血功能障碍而导致产后出血。

【临床表现及诊断】

(一) 产后失血量的估测及各种原因产后出血的临床表现和诊断

产后出血的主要表现为胎儿娩出后阴道多量流血，甚至出现失血性休克、严重贫血、感染。出血原因不同，临床表现各有差异。各种原因引起的出血，其失血量的估测及临床表现和诊断如下：

1. 失血量的估测 估测的出血量往往低于实际失血量。方法如下：

(1) 称重法 失血量（mL）= [胎儿娩出后接血辅料湿重（g）- 接血前辅料干重（g）]/1.05（血液比重 g/mL）。

(2) 容积法 用产后接血容器收集血液后，放入量杯测量失血量。

(3) 面积法 可按接血纱布血湿面积粗略估计失血量。

(4) 休克指数法（SI） 休克指数 = 脉率/收缩压，SI = 0.5 为正常，SI = 1 则为轻度休克；SI 为 1.0～1.5 时失血量为全身血容量的 20%～30%；SI 为 1.5～2.0 时失血量为全身血容量的 30%～50%；若 2.0 以上，为 50% 以上，重度休克。

2. 子宫收缩乏力 胎盘娩出后阴道流血较多，检查子宫质软、轮廓不清，子宫底升高，阴道流血多。按压宫底时阴道有大量血液涌出，血色暗红、有血凝块，经按摩子宫或应用宫缩剂后，子宫变硬，阴道流血减少，可确诊为子宫收缩乏力。

3. 胎盘因素 胎儿娩出后 10 分钟内，阴道大量流血、色暗红，应考虑胎盘因素。胎盘娩出后仔细检查胎盘、胎膜，若有缺损或胎盘胎儿面有断裂的血管，为胎盘、胎膜或副胎盘残留；徒手剥离胎盘时发现胎盘牢固附着在宫壁上，剥离困难，牵拉脐带时子宫壁与胎盘一起内陷，可能为胎盘植入，应立即停止剥离。

4. 软产道裂伤 胎儿娩出后，立即出现阴道持续流血，血色鲜红能自凝，子宫收缩良好，应考虑软产道裂伤。应立即仔细检查子宫颈、阴道及会阴处是否有裂伤。子宫颈裂伤多在子宫颈 3 点与 9 点处，甚至可向上延及子宫下段和阴道穹隆；阴道裂伤可伴有阴道壁血肿形成；会阴Ⅰ度裂伤为会阴部皮肤及阴道入口黏膜撕裂；Ⅱ度达会阴体筋膜及肌层，累及阴道后壁黏膜，向阴道后壁两侧沟延伸并向上撕裂；Ⅲ度向会阴深部扩展，肛门外括约肌已断裂，直肠黏膜尚完整；Ⅳ度肛门、直肠、阴道完全贯通，直肠肠腔外露。

5. 凝血功能障碍 胎儿娩出后持续性阴道流血、血液不凝，全身多部位出血、身体瘀斑，孕前或妊娠期已有全身出血倾向，应考虑凝血功能障碍。血小板计数、纤维蛋白原、凝血酶原时间等凝血功能监测异常。

(二) 辨病和辨证思路要点

1. 辨病思路要点 结合病史、阴道流血发生的时间、出血量与胎儿和胎盘娩出之间的关系、产科检查及实验室检查等结果综合分析，明确诊断，确定出血原因。

2. 辨证思路要点　失血过多，面色苍白、心悸气短、肢冷汗出、舌淡、脉微欲绝为气随血脱；大量阴道出血夹有血块，少腹疼痛拒按，面色紫暗，唇舌青紫，脉涩为瘀血闭阻。

【治疗】

产后出血无论虚实都属危急重症，若短时间内失血过多可引起休克，危及产妇生命。因此应分秒必争，中西医结合抢救治疗。

（一）中医治疗

1. 急症处理　"急则治其标，缓则治其本"，当产妇晕厥休克时，中医常采取下列急救措施促其苏醒。

（1）立即将产妇置于头低足高的仰卧体位，吸氧、保暖。

（2）针刺印堂、人中、涌泉、内关、三阴交等穴，强刺激以促速醒。

（3）丽参注射液、参麦注射液、参附注射液静脉推注或点滴，迅速补充血容量以抗休克。

2. 辨证论治

(1) 气虚证

证候：新产后突然阴道出血，量多，头晕目眩，面色苍白，心悸气短，冷汗淋漓，手撒肢冷，舌淡无苔，脉微欲绝或浮大而虚。

治法：益气固冲，摄血止崩。

方药：参附汤（《校注妇人良方》）（人参，附子）。

若大汗肢厥，加龙骨、牡蛎敛阴；阴道下血不止，加炮姜炭、黑荆芥以止血；神志昏迷，难以口服药时，可行鼻饲给药，待神志清醒后再大补气血；阴虚阳浮，下血过多，以致头晕目眩、口渴引饮、心烦心慌、神躁乏寐、舌苔中剥、舌质红绛、脉细促数者，宜育阴潜阳，方用生脉散加牡蛎、生龟板、生龙骨、山萸肉、阿胶。

(2) 血瘀证

证候：产后阴道突然大量出血，夹有血块，少腹阵痛拒按，血块下后腹痛减轻，牙关紧闭，面色、唇舌紫暗，脉涩。

治法：行血逐瘀，理血归经。

方药：夺命散（《妇人大全良方》）（没药，血竭末）合生化汤（《傅青主女科》）（当归，川芎，桃仁，炮姜，炙甘草）。

若胸闷呕哕，加姜半夏、胆南星以降逆化痰；兼胸脘及两胁满闷，时有神昏，加香附、郁金、青皮、枳壳以开郁散结。

(3) 产伤证

证候：新产后阴道突然出血，量多色鲜红，持续不止，软产道有裂伤，面色苍白，舌淡苔薄，脉细数。

治法：益气养血，生肌固经。

方药：牡蛎散（《证治准绳》）（煅牡蛎，川芎，熟地黄，白茯苓，煅龙骨，续断，当归，炒艾叶，人参，五味子，地榆，甘草）。

（二）西医治疗

原则：针对出血原因迅速止血；补充血容量，必要时手术治疗，纠正休克；防止感染。

1. 迅速止血

（1）宫缩乏力性出血 加强宫缩是最迅速有效的止血方法。

①按摩子宫 可用腹壁按摩子宫法。胎盘娩出后，助产者一手置于宫底部，拇指在前壁，其余4指在后壁，在下腹部按摩并压迫宫底，挤出宫腔内积血，按摩子宫应均匀有节律（图11-1）。或用腹壁-阴道双手按摩子宫法。即一手戴无菌手套握拳置于阴道前穹隆，顶住子宫前壁，另一只手自腹壁按压子宫后壁，使宫体前屈。双手相对紧压子宫并均匀有节律地按摩（图11-2）。按压时间以子宫恢复正常收缩，并能保持收缩状态为止。

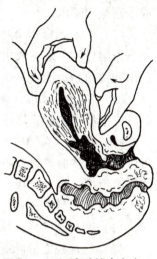

图11-1 经腹壁按摩宫底

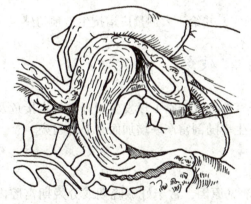

图11-2 腹壁-阴道双手按摩子宫法

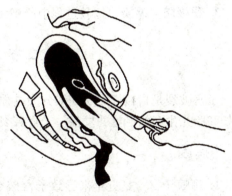

图11-3 宫腔纱布填塞法

②应用宫缩剂 按摩子宫的同时，静脉滴注或直接向宫体注射缩宫素10U，也可使用麦角新碱0.2~0.4mg，以促进宫缩，减少出血。

③填塞宫腔 方法为助手在腹部固定宫底，术者持卵圆钳将无菌特制长1.5~2m、宽7~8cm、4~6层的无菌不脱脂棉纱布条填塞宫腔内，自宫底由内向外填紧宫腔，压迫止血（图11-3）。此方法适用于子宫完全松弛，经过按摩及宫缩剂等治疗无效及缺乏输血、手术条件，在病情危急时考虑使用。24小时后缓慢取出，取出前肌内注射缩宫素，并给予抗生素预防感染。

④结扎盆腔血管 经上述处理无效的严重产后出血，而又要求保留生育能力的产妇。

⑤髂内动脉或子宫动脉栓塞 若患者处于休克状态，应积极抗休克治疗，待一般情况改善，生命体征稳定后再行栓塞术。

⑥切除子宫 上述几种处理方法止血无效时，为挽救产妇生命，行子宫次全切除术或子宫全切除术。

(2) 胎盘因素出血 在排空膀胱后，根据不同原因采取取、挤、刮、切的方法达到止血的目的。取：取出宫腔内滞留的胎盘；挤：从腹部挤压宫底，使胎盘排出；刮：刮出残留的胎盘胎膜；切：植入性胎盘应做子宫次全切除术。

(3) 软产道裂伤出血 及时准确地修补和缝合裂伤，可有效地止血。若为阴道血肿首先应切开血肿，清除血块，缝合止血，同时注意补充血容量。

(4) 凝血功能障碍出血 针对不同病因、疾病种类进行处理，如血小板减少症、再生障碍性贫血等患者应输新鲜血或成分输血，如发生弥散性血管内凝血应进行抗凝与抗纤溶治疗，全力抢救。

2. 失血性休克处理

(1) 密切观察生命体征，发现早期休克，做好记录，去枕平卧，保暖、吸氧。

(2) 迅速建立静脉通道，及时快速补充晶体平衡液及血液、新鲜的冷冻血浆等，纠正低血压，必要时使用升血压药物及肾上腺皮质激素，改善心肾功能，积极防治心肾衰竭。

(3) 纠正酸中毒，预防感染。

3. 积极防治感染 抢救过程中严格无菌操作，并给予大剂量广谱抗生素预防感染。

第二节 子宫破裂

子宫破裂是指在妊娠晚期或分娩过程中子宫体部或子宫下段发生裂开，是直接危及产妇和胎儿生命的严重并发症。子宫破裂的发生率随剖宫产率增加而有上升趋势。

【病因】

1. 瘢痕子宫 是近年来导致子宫破裂的常见原因，常于妊娠晚期或分娩期宫腔内压力增高可使瘢痕破裂。

2. 梗阻性难产 主要见于高龄孕妇、骨盆狭窄、头盆不称、软产道阻塞、宫颈瘢痕、胎位异常等，胎先露下降受阻，为克服阻力子宫强烈宫缩，使子宫下段过分伸展变薄破裂。

3. 宫缩剂使用不当 分娩前不恰当的使用宫缩剂导致宫缩过强，加之子宫瘢痕或产道梗阻，易发生子宫破裂。

4. 手术损伤或外伤 不适当或粗暴的阴道助产手术、强行剥离植入性胎盘或严重粘连胎盘、妊娠子宫受到各种外伤等均可造成子宫破裂。

【临床表现】

子宫破裂多发生在分娩期，部分发生在妊娠晚期，多数由先兆子宫破裂发展而来。

1. 先兆子宫破裂 常见于产程长、有梗阻性难产因素的产妇。表现为子宫呈强直性或痉挛性过强收缩,产妇烦躁不安,呼吸、心率加快,下腹剧痛难忍,阴道少量流血;在子宫体部和子宫下段间形成环状凹陷即病理性缩复环,随宫缩上升达脐平或脐上,压痛明显(图11-4);膀胱受压充血出现排尿困难或血尿;因宫缩过频、过强,胎位触不清,胎心率加快或减慢或听不清。

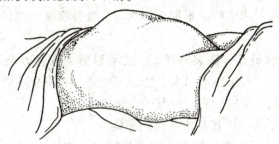

图11-4 先兆子宫破裂时腹部外观

2. 子宫破裂 按破裂程度分为完全性破裂和不完全性破裂。

(1) **完全性子宫破裂** 是指子宫肌壁全层破裂,宫腔与腹腔相通。继先兆子宫破裂后,产妇突感下腹一阵撕裂样剧痛,子宫收缩骤然停止,腹痛稍缓和,羊水、血液进入腹腔,又出现全腹持续性疼痛,并有低血容量休克症状。全腹压痛明显、有反跳痛,腹壁下可清楚扪及胎体,子宫缩小位于侧方,胎心、胎动消失。阴道检查可有鲜血流出,胎先露部升高,开大的子宫颈口缩小,部分孕妇可扪及子宫颈及子宫下段裂口。但子宫体部瘢痕破裂多是完全性破裂,多无先兆破裂的典型症状。穿透性胎盘植入时,可表现为持续性腹痛数日或数小时,有时伴有贫血、胎儿窘迫、胎死宫内,易误诊。

(2) **不完全性破裂** 指子宫肌层全层或部分破裂,但浆膜层完整,宫腔与腹腔不相通,胎儿及其附属物仍在宫腔内。多见于子宫下段剖宫产切口破裂,常缺乏先兆子宫破裂的症状,仅在不完全破裂处有压痛,体征也不明显。若破裂口累及两侧子宫血管可导致急性大出血或形成阔韧带内血肿,查体可在子宫一侧扪及逐渐增大且有压痛的包块,多有胎心率异常。

【诊断与鉴别诊断】

1. 诊断 典型子宫破裂根据病史、症状、体征,容易诊断。子宫切口瘢痕破裂,症状、体征不明显。应结合前次剖宫产史、子宫下段压痛、阴道流血、胎心异常、胎先露部上升、子宫颈口缩小等确诊,B超检查能协助确定破口部位及胎儿与子宫关系。

2. 鉴别诊断

(1) **胎盘早剥** 常伴有妊娠期高血压疾病史或外伤史,子宫硬如板状,胎位不清,阴道出血与贫血程度不成正比;B超检查常有胎盘后血肿或胎盘明显增厚。

(2) **难产并发腹腔感染** 有产程长、多次阴道检查操作史,腹痛及腹膜炎体征;阴道检查胎先露部无上升,宫口无回缩;查体及B超检查发现胎儿位于宫腔内,子宫无缩小;辅助检查提示体温升高、外周血白细胞计数增多。

【治疗要点】

1. 先兆子宫破裂 应立即抑制子宫收缩,肌注哌替啶100mg,可予吸入或静脉全身麻醉,立即行剖宫产术,防止子宫破裂。

2. 子宫破裂 子宫破裂一旦确诊,应在输血、输液、吸氧、抗休克的同时,无论胎儿是否存活都应尽快手术治疗。根据产妇状态、破裂程度、破裂时间及感染的程度决定手术方案。

(1) 子宫破口边缘整齐、破裂时间短、无明显感染或患者全身状况差不能承受大手术,可行破口修补术。若子宫破口大、边缘不整齐、有明显感染者,应行子宫次全切除术;破口大、撕裂超过子宫颈者,应行子宫全切除术。

(2) 手术前后给予大量广谱抗生素控制感染。

(3) 严重休克,尽可能就地抢救,若必须转院,应输血、输液、包扎腹部后方可转送。

第十二章 产后病

产妇在新产后或产褥期内所发生的与分娩或产褥有关的疾病,称为"产后病"。"新产"多指产后 7 日内。古人对产后有"弥月为期""百日为度"之说,即把产后一个月称为"小满月",产后百日称为"大满月"。

产后常见病有产褥感染、晚期产后出血、产后缺乳、产后乳汁自出和回乳、产后关节痛、产后排尿异常等,上述诸症多发生于新产后。历代医家把产后常见病和危重症概括为"三病""三冲""三急"。三病是指新产妇常见的疾病,即痉、郁冒、大便难;三冲是产后危急重症,为败血冲心、冲肺、冲胃;三急是指呕吐、盗汗、泄泻。其中有些疾病,现已不属于产后疾病范围。

产后病病因病机可概括为四方面:一是亡血伤津。由于分娩出血、出汗,使阴血暴亡,虚阳浮散,变生他病。二是元气受损。产时用力耗气,或失血过多,气随血耗,或产后操劳过早,均可致元气大损。三是瘀血内阻。产后余血浊液因故不能顺利排出,则瘀血内阻,败血为病。四是易外感六淫或饮食房劳、情志所伤。产后元气、津血俱伤,脏腑亏损,腠理疏松,所谓"产后百节空虚",生活稍有不慎或调摄失当,均可致气血不调,营卫失和,脏腑功能失常、冲任损伤而变生产后诸病。可见由产后亡血伤津、元气受损、瘀血内阻所形成的"多虚多瘀"的病机特点是产后病发生的基础和内因。

产后病诊断除运用四诊八纲外,还须根据产后的生理、病理特点进行"三审":即先审小腹痛与不痛,以辨恶露有无停滞;次审大便通与不通,以验津液的盛衰;再审乳汁行与不行和饮食多少,以察胃气的强弱。通过三审可辨产妇虚、瘀的有无及轻重,再结合产妇体质、产时情况、症状、舌象、脉象及辅助检查等综合分析,才能做出全面诊断。

产后病治疗应根据多虚多瘀的病理特点,本着"勿拘于产后,亦勿忘于产后"的原则,灵活运用补虚、祛瘀等法,做到补虚不滞邪,攻邪勿伤正。选方用药,必须照顾气血,行气勿过耗散,消导必兼扶脾,寒证不宜过用温燥,热证不宜过用寒凉。还应注意产后用药"三禁",即禁大汗以防亡阳、禁峻下以防亡阴、禁通利小便以防亡津液。此外,对产后的危急重症,如产褥感染、晚期产后出血等,应中西医结合救治。

产后应适寒温,防外感病邪或中暑;勿过食生冷、辛辣、肥腻、煎炒,免伤脾胃;适劳逸,防耗气伤血;调情志,勿悲伤抑郁太过,防伤气机;禁房事,讲卫生,防病邪入侵胞宫。

第一节 产褥感染

产褥感染指分娩及产褥期生殖道受病原体侵袭，引起局部或全身感染，其发病率6%。是导致孕产妇死亡的四大原因（产褥感染、产科出血、妊娠合并心脏病、子痫）之一。产褥感染属中医"产后发热"范畴。

产褥期内，出现发热持续不退，或突然高热寒战，并伴有其他症状者，称为"产后发热"。但中医"产后发热"范围广，包括产褥期间因感染邪毒、外感、血瘀、血虚等各种原因引起的发热。本节只讨论由感染邪毒引起的发热。

【病因病理】

（一）中医病因病机

本病的常见病因为感染邪毒，主要病机为产后体虚，血室正开，胞脉空虚，邪毒乘虚侵入胞宫，正邪交争而发热；如热毒不解，极易传入营血，内陷心包，出现热入营血、热陷心包等危急重症。

（二）西医病因病理

1. 病因

（1）诱因　产妇体质虚弱、孕期贫血、营养不良、妊娠晚期性交、慢性疾病、胎膜早破、羊膜腔感染、产科手术、产程延长、产前产后出血过多等。

（2）病原体种类　①外源性：衣原体、支原体及淋病奈瑟菌等。②内源性：孕妇及产褥期生殖道寄生大量需氧菌、厌氧菌、假丝酵母菌及支原体等，以厌氧菌为主。

（3）感染途径　①外源性感染：由被污染的衣物、用具、各种手术器械及临产前性生活等途径侵入机体。②内源性感染：正常孕妇生殖道寄生的病原体，当抵抗力降低等感染诱因出现时可致病。

2. 病理

（1）急性外阴炎、阴道炎、宫颈炎　分娩时会阴部损伤或手术产导致感染、黏膜充血、水肿，感染部位较深时可致阴道旁结缔组织炎；宫颈裂伤感染向深部蔓延，可引起盆腔结缔组织炎。

（2）急性子宫内膜炎、子宫肌炎　病原体由胎盘剥离面入侵，扩散至子宫蜕膜层称为子宫内膜炎，侵入子宫肌层称为子宫肌炎。子宫内膜充血、坏死，严重者形成肌壁间脓肿。

（3）急性盆腔结缔组织炎、急性输卵管炎　病原体沿宫旁淋巴和血行达宫旁组织，累及输卵管，局部充血、水肿，严重者侵及整个盆腔，子宫周围和整个盆腔浸润增厚，形成"冰冻骨盆"。淋病奈瑟菌上行感染，还可形成盆腔脓肿。

（4）急性盆腔腹膜炎及弥漫性腹膜炎　炎症扩散至子宫浆膜，形成盆腔腹膜炎，继而发展为弥漫性腹膜炎。腹膜面分泌大量渗出液，纤维蛋白覆盖引起肠粘连，亦可在直肠子宫陷凹形成局限性脓肿。

(5) 血栓性静脉炎　盆腔内血栓静脉炎常伤及子宫静脉、卵巢静脉、髂内静脉、髂总静脉和阴道静脉，病变单侧居多。下肢血栓静脉炎多继发于盆腔静脉炎，病变多在股静脉、腘静脉及大隐静脉。

(6) 脓毒血症及败血症　感染血栓脱落进入血液循环可引起脓毒血症，随后可发生感染性休克和迁徙性肺脓肿、左肾脓肿。若细菌大量进入血液循环并繁殖则形成败血症。

【临床表现】

1. 发热　一般出现在产后3~7天，外阴、阴道、子宫颈部位感染者，发热常不明显；子宫内膜炎或子宫肌炎时，表现为高热、头痛、白细胞增高等；急性盆腔结缔组织炎时，可出现寒战、高热、腹胀、下腹痛，脓肿形成者则高热不退；弥漫性腹膜炎时，体温高达40℃；盆腔内血栓静脉炎表现为寒战、高热，可持续数周并反复发作；下肢血栓静脉炎表现为弛张热。

2. 腹痛　当感染延及子宫、输卵管、盆腔结缔组织或盆腔腹膜时，均可出现不同程度的腹痛，从下腹部开始，逐渐波及全腹。腹膜炎时，疼痛剧烈并伴有恶心呕吐。

3. 恶露异常　轻度子宫内膜炎时，恶露量不多，且无臭味；重度子宫内膜炎患者恶露可明显增多，混浊，或呈脓性。

4. 其他　下肢血栓静脉炎可见下肢持续性疼痛、肿胀，站立时加重，行走困难。如形成脓毒血症、败血症，则可出现持续高热、寒战、谵妄、昏迷、休克，甚至死亡。

产褥感染者常体温升高，脉搏增快，下腹部压痛，炎症波及腹膜时，有腹肌紧张及反跳痛。下肢血栓静脉炎局部静脉压痛，或触及硬索状，下肢水肿，皮肤发白，习称"股白肿"。

妇科检查，外阴感染时，会阴切（裂）口处红肿、触痛，或化脓、裂开；阴道与子宫颈感染时，黏膜充血、溃疡，脓性分泌物增多；宫体或盆腔感染时，子宫有明显触痛，大而软，宫旁组织明显触痛、增厚或触及包块，有脓肿形成时，肿块可有波动感。

【诊断与鉴别诊断】

（一）诊断

有上述症状和体征者，可结合下述病史及相关检查进行诊断。

1. 病史　多有难产、产程过长、手术产、急产、不洁分娩、胎膜早破、产后出血或产褥期性交等病史。

2. 体格检查　全身检查及妇科检查情况详见上述临床表现。

3. 辅助检查

(1) 白细胞总数明显升高，中性粒细胞增多，核左移，有中毒颗粒有助于本病诊断。

（2）病原体培养、分泌物涂片检查、病原体抗原和特异抗体检测可明确病原体。

（3）血清 C-反应蛋白（速率散反射浊度法）>8mg/L 有助于早期诊断感染。

（4）B 型超声、彩色超声多普勒、CT、磁共振等检查，可监测子宫的大小及复旧情况，了解宫腔内有无残留物，对感染形成的炎性包块、脓肿做出定位及定性诊断。

（二）鉴别诊断

1. 引起产褥病率的其他疾病 产褥病率是指分娩 24 小时以后的 10 日内，每日用口表测体温 4 次，间隔 4 小时，有 2 次体温≥38℃。产褥病率多由产褥感染引起，但也可由生殖道以外感染如急性乳腺炎、上呼吸道感染、泌尿系统感染、血栓静脉炎等原因所致。这些疾病均可引起发热，但一般恶露正常，妇科检查无异常发现，子宫复旧良好，有原发病特征。

2. 产褥中暑 发生于炎热季节，多为产妇在产褥期间处于高温闷热环境出现的一种急性热病。主要表现为恶心、呕吐、心悸、发热，甚至谵妄、抽搐、昏迷。

（三）辨病和辨证思路要点

1. 辨病思路要点 产褥期出现发热、腹痛、恶露异常，或会阴侧切口红肿热痛、渗出物异常者应考虑本病，病史、腹部及妇科检查、血常规化验等有助于明确诊断。应注意与产褥病率、产褥中暑等进行鉴别。有脓肿者可做上述相关检查定位、定性，必要时进行病原体培养和药敏试验。

2. 辨证思路要点 若高热寒战，伴小腹疼痛，拒按，恶露有臭气，为感染邪毒；高热汗出，烦躁不安，皮肤斑疹隐隐，舌红绛为热入营血；高热不退，神昏谵语，为热陷心包。

【治疗】

（一）中医治疗

本病以清热解毒、凉血化瘀为主要治法。对热毒炽盛、热入营血、热陷心包甚或亡阳者，应分清标本缓急，急宜清心凉血开窍或回阳救逆。本病宜中西医结合救治。

1. 感染邪毒证

证候：产后高热寒战，小腹疼痛拒按，恶露量多或少，色紫暗如败酱，味臭秽，烦躁，口渴引饮，尿少色黄，大便燥结，舌红，苔黄而干，脉数有力。

治法：清热解毒，凉血化瘀。

方药：五味消毒饮（方见非特异性外阴炎及阴道炎症）合失笑散（方见排卵性功血之月经过多）加牡丹皮、赤芍、鱼腥草、益母草。

若高热不退，大汗出，烦渴引饮，脉虚大而数，加生石膏、知母、天花粉、芦根、沙参等以清热透邪，生津止渴；下肢肿胀疼痛，加路路通、鸡血藤、丹参等活血通络；

发热，腹痛拒按，恶露不畅，秽臭如脓，大便不通，热瘀互结，用大黄牡丹汤（《金匮要略》）加味以泄热逐瘀，排脓通腑。

2. 热入营血证

证候：产后高热汗出，烦躁不安，皮肤斑疹隐隐，舌红绛，脉弦细而数。

治法：清营解毒，散瘀泄热。

方药：清营汤（《温病条辨》）[犀角（用水牛角代），生地黄，玄参，竹叶，麦冬，丹参，黄连，金银花，连翘] 加紫花地丁、蚤休、蒲公英、栀子、牡丹皮。

3. 热陷心包证

证候：产后高热不退，神昏谵语，甚至昏迷，面色苍白，四肢厥冷，舌红绛，脉微而数。

治法：清心开窍，凉血解毒。

方药：清营汤（方见热入营血证）送服安宫牛黄丸（《温病条辨》）（黄连，牛黄，郁金，朱砂，麝香，珍珠，栀子，雄黄，黄芩，金箔衣，梅片）。

若病情发展至热深厥脱，出现冷汗淋漓、四肢厥冷、脉微欲绝等亡阳证候，急宜回阳救逆，方用独参汤（《十药神书》）、参附汤（《正体类要》）或生脉散（《内外伤辨惑论》）。

（二）西医治疗

1. 一般性治疗 适当物理降温，必要时宜取半卧位；加强营养，纠正水及电解质紊乱；病情严重或贫血者，可多次少量输新鲜血或血浆。

2. 抗生素 开始可根据临床表现及临床经验，选用广谱高效抗生素，首选青霉素类和头孢类药物，同时加用甲硝唑，青霉素过敏可选用林可霉素或红霉素，待细菌培养和药敏试验结果出来再做调整，中毒症状严重者，短期加用肾上腺皮质激素，提高机体应激能力。

3. 引流 会阴及腹部伤口感染，及时切开引流；疑盆腔脓肿可经腹及后穹隆切开引流。

4. 血栓静脉炎的治疗 在应用抗生素的同时加服活血化瘀中药，也可加用肝素治疗。150U/（kg·d）肝素加入5%葡萄糖注射液500mL中静脉滴注，每6小时1次，体温下降后改为每日2次，连用4~7日；尿激酶40万U加入0.9%氯化钠注射液或5%葡萄糖注射液500mL中静脉滴注10日；口服双香豆素、阿司匹林等。用药期间检测凝血功能。

5. 手术治疗 胎盘胎膜残留经有效抗感染治疗同时，清除宫腔内残留物。子宫严重感染，经积极治疗无效，出现不能控制的出血、败血症或脓毒血症，应及时切除子宫，消除感染源。

第二节 晚期产后出血

晚期产后出血是指分娩24小时后，在产褥期内发生的子宫大量出血。以产后1~2周发病最常见，亦有迟至产后2月余发病者。本病属中医"产后恶露不绝""产后血崩"范畴。

产后恶露不绝是指产后血性恶露持续10天以上仍淋沥不净者。

【病因病理】

(一) 中医病因病机

恶露为血所化，源于冲任。恶露不绝常见病因有气虚、血热、血瘀。主要病机为冲任不固，气血运行失常。虚、热、瘀是本病的基本病理特征。气虚冲任不固，血失统摄；血热扰及冲任，迫血下行；血瘀阻滞冲任，新血不得归经，均可导致恶露不绝。

(二) 西医病因病理

1. 胎盘胎膜残留 最常见。残留的胎盘组织发生变性、坏死、机化、形成胎盘息肉，当坏死组织脱落时，暴露基底部血管，引起大量出血。

2. 蜕膜残留 蜕膜剥离不全长时间残留，影响子宫复旧，继发子宫内膜炎，引起出血。

3. 子宫胎盘附着面感染或复旧不全 胎盘附着面感染或子宫复旧不全引起血栓脱落，血窦重新开放，导致子宫出血。

4. 剖宫产后子宫伤口裂开 多见于子宫下段剖宫产横切口两侧端。因术中子宫切口止血不良、缝合过密、对合不良、感染等，影响切口愈合，甚至裂开，导致大出血。

5. 感染 以子宫内膜炎症多见。感染引起胎盘附着面复旧不良和子宫收缩欠佳，血窦关闭不全导致子宫出血。

6. 其他 产后子宫滋养细胞肿瘤、子宫黏膜下肌瘤等均可引起晚期产后出血。

【临床表现】

1. 阴道流血 胎盘胎膜残留、蜕膜残留引起的阴道流血多在产后10日发生；胎盘附着部位复旧不良常发生在产后2周左右，可以反复多次阴道流血，也可突然大量阴道流血；剖宫产子宫伤口裂开所致的阴道流血多在术后2~3周发生，表现为突然大量阴道流血，甚至导致失血性休克。

2. 腹痛和发热 反复出血并发感染者，可出现腹痛和发热，伴恶露增加、恶臭。

3. 全身症状 出血多时有头晕、心悸，甚至休克表现。

出血多时呈贫血貌，同时有不同程度的心率加快，血压降低，脉压缩小，呼吸增快。

妇科检查：子宫复旧不佳可扪及子宫增大、变软，宫口松弛，有时可触及残留组织和血块；伴有感染，子宫压痛；剖宫产切口裂开，子宫颈内有血块，子宫颈外口松弛，有时可触及子宫下段明显变软，切口部位凹陷或突起；滋养细胞肿瘤，有时可于产道内发现转移结节。

【诊断与鉴别诊断】

（一）诊断

有上述症状和体征者，可结合下述病史及相关检查进行诊断。

1. 病史 阴道分娩应注意产程进展，有无胎盘胎膜残留及产后恶露情况；剖宫产应了解手术指征、术式及术后恢复情况。

2. 体格检查 全身检查及妇科检查情况详见上述临床表现。

3. 辅助检查

(1) 血常规检查 可了解贫血和感染情况。

(2) 血β-hCG测定 有助于排除胎盘胎膜残留及产后滋养细胞肿瘤。

(3) 病原菌和药敏试验 有助于选择有效广谱抗生素。

(4) B超检查 可了解子宫大小、宫腔有无残留物及子宫切口愈合情况。

(5) 病理检查 宫腔刮出物或切除子宫标本应送病理检查。

（二）鉴别诊断

本病应注意与产褥期内由性交或外伤引起的产褥期外伤性出血相鉴别。

（三）辨病和辨证思路要点

1. 辨病思路要点 分娩24小时后，在产褥期内发生子宫大量出血应考虑本病，可结合分娩方式、妇科和B超检查，以明确出血原因，必要时化验尿或血hCG，排除子宫滋养细胞肿瘤。并注意排除产褥期外伤性出血。

2. 辨证思路要点 主要根据恶露的量、色、质、气味，结合全身症状、舌脉辨其寒热虚实。

【治疗】

（一）中医治疗

根据病情轻重缓急，采用"急则治其标，缓则治其本"的原则，以调理气血、固摄冲任为大法。出血量多势急，宜益气固冲、回阳救逆。血势缓解，则应虚者补之，热者清之，瘀者攻之，并随症加相应止血药，以求标本同治。

1. 气虚证

证候：产后恶露量多，或血性恶露持续10日不止，色淡红，质稀，无臭味，面色少华，神疲懒言，四肢无力，小腹空坠，舌淡，苔薄白，脉虚弱。

治法：补脾益气，固冲摄血。

方药：补中益气汤（方见排卵性功血之黄体功能不足）加艾叶炭、鹿角胶。

若气虚夹瘀，加益母草、炒蒲黄、三七粉以祛瘀止血；腰酸肢软，头晕耳鸣，加桑寄生、续断、杜仲、金樱子补肝肾、固冲任。心悸气短,加五味子、龙眼肉以养心安神。

2. 血热证

证候:产后恶露过期不止,量较多,色鲜红或紫红,质黏稠,有臭味,面色潮红,口燥咽干,舌红,苔少,脉细数。

治法:养阴清热,安冲止血。

方药:保阴煎(方见排卵性功血之月经过多)加七叶一枝花、贯众、地榆、煅牡蛎。

若咽干口燥,五心烦热,舌红苔少,脉细数,加玄参、麦冬、地骨皮以滋阴清热。肝郁化热,症见恶露量多或少,色深红有块,胸胁、乳房胀痛,心烦易怒,口苦咽干,舌红苔黄,脉弦数,治宜疏肝解郁,清热止血,方用丹栀逍遥散(《女科撮要》)加生地黄、旱莲草、茜草。

3. 血瘀证

证候:产后血性恶露持续10日不止,量时多时少,色紫暗,有血块,小腹疼痛拒按,块下痛减,舌紫暗或边尖有瘀斑、瘀点,脉沉涩。

治法:活血化瘀,固冲止血。

方药:生化汤(方见产后出血)加益母草、茜草、三七粉、蒲黄、五灵脂。

若小腹冷痛,寒凝血瘀,加焦艾叶、乌药、补骨脂温经散寒;胸胁、少腹胀痛,气滞明显,加荔枝核、川楝子、郁金理气行滞;小腹空坠,气虚明显,加党参、炙黄芪以补气;瘀久化热,恶露臭秽,兼口燥咽干,加黄柏、败酱草、马齿苋、蒲公英清热解毒。

(二)西医治疗

1. 止血、抗感染 少数或中等量阴道流血,应给予广谱抗生素、子宫收缩剂及支持疗法。

2. 清除宫内残留物 疑有胎盘、胎膜、蜕膜残留或胎盘附着部位复旧不全者,在输液、备血及准备手术的条件下刮宫,刮出物送病理检查,以明确诊断。术后继续给予抗生素及子宫收缩剂。

3. 剖宫产术后出血 疑剖宫产子宫切口裂开者,仅少量阴道流血也应住院,给予广谱抗生素及支持疗法,密切观察病情变化;若多量阴道流血,可行剖腹探查。若切口周围组织坏死范围小、炎症反应轻微,可行清创缝合及髂内动脉、子宫动脉结扎止血或行髂内动脉栓塞术;若组织坏死范围大,酌情采用低位子宫次全切除术或子宫全切除术。

4. 肿瘤引起的阴道出血 应按肿瘤性质、部位做相应处置。

第三节 产后缺乳

哺乳期内产妇乳汁甚少或全无者,称"缺乳",又称"产后乳汁不行""乳汁不足"。多发生在产后2天至半个月内,也可发生在整个哺乳期。

【病因病理】

本病常见病因有气血虚弱、肝郁气滞、痰浊阻滞。主要病机为气血化源不足，乳汁乏源；或肝郁气滞、痰湿阻滞乳络，使乳汁运行受阻而致缺乳。

【临床表现】

产妇在哺乳期中，乳汁甚少，不足以喂养婴儿，或全无乳汁。亦有原本泌乳正常，情志过度刺激后突然缺乳者。

【诊断与鉴别诊断】

（一）诊断

哺乳期乳汁甚少或全无者，应结合下列病史和检查协助诊断。

1. 病史 注意询问有无产时失血过多，产后情志不遂，并了解患者平素体质情况及有无贫血等慢性疾病史。

2. 乳房检查 检查乳房发育是否正常，有无乳头凹陷、皲裂和乳房结节包块；乳房质地柔软还是胀硬，有无红肿热痛等。

（二）鉴别诊断

乳痈可有缺乳，但初起恶寒发热，乳房红肿热痛，继而化脓溃破。缺乳则无此表现。

（三）辨病和辨证思路要点

1. 辨病思路要点 哺乳期乳汁甚少或全无者即应考虑本病，但应排除乳痈所致缺乳、乳头凹陷和乳头皲裂造成的乳汁壅塞不通、哺乳困难。

2. 辨证思路要点 乳房柔软，乳汁清稀属虚；乳房胀硬，乳汁黏稠属实。

【治疗】

本病以调理气血、通络下乳为原则。无论虚实均需佐以通络下乳，以助乳汁分泌。

1. 气血虚弱证

证候：产后乳少或全无，乳汁清稀，乳房柔软，无胀感，面色无华，神疲乏力，食欲不振，或心悸头晕，舌淡白，脉细弱。

治法：补气养血，佐以通乳。

方药：通乳丹（《傅青主女科》）（人参、黄芪、当归、麦冬、木通、桔梗）去木通，加通草。用猪蹄煮汤，或煮肉汤煎药服之。

若食欲不振、大便溏泻，加茯苓、山药、炒扁豆健脾止泻；先天肾气不足，冲任虚弱，症见腰膝酸软、头晕耳鸣，或触及乳腺发育不良，加补肾益精、通补奇经之药，如紫河车、巴戟肉、熟地黄、鹿角胶等。紫河车补精血入奇经,即可用鲜品煲汤,又可干品入药。

2. 肝郁气滞证

证候:产后乳汁分泌少,甚或全无,乳房胀硬疼痛,乳汁稠,胸胁胀满,情志抑郁,食欲不振,舌质正常,苔薄黄,脉弦或弦滑。

治法:疏肝解郁,通络下乳。

方药:下乳涌泉散(清代太医院配方)[当归,白芍,川芎,生地黄,柴胡,青皮,天花粉,漏芦,通草(或木通),桔梗,白芷,穿山甲,王不留行,甘草]。

若乳房胀痛甚,应增强宽胸理气通络之效,酌加瓜蒌皮、橘核仁、丝瓜络等;乳房胀硬热痛,触之有块,为乳汁淤积化热,酌加清热通络散结之品,如蒲公英、连翘、夏枯草、皂角刺等,同时可用醋煎热葱局部热敷乳房,或用橘皮煎水湿热敷乳房;若乳房掣痛,伴发热恶寒,或乳房结块有波动感者,应按"乳痈"诊治。

3. 痰浊阻滞证

证候:乳汁甚少或无乳可下,乳房硕大或下垂不胀满,乳汁不稠;形体肥胖,胸闷痰多,纳少便溏,或食多乳少,舌淡胖,苔腻,脉沉细。

治法:健脾化痰,通乳。

方药:苍附导痰丸(方见月经过少)合漏芦散(《济阴纲目》)(漏芦,蛇蜕,瓜蒌)。

附:产后乳汁自出

产妇在哺乳期中,乳汁未经婴儿吮吸而自然流出者,称为乳汁自出。又称"漏乳"。西医学无此病名。如体质健壮,气血旺盛,乳汁充沛,满而自溢;或已到哺乳时间,未按时哺乳而乳汁外溢;或断乳之时,乳汁一时难断而自出,都属于生理现象。

【病因病理】

本病常见病因有脾胃气虚、肝经郁热。主要病机是脾胃气虚,乳失摄纳;或肝经郁热,迫乳自出。

【临床表现】

产妇在哺乳期中,乳汁不经婴儿吸吮而时时溢出,淋沥不止,乳汁清稀或黏稠。

【诊断及鉴别诊断】

(一)诊断

产妇有上述临床表现应结合下列病史和检查协助诊断。

1. 病史 素体虚弱,劳倦过度,或情志过极。

2. 检查 可见双侧或一侧乳头乳汁点滴而下,渗透衣衫。乳头无皲裂,乳房柔软或胀满。

（二）鉴别诊断

本病应与乳泣及闭经泌乳综合征之乳汁自出相鉴别。

1. 闭经泌乳综合征 属月经病范畴，患者在闭经的同时可伴有乳汁溢出，乳量很少，或挤压乳头时才能挤出乳汁，多伴有不孕，西医称高催乳素血症。本病发生在哺乳期，哺乳期患者月经多不来潮，因此需要鉴别，血清催乳素测定有助鉴别。

2. 乳泣 妊娠中后期乳头溢乳者，称为"乳泣"。而本病发生在哺乳期，二者显然不同。

（三）辨病和辨证思路要点

1. 辨病思路要点 本病以发生在哺乳期内，乳汁未经婴儿吸吮而时时溢出，淋沥不止为辨病要点，临床应检测血清催乳素值，以排除高催乳素血症引起的闭经泌乳综合征。

2. 辨证思路要点 主要根据乳汁量的多少、质的稀稠及乳房质地，结合其他症状及舌脉以辨虚实。

【治疗】

本病以敛乳为原则，虚者补气摄乳，实者清热敛乳。

1. 脾胃虚弱证

证候：产后未经哺乳乳汁自出，量少、质清稀，乳房柔软，无胀感，面色萎黄无华，神疲乏力，食欲不振，或心悸头晕，舌淡白，脉细弱。

治法：益气养血，佐以固涩。

方药：补中益气汤（方见排卵性功血之黄体功能不足）加芡实、五味子。

2. 肝经郁热证

证候：产后未经哺乳乳汁自出，量多质稠，乳房胀痛，精神抑郁，烦躁易怒，胸胁胀满，口苦咽干，便秘溲黄，舌质红，苔薄黄，脉弦数。

治法：疏肝清热，佐以敛乳。

方药：丹栀逍遥散（方见排卵性功血之黄体功能不足）加煅牡蛎、海螵蛸。

附：回乳

若乳母体质虚弱，或因病不宜哺乳，或产后不需哺乳，或至断乳之时，可选用下法回乳。

1. 炒麦芽200g，水煎代茶饮。
2. 皮硝120g，装布袋，排空乳汁后敷于乳部并扎紧，待湿后更换之。
3. 免怀散（《济阴纲目》）：红花，赤芍，当归尾，川牛膝，水煎服，连用3天。

第四节 产后关节痛

产褥期内出现肢体或关节酸楚、疼痛、麻木、重着者，称为产后关节痛。中医称本病为"产后身痛""产后遍身痛"，俗称"产后风"。

【病因病理】

本病常见病因有外感、血虚、血瘀、肾虚。主要病机为产后气血虚弱，风寒湿之邪乘虚入侵，肢体关节经络气血凝滞，"不通则痛"；或产后精血亏虚，肢体关节筋脉失养，"不荣则痛"；或产后瘀血滞留于肢体关节、经络筋骨之间，气血运行受阻，以致身痛；肾精亏损，则肾所主养的腰、膝、足跟等部位失养而疼痛。另外尚有湿热之邪乘虚入侵，导致肢体关节之经络不畅而痛者。

【临床表现】

产褥期间出现肢体关节酸楚、疼痛、麻木、重着，畏寒恶风，关节活动不利，甚者关节肿胀。本病多突发，常见于冬春严寒季节分娩者。

【诊断及鉴别诊断】

（一）诊断

产妇在产褥期有上述临床表现者应结合下列病史和检查协助诊断。

1. 病史　产时产后失血过多，产褥期起居不慎，当风感寒，居住环境潮湿阴冷。

2. 辅助检查　抗"O"、血沉均正常。如有必要，可进一步做血气分析、血钙、类风湿因子、X 线摄片等检查。

（二）鉴别诊断

痿证和本病症状均在肢体关节。但痿证以肢体痿弱不用、肌肉瘦削为特点，一般不痛。产后身痛则以肢体、关节疼痛、重着、屈伸不利为特点，有时麻木不仁或肿胀。

（三）辨病和辨证思路要点

1. 辨病思路要点　产后身痛以产后肢体或关节酸楚、疼痛、麻木、重着，且发生在产褥期内为辨病要点。

2. 辨证思路要点　重在辨疼痛的性质、部位。酸楚、麻木多属虚证；疼痛游走不定者多属风；冷痛而热敷痛减者多属寒；肿痛灼热者多属热；肿胀、重着、沉困、疼痛者多属湿；若疼痛较重，肿胀、发硬、有压痛者多属血瘀；若腰背痛、足跟痛多与肾有关。此外还应结合兼症和舌脉进行辨证。

【治疗】

产后身痛治疗以调理气血为主，兼以祛邪，重在养血活血，通络止痛。养血之中，应佐以理气通络之品以标本同治；驱邪之时，宜配养血补虚之药，以驱邪而不伤正。

1. 血虚证

证候：产后遍身关节酸楚、疼痛、麻木，面色萎黄，头晕心悸，舌淡、苔少，脉细弱。

治法：养血益气，温经通络。

方药：黄芪桂枝五物汤（《金匮要略》）（黄芪，桂枝，白芍，生姜，大枣）加当归、秦艽、丹参、鸡血藤。

若头晕眼花、心悸明显，加枸杞子、龙眼肉、制何首乌、阿胶等以增强益精养血作用。

2. 血瘀证

证候：产后遍身疼痛或关节刺痛，按之痛甚，恶露量少色暗，小腹疼痛拒按，舌暗，苔白，脉弦涩。

治法：养血和络，化瘀止痛。

方药：生化汤（方见产后出血）加桂枝、鸡血藤、没药、秦艽、牛膝。

若痛处不温喜暖，宜温经散寒，酌加姜黄、制川乌、制草乌等。

3. 肾虚证

证候：产后腰膝酸痛，足跟痛，难于仰俯，两腿无力，头晕耳鸣，夜尿多，面色晦暗，舌淡暗，苔薄白，脉沉细无力。

治法：补肾养血，强腰壮骨。

方药：养荣壮肾汤（《叶天士女科证治》）（桑寄生，续断，杜仲，当归，川芎，独活，防风，肉桂，生姜）加秦艽、熟地黄。

4. 外感证

证候：肢体关节疼痛，屈伸不利，或痛无定处，或冷痛剧烈，喜暖，或关节麻木、肿胀、重着，伴恶寒怕风，舌苔薄白腻，脉细濡。

治法：养血祛风，散寒除湿。

方药：独活寄生汤（《备急千金要方》）（独活，秦艽，防风，细辛，桂心，桑寄生，杜仲，牛膝，当归，芍药，川芎，熟地黄，人参，茯苓，甘草）。

临床常以桂枝代替桂心，取其温经通络之效。风邪偏盛，加羌活；寒邪偏盛，加草乌、威灵仙；湿邪偏盛，加薏苡仁、苍术、木瓜。

第五节 产后排尿异常

产后排尿异常包括产后尿潴留及小便频数与失禁。产后膀胱充盈而不能自行排尿或排尿困难者称为产后尿潴留；产后排尿失去控制，不能自主排出者称为尿失禁。中医分别称为"产后小便不通""产后小便频数与失禁"。

一、产后尿潴留

【病因病理】

（一）中医病因病机

本病常见病因有气虚、肾虚、血瘀、气滞。主要病机是膀胱气化不利。气虚不能通调水道；肾阳不足，不能化气行水；气滞血瘀，膀胱气化不利均致小便不通。

（二）西医病因病理

1. 排尿反射功能失调 产程过长，胎先露持续长时间压迫膀胱，使黏膜充血水肿，严重者累及膀胱底部三角区，使膀胱排尿功能失调。

2. 膀胱紧张度及感受性降低 第一、二产程尿潴留过多，未及时处理，进一步使膀胱感受性降低，甚至神经麻痹，从而使膀胱排尿反射功能消失。

3. 精神心理因素 不习惯在床上排尿，或产后疲乏，精神不佳，不愿活动。

【临床表现】

本病多发生在新产后，排尿困难，小便点滴而下，甚或闭塞不通，小腹胀急而痛，坐卧不安。

【诊断及鉴别诊断】

（一）诊断

产妇在产褥期有上述临床表现者应结合下列病史和检查协助诊断。

1. 病史 多有产程过长、手术助产、会阴侧切、失血过多等病史。

2. 体格检查 妇科检查无异常。腹部检查下腹部膨隆，膀胱充盈，可有触痛。

3. 尿常规检查 无异常。

（二）鉴别诊断

产后小便淋痛以小便频急涩痛，欲出未净为特征，或伴有恶寒发热等症状，尿常规检查可见红细胞、白细胞；产后小便不通虽排尿困难，点滴而下或闭塞不通，但无尿痛，尿常规检查正常。

（三）辨病和辨证思路要点

1. 辨病思路要点 本病以新产后排尿困难，点滴而下，或闭塞不通而无排尿疼痛，尿常规检查无异常为特征，可伴小腹胀急疼痛等症状。

2. 辨证思路要点 主要根据全身症状辨其虚实。神疲乏力多为气虚；腰膝酸软多为肾虚；小腹胀满刺痛多为血瘀；情志不遂多为气滞。

【治疗】

（一）中医治疗

本病以通利小便为治疗原则，虚者宜补气温阳以化之，实者当疏利决渎以通之。

1. 气虚证

证候：产后小便不通，或欲解不能，小腹胀急，精神萎靡，面色少华，少气懒言，四肢无力，舌淡苔薄白，脉缓弱。

治法：补气升清，化气行水。

方药：补中益气汤（方见排卵性功血之黄体功能不足）加通草、茯苓、桔梗。

2. 肾虚证

证候：产后小便不通，小腹胀急而痛，腰膝酸软，形寒怕冷，神倦疲惫，面色晦暗，舌淡苔白，脉沉迟。

治法：温肾助阳，化气行水。

方药：济生肾气丸（《济生方》）（山茱萸、山药、熟地黄、茯苓、牡丹皮、泽泻、附子、肉桂、牛膝、车前子）。

若腰痛甚，宜补肾强腰，酌加杜仲、川续断、巴戟天等；肾阴亏虚，津液燥竭，症见产后欲小便而不得溺，心烦咽干，手足心热，舌红少苔，脉细数，治以滋阴补肾通淋，方用六味地黄汤加猪苓、麦冬。

3. 血瘀证

证候：新产不久，小腹胀急，小便不通，或点滴不下，或欲解不能，尿色浑浊或带血丝，口渴心烦，舌质暗红苔薄黄，脉滑数。

治法：活血化瘀，清热利水。

方药：加味四物汤（《医宗金鉴》）（熟地黄、白芍、当归、川芎、蒲黄、瞿麦、桃仁、牛膝、滑石、甘草梢、木香、木通）。

4. 气滞证

证候：产后小便不通，小腹胀满或痛，情志抑郁，胸胁胀痛，烦闷不安；舌质暗红，脉弦。

治法：理气行滞，行水利湿。

方药：木通散（《妇科玉尺》）（枳壳、槟榔、木通、滑石、冬葵子、甘草）。

（二）西医治疗

1. 药物治疗 新斯的明 0.5~1mg 肌内注射，15 分钟后观察效果。

2. 导尿术 尿潴留过久，膀胱过度充盈，其他疗法无效时，可在无菌操作下留置导尿管。必要时抗生素预防感染。

二、产后小便频数与失禁

产后小便次数增多，甚则日夜数十次，称为"小便频数"。如产后小便淋沥，不能自止，或小便自遗，不能约束，称为"小便失禁"。

【病因病理】

（一）中医病因病机

常见病因有气虚、肾虚、产伤。病机主要是膀胱失约。肺气不足，上虚不能制下；肾气亏虚，开阖失司，不能约束小便，膀胱失约，均致产后小便频数或失禁。手术损伤，气血瘀阻，膀胱失养或损伤而成瘘，致使膀胱不能贮纳小便，尿液淋沥、失禁。

（二）西医病因病理

分娩时胎先露通过产道，使盆底韧带及肌肉过度伸张，盆底组织松弛。或产钳助产、臀位牵引、胎头吸引器等直接损伤盆底软组织。或子宫脱垂，阴道前壁、尿道壁膨出等。

【临床表现】

本病多发生在新产后，小便次数增多，甚则日夜数十次，或排尿不能自行控制。

【诊断】

产妇在产褥期有上述临床表现应结合下列病史和检查协助诊断。
1. **病史** 素体虚弱，有产程过长、手术助产等病史。
2. **妇科检查** 产伤者尿液自阴道漏出，可探见瘘管。
3. **辅助检查** 尿常规检查多无异常。

【辨病和辨证思路要点】

1. **辨病思路要点** 本病以多发生在新产后，小便次数增多，甚则日夜数十次，或排尿不能自行控制为特点。
2. **辨证思路要点** 重在观察小便排出情况，结合全身症状、舌脉综合分析。

【治疗】

（一）中医治疗

本病治疗以补气温阳固摄为主。

1. 气虚证

证候：产后小便频数或失禁，尿液清白，小腹坠胀，倦怠乏力，气短懒言，面色少华；舌淡苔白，脉缓弱。

治法：补气固摄，收涩止遗。

方药：补中益气汤（方见排卵性功血之黄体功能不足）加益智仁、金樱子。

2. 肾虚证

证候：产后小便频数或失禁，量多色清，夜尿尤甚，日数十次，腰痛如折，畏寒肢冷，头晕耳鸣，舌淡苔白，脉沉迟无力。

治法：补肾固脬，收涩小便。

方药：济生肾气丸（方见产后排尿异常之产后尿潴留）加桑螵蛸、覆盆子。

3. 产伤证

证候：小便失禁，或从阴道漏出，或尿中带血，有难产产程过长或手术助产史，舌质正常，苔薄，脉缓。

治法：益气养血，化瘀补脬。

方药：完胞饮（《傅青主女科》）（人参，白术，茯苓，生黄芪，当归，川芎，白及，红花，益母草，桃仁）。

若重者，应采取手术修补治疗。

（二）西医治疗

本病应查找原因，及时处理，发现膀胱阴道瘘或尿道阴道瘘及时以手术修补。

第六节 产后病医案讨论

一、医案讨论

医案一

袁某，女，27岁，工人。1978年4月6日初诊。

产后20多天，恶露淋沥不止。腰酸痛，小腹胀，自汗，口干喜饮水，胃口不开，纳食少，睡眠差，梦多，小便色黄，舌质红，无苔，脉弦数。

（《王渭川疑难病症治验选》）

问题：
1. 本患者的中医诊断、西医诊断各是什么？
2. 中医应如何辨证施治？王渭川是用什么方加减治疗本病的？（详见医案讨论参考）

医案二

周某，女，28岁，干部。

产后 21 天，因家庭小事，与爱人吵架之后，乳汁不行，乳房胀满而痛。精神郁闷，胸胁胀满，食欲减退。舌暗红，苔薄黄，脉弦数。

（丛春雨《中医妇科临床经验选》）

问题：

1. 本患者的诊断是什么？
2. 中医应如何辨证施治？丛春雨是用什么方加减治疗本病的？（详见医案讨论参考）

医案三

杨某，女，27岁，已婚。

初诊：1958年6月11日，产后2个月，曾于产后9天，汗出当风之后，恶寒身热，头部涨痛，遍体疼痛，手不灵活，足跟及足心均痛，腰痛。两腿屈伸不利，出汗，失眠，舌苔薄白，脉沉细数。

（《钱伯煊妇科医案》）

问题：

1. 本患者的诊断是什么，应如何辨证施治？
2. 产后身痛的治疗应重视调理什么？谈谈钱伯煊是怎样体现这一治疗思想的？（详见医案讨论参考）

医案四

张某，女，29岁，工人。某院邀诊。

产后12天，汗多而小便不行，曾多次行导尿术，又做针灸治疗，仍不能自行排尿。患者少腹胀满痛，精神萎弱，舌苔薄白，脉细软。

（《何子淮女科经验集》）

问题：

1. 本患者的西医诊断、中医诊断各是什么？
2. 中医应如何辨证施治？何子淮是怎样以补为通来治疗本病的？（详见医案讨论参考）

二、医案讨论参考

医案一

本病西医诊断为晚期产后出血。中医诊断为产后恶露不绝。辨属血热气滞，冲任空虚。治疗宜柔肝清热，理气调冲止血。

处方：生地黄12g，熟地黄12g，白芍12g，麦冬15g，山药20g，连翘12g，制香附10g，台乌10g，木香6g，女贞子20g，旱莲草24g，海螵蛸10g，茜草根15g，冬瓜仁20g，砂仁3g。

患者服上方2剂后，病情好转，自感舒服。连服6剂，诸症悉解，病情痊愈。

按：患者因分娩时婴儿死亡，气郁在心，郁久化火，灼伤津液，加上产时出血，伤阴耗液，故有口干、尿黄、舌红、无苔等症状。血不养心则眠差，多梦。冲任亏虚则腰酸痛。加上血热，形成恶露不绝。方中生地黄、熟地黄、白芍、麦冬、山药养阴生血；制香附、台乌、木香调畅气机；女贞子、旱莲草滋肾柔肝，以调冲任；海螵蛸、茜草根清热散结，收摄止血；连翘清心火，解血热；冬瓜仁利小便，使热随小便而去；砂仁健脾养胃。由于辨证准确，用药恰当，故服药几剂后，病情即愈，疗效较显著。

(《王渭川疑难病症治验选》)

医案二

本病例为产后缺乳。辨属肝郁气滞，治宜疏肝解郁、通络下乳。

处方：当归10g，白芍10g，柴胡6g，薄荷5g，寸冬10g，川芎6g，穿山甲10g，王不留行10g，漏芦9g，皂角刺3g，瓜蒌15g，青皮6g。共3剂。

二诊：服上方3剂后，乳汁已通，但不够多，胸胁胀满减轻。再服6剂而愈。

按：肝主疏泄，性喜条达，产后因与爱人吵架后，情志抑郁，肝气不舒，气机壅滞，影响乳汁生化，故乳汁缺乏；乳头胸胁为厥阴络脉循行部位，肝郁气滞，故胸胁胀满，乳房胀痛；舌暗红，苔薄黄，脉弦数是肝郁气滞蕴久化热之证。方中当归、白芍、川芎养血行血；柴胡、青皮、薄荷疏肝解郁；穿山甲、王不留行、漏芦、皂角刺、瓜蒌通络下乳。

(丛春雨《中医妇科临床经验选》)

医案三

本病例为产后关节痛，辨属产后气血两虚，风邪乘虚袭络。治宜补气养血，祛风和络，兼调营卫。

处方：生黄芪15g，防风4.5g，白术9g，桂枝6g，赤芍9g，炙甘草3g，当归9g，熟地黄12g，生姜6g，大枣4枚，威灵仙6g，桑枝15g，乳香3g，木瓜9g。4剂。

二诊（1958年6月17日）：药后寒热已解，自汗未止，遍身关节仍觉酸痛，夜难安眠，舌苔薄白根腻，脉象弦数。由于气虚则腠理不密，血虚则经脉失养，治以补气固卫，养血活络。

处方：党参9g，生黄芪15g，白术9g，茯苓9g，桂枝6g，当归9g，白芍9g，威灵仙6g，乳香3g，桑枝15g，木瓜9g。6剂。

三诊（1958年6月23日）：药后关节疼痛已减，汗出时肩关节疼痛，舌苔薄白，脉左沉弦，右沉细，仍从原法。

处方：党参12g，黄芪15g，白术9g，茯神9g，麦冬9g，五味子3g，当归9g，白芍9g，桂枝6g，炙甘草3g，淮小麦15g，大枣4枚。6剂。

按：此例由于产后感受风邪，以致寒热交作，全身关节疼痛。产后气血两虚，故治法以补气血，祛风邪，和营卫，方用玉屏风散合桂枝汤加味，使风邪由表而达，则正气不伤。经治疗后，关节疼痛基本痊愈。

(《钱伯煊妇科医案》)

医案四

本病例西医诊断为产后尿潴留，中医诊断为产后小便不通。辨属气虚津伤，阳虚不能敛汗行水，治拟扶元益气，生津敛汗，佐以温通利水。

处方：党参、麦冬各12g，黄芪24g，炙甘草5g，玉竹30g，肉桂3g，泽泻9g，通草15g。服药后汗出，小便自行。

按：患者平素体质虚弱，怕冷恶风，又因产时耗气伤血，加重气虚阳虚，致气虚不能敛汗、化气行水，故表现汗多而小便不利，气虚也会致气机不畅，故少腹胀满痛。方用党参、黄芪、炙甘草益气敛汗；麦冬、玉竹益气养阴；肉桂温阳化气；泽泻、通草通利小便。

(《何子淮女科经验集》)

第十三章 女性生殖器官肿瘤

女性生殖器官肿瘤是妇科常见疾病，以子宫、卵巢肿瘤最常见。良性肿瘤以子宫肌瘤发病率最高，其次是卵巢的良性肿瘤；恶性肿瘤以宫颈癌最多见，其次为卵巢恶性肿瘤和子宫内膜癌，外阴癌、阴道癌、输卵管癌少见。本章仅介绍宫颈癌、子宫肌瘤、子宫内膜癌。

第一节 子宫肌瘤

子宫肌瘤是女性生殖器官最常见的良性肿瘤，由子宫平滑肌细胞增生形成，其间夹有少量结缔组织。多见于30～50岁妇女。归属于中医学的"癥瘕""崩漏"范畴。

癥瘕是指妇人下腹有结块，伴有或胀或满或疼痛或异常出血者。癥者有形可征，固定不移，痛有定处；瘕者气聚成形，聚散无常，推之可移，痛无定处。一般癥属血病，瘕属气病。临床上难以截然分开，故常癥瘕并称。西医学的子宫肌瘤、宫颈癌、子宫内膜癌、卵巢肿瘤、盆腔炎性包块、子宫内膜异位症结节包块、结核性包块及陈旧性宫外孕血肿等均可归属于癥瘕范畴。本节只讨论子宫肌瘤。

【病因病理】

（一）中医病因病机

本病多因脏腑功能失常，气血失调，气滞、瘀血、痰湿等邪结聚冲任、胞宫，日久成为癥瘕。常见病因为气滞、血瘀、痰湿、气虚血瘀、肾虚血瘀。

（二）西医病因病理

1. 病因 确切病因至今不明。肌瘤好发于生育年龄，青春期少见，绝经后萎缩或消失，提示其发生可能与性激素有关。

2. 分类

（1）根据肌瘤生长部位分为：①宫体肌瘤，约占90%；②子宫颈肌瘤，约占10%。

（2）根据肌瘤与子宫肌壁的关系分为（图13-1）：

①肌壁间肌瘤 占60%～70%，肌瘤位于子宫肌壁内，周围均被肌层包围。

②浆膜下肌瘤 占20%，肌瘤向子宫浆膜面生长，表面仅由子宫浆膜覆盖。若瘤

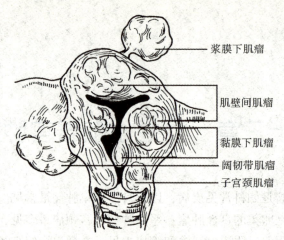

图 13-1 子宫肌瘤分类示意图

体继续向浆膜面生长,仅有一蒂与子宫相连,形成带蒂的浆膜下肌瘤。若肌瘤生长在子宫体侧壁,并突入阔韧带内,称阔韧带肌瘤。

③黏膜下肌瘤 占 10%~15%,肌瘤向宫腔方向生长,表面仅由黏膜层覆盖。黏膜下肌瘤易形成蒂,可突入阴道内。

各种类型的肌瘤可发生在同一子宫,称为多发性子宫肌瘤。

3. 病理

(1) 巨检 子宫肌瘤为实性球形肿块,表面光滑,虽无包膜,但肌瘤周围的子宫肌层受压形成假包膜,与周围肌组织有明显界限,肌瘤的切面呈白色不规则漩涡状结构。

(2) 镜检 肌瘤主要由排列成漩涡状的平滑肌细胞和不等量纤维结缔组织构成。肌细胞大小均匀,核呈杆状,染色较深。

(3) 肌瘤变性

①玻璃样变 最多见。肌瘤剖面漩涡状结构消失,被均匀的透明样物质所取代,色苍白,故又称透明样变。镜下病变区域肌细胞消失,为均匀粉红色无结构区。

②囊性变 常继发于玻璃样变。组织坏死液化形成多个囊腔,其间有结缔组织相隔,也可融合成一个大囊腔。镜下囊腔壁由玻璃样变的肌瘤组织构成,内壁无上皮覆盖。

③红色变 多见于妊娠期或产褥期,为一种特殊类型的坏死。肌瘤体积迅速改变,发生血管破裂,出血弥散于组织内。镜下假包膜内大静脉及瘤体内小静脉有栓塞,广泛出血伴溶血,肌细胞减少,细胞核消失,有较多脂肪小球沉积。

④肉瘤变 为恶性变,较少见。肌瘤在短时间内迅速增大,可伴疼痛及出血。若绝经后妇女肌瘤增大要警惕恶变。肌瘤组织似生鱼肉状,与周围组织界限不清。镜下平滑肌细胞增生,排列紊乱,细胞有异型性。

⑤钙化 多见于蒂部狭小,血供不足的浆膜下肌瘤及绝经后妇女的肌瘤。

【临床表现】

部分患者无明显症状，常于盆腔检查或B型超声检查时发现。症状与肌瘤的生长部位、大小、生长速度、有无变性等有关，主要为：

1. 月经改变 是子宫肌瘤最常见的症状。表现为月经量增多、经期延长或不规则阴道流血。多见于黏膜下肌瘤及较大的肌壁间肌瘤。原因主要是肌瘤使宫腔增大，子宫内膜面积增加，子宫收缩也受到影响。黏膜下肌瘤继发感染、坏死时，可有持续性或不规则阴道流血。长期月经过多导致不同程度的贫血，出现乏力、心悸、气急等症状。

2. 白带增多 肌壁间肌瘤使宫腔面积增大，内膜腺体分泌增多，伴有盆腔充血导致白带增多。黏膜下肌瘤发生感染、坏死时，产生大量脓血性排液，伴臭味。

3. 下腹包块 当肌瘤逐渐增大使子宫超过3个月妊娠大小时，患者可从腹部触及包块。

4. 压迫症状 子宫前壁肌瘤压迫膀胱可出现尿频、尿急；子宫后壁肌瘤压迫直肠可出现下腹坠胀、排便困难；阔韧带肌瘤或子宫颈巨大肌瘤可压迫同侧输尿管致肾盂积水等。

5. 其他 肌瘤增大压迫盆腔脏器、血管及神经时，可引起下腹坠胀、腰酸背痛，并于经期加重；当浆膜下肌瘤蒂扭转、肌瘤红色变性、黏膜下肌瘤由宫腔向外排出时可引起腹痛，一般情况下肌瘤不引起腹痛。黏膜下或引起宫腔变形的肌壁间肌瘤可引起不孕或流产。

大肌瘤可在下腹部扪及实质性不规则肿块。妇科检查扪及子宫增大，表面不规则单个或多个结节状突起；黏膜下肌瘤子宫多呈均匀性增大，有时可在子宫颈口或阴道内见到红色肿块，表面光滑；浆膜下肌瘤可扪及单个实质性球状肿块与子宫有蒂相连；继发性贫血时，可有贫血貌。

【诊断与鉴别诊断】

（一）诊断

根据病史和体征，结合辅助检查，诊断并不困难。B型超声是诊断子宫肌瘤准确而常用的辅助手段，必要时可选择宫腔镜、子宫输卵管造影、MRI、腹腔镜等检查协助诊断。

（二）鉴别诊断

1. 妊娠 有停经史、早孕反应，子宫软，借助hCG测定和B型超声可鉴别。

2. 卵巢肿瘤 多无月经改变，B型超声可协助诊断，难以鉴别时可行腹腔镜检查。

3. 子宫腺肌病 患者有继发性渐进性痛经史，子宫多呈均匀增大，但很少超过3个月妊娠大小。B型超声检查可有助于诊断。有时两者可以并存。

4. 子宫内膜癌 好发于老年妇女，以绝经后阴道流血为主要症状，子宫呈均匀增大或正常，质软。分段诊刮或宫腔镜检查有助于鉴别。

5. 宫颈癌 内生型宫颈癌则应与子宫颈管黏膜下肌瘤鉴别。可借助于 B 型超声检查、子宫颈细胞学刮片检查、子宫颈活组织检查及子宫颈管搔刮等鉴别。

6. 其他 卵巢巧克力囊肿、子宫畸形、盆腔炎性包块等可根据病史、体征及 B 型超声检查等鉴别。

（三）辨病和辨证思路要点

1. 辨病思路要点 根据患者的年龄、症状和体征，结合 B 型超声检查，一般可对子宫肌瘤做出诊断。大部分患者无明显症状，仅在妇科检查或其他妇科手术时偶然发现。

2. 辨证思路要点 本病辨证应首辨邪正盛衰，再结合全身兼症及舌脉辨其寒热虚实。发病之初，多为气滞血瘀证，邪尚不盛而正亦未衰，其症状比较轻，体征也不甚明显。随病情发展，可进入本病的典型阶段，出现症状和体征的改变，如月经周期缩短、经量增多、经期延长、不规则阴道流血等，此期属邪盛而正尚未衰时期。发展至中后期，则可兼见乏力、虚弱等正气渐衰之候。

【治疗】

（一）中医治疗

本病的治疗初期以活血消癥、软坚散结为主，辅以行气化痰，兼调寒热。治疗时应辨清在气、在血，新病还是久病。新病体强，可攻可破；久病体弱，则应攻补兼施或先补后攻。但均应遵循"衰其大半而止"的原则，不可峻攻猛伐，以免损伤元气。

1. 气滞证

证候：小腹有包块，积块不坚，推之可移，月经不调，小腹胀满，精神抑郁，舌苔薄白而润，脉沉而弦。

治法：行气导滞，活血散结。

方药：香棱丸（《济生方》）（木香、丁香、三棱、枳壳、莪术、青皮、川楝子、小茴香）加减。

2. 血瘀证

证候：胞中积块坚硬，固定不移，疼痛拒按，月经量多或经期延后淋沥，经色紫暗，血块较多，面色晦暗，肌肤乏润，口干不欲饮，舌质紫暗、边有瘀点，脉沉涩。

治法：活血祛瘀，消癥散结。

方药：桂枝茯苓丸（《金匮要略》）（桂枝、茯苓、赤芍、牡丹皮、桃仁）加土鳖虫、三棱、莪术。

3. 痰湿证

证候：小腹包块时有作痛，按之不坚，经血黏滞不畅，带下较多，色白质黏腻，胸脘满闷，舌质淡胖，舌苔白腻，脉细濡而沉滑。

治法：化痰除湿，消癥散结。
方药：散聚汤（《妇科秘诀大全》）（半夏，橘皮，茯苓，当归，杏仁，桂心，槟榔，甘草）加减。

4. 气虚血瘀证
证候：小腹有包块，小腹空坠，月经量多，经期延长，色淡有块，神疲乏力，气短懒言，纳少便溏，面色无华，舌质紫暗，边有瘀点或瘀斑，脉细涩。
治法：补气行血，调经祛瘀。
方药：理冲汤（方见子宫内膜异位症）。

5. 肾虚血瘀证
证候：下腹部结块，触痛，月经量多或少，或有经行腹痛，经色紫暗有块，不孕或曾反复流产，腰酸膝软，头晕耳鸣。舌暗红，脉弦细。
治法：补肾活血，消癥散结。
方药：济生肾气丸（方见产后排尿异常之产后尿潴留）合桂枝茯苓丸（《金匮要略》）（桂枝，茯苓，赤芍，牡丹皮，桃仁）。

（二）西医治疗

本病应根据患者的年龄、症状、生育要求及肌瘤大小、部位、进展等情况全面考虑治疗方式。

1. 随访观察 对肌瘤小且无症状，尤其近绝经年龄患者，可观察等待。每3～6个月随访1次。在观察过程中，如发现肌瘤增大或者症状明显再考虑下一步治疗。

2. 药物治疗 适用于肌瘤症状较轻、近绝经或全身情况不能耐受手术者。

（1）**促性腺激素释放激素类似物（GnRH-α）** 可抑制垂体、卵巢功能，降低雌激素水平，使肌瘤缩小，缓解症状。常用亮丙瑞林每次3.75mg，或戈舍瑞林每次3.6mg，每个月皮下注射1次，连续使用3～6个月。

（2）**米非司酮** 每日口服12.5mg，从月经第1～3天开始服用，不宜长期使用，以防其拮抗孕激素而增加子宫内膜受雌激素刺激增生的风险。一般作为术前用药或提前绝经使用。

3. 手术治疗 适用于肌瘤较大（子宫大于两个半月妊娠子宫大小）；月经过多，继发贫血，保守治疗无效；有膀胱、直肠等压迫症状；蒂扭转；疑有恶变者；不孕或反复流产排除其他原因者。手术方式有肌瘤切除术、子宫切除术。

4. 其他治疗 包括子宫动脉栓塞术、宫腔镜下子宫内膜切除术等。

第二节 宫颈癌

宫颈癌是妇科最常见的恶性肿瘤，高发年龄为50～55岁。自20世纪50年代以来，随着子宫颈细胞学筛查的普遍应用，宫颈癌和癌前病变得以早发现、早诊断及早治疗，发病率和死亡率已明显下降。中医无此病名，据其临床表现，与"癥瘕""五色病"

"阴疮""恶疮""崩漏""带下病"等相似。中医治疗应根据其主要临床表现及兼症，参照上述相关疾病来辨病和辨证治疗。如以无规律出血为主症者，可参考"崩漏"辨证施治；以阴道排液量增多为主症者，可参考"带下病"辨证施治。

【病因病理】

1. 病因 病因尚未明了，流行病学调查发现与 HPV 感染、多个性伴侣、性生活过早（<16 岁）、多产、密产、吸烟等因素有关。

2. 组织发生和发展 宫颈癌好发于子宫颈外口的原始鳞－柱上皮交接部与生理鳞－柱上皮交接部间所形成的移形带区。宫颈癌的发生和发展是一个缓慢的过程，按癌组织的发生发展过程可分为：不典型增生（癌前病变）、原位癌、浸润癌三个阶段（图 13-2）。其中不典型增生及原位癌合称为宫颈上皮内瘤变（CIN）。

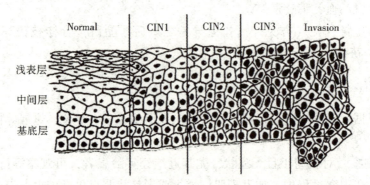

图 13-2 子宫颈正常上皮－上皮内瘤变－浸润癌

3. 病理 以鳞状细胞浸润癌多见，其次为腺癌，腺鳞癌极少见。

（1）**鳞状细胞浸润癌** 占宫颈癌的 75%~80%。①巨检：微小浸润癌肉眼观察无明显异常，随病变发展可形成外生型、内生型、溃疡型、颈管型 4 种类型（图 13-3）。②显微镜检：微小浸润癌镜检见小滴状、锯齿状癌细胞团突破基底膜，浸润间质。浸润癌癌灶浸润间质范围超出微小浸润癌，多呈网状或团块状浸润间质。

（2）**腺癌** 占宫颈癌的 20%~25%。①巨检：子宫颈外观可正常，但子宫颈管膨大，形如桶状。②显微镜检：主要组织类型有黏液腺癌和恶性腺癌两种。

（3）**腺鳞癌** 占宫颈癌的 3%~5%。癌组织中含有腺癌和鳞癌两种成分。

【转移途径】

本病主要为直接蔓延及淋巴转移，血行转移较少见。

【临床分期】

临床分期采用国际妇产科联盟（FIGO）的分期（2009 年）（表 13-1），治疗前应分期（图 13-4）。

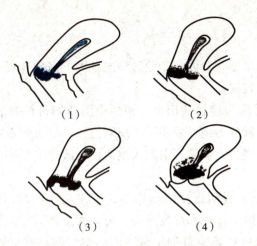

图 13-3 宫颈癌类型（巨检）
（1）外生型；（2）内生型；（3）溃疡型；（4）颈管型

表 13-1 宫颈癌的临床分期（FIGO，2009 年）

分期	肿瘤范围
Ⅰ期	癌灶局限于子宫颈（扩展至宫体将被忽略）
ⅠA 期	镜下浸润癌（所有肉眼可见的病灶，包括表浅浸润，均为ⅠB期）间质浸润深度 <5mm，宽度 ≤7mm
ⅠA1 期	间质浸润深度 ≤3mm，宽度 ≤7mm
ⅠA2 期	间质浸润深度 >3mm 且 ≤5mm，宽度 ≤7mm
ⅠB 期	临床癌灶局限于子宫颈，或镜下病灶 >ⅠA 期
ⅠB1 期	临床癌灶 ≤4cm
ⅠB2 期	临床癌灶 >4cm
Ⅱ期	肿瘤超越子宫，但未达骨盆壁或未达阴道下 1/3
ⅡA 期	癌灶侵犯阴道上 2/3，但无明显宫旁浸润
ⅡA1 期	临床可见癌灶 ≤4cm
ⅡA2 期	临床可见癌灶 >4cm
ⅡB 期	有明显宫旁浸润，但未达骨盆壁
Ⅲ期	肿瘤扩展到骨盆壁，在进行直肠指诊时，肿瘤和盆壁之间无间隙。肿瘤累及阴道下 1/3，由肿瘤引起肾盂积水或肾无功能的所有病例，除非已知道由其他原因所引起
ⅢA 期	肿瘤累及阴道下 1/3，但未达骨盆壁
ⅢB 期	肿瘤扩展达骨盆壁，或引起肾盂积水或肾无功能
Ⅳ期	肿瘤超出真骨盆，或侵犯膀胱和（或）直肠黏膜
ⅣA 期	肿瘤侵犯邻近的盆腔器官
ⅣB 期	远处转移

【临床表现】

宫颈癌早期常无明显症状和体征，颈管型患者因子宫颈外观正常易漏诊或误诊。随病变发展，可出现以下表现：

1. 阴道流血 多表现为接触性出血，即性生活或妇科检查后出血。也可表现为不规则阴道流血。老年患者常为绝经后阴道不规则出血。出血量根据病灶大小、侵及间质内血管情况而不同，若侵袭大血管可引起大出血。一般外生型癌出血较早、量较多；内生型癌出血较晚。

2. 阴道排液 多数患者阴道排液量增多，呈白色或血性，稀薄如水样或米泔状，或有腥臭味。晚期因癌组织坏死和继发感染，可有大量米泔样或恶臭脓性白带。

3. 晚期症状 根据癌灶累及范围出现不同的继发性症状。如病灶浸润膀胱表现有尿频、尿急；浸润直肠表现有便秘、里急后重；癌肿压迫或累及输尿管，可引起输尿管梗阻、肾盂积水，甚至尿毒症；晚期可有贫血、恶病质等。

原位癌及微小浸润癌子宫颈表面光滑或仅为宫颈糜烂。随着病情发展，外生型癌患者可见息肉状、菜花状赘生物；内生型癌患者可见子宫颈肥大、质硬、子宫颈膨大；晚期癌组织坏死脱落时可形成溃疡或空洞。阴道壁受累时阴道壁变硬或可见赘生物；宫旁组织受累时，可扪及宫旁组织增厚、结节状、质硬，浸润达盆壁时则形成"冰冻骨盆"。

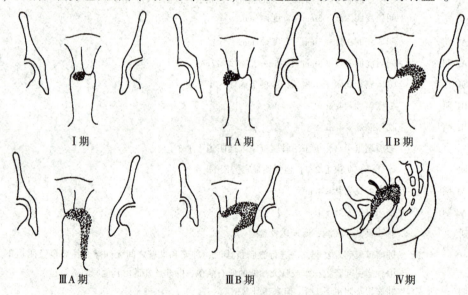

图 13-4 宫颈癌临床分期示意图

【诊断与鉴别诊断】

(一) 诊断

根据临床症状、体征及影像学检查等，经细胞学和组织学检查确认，可诊断宫颈癌。

常用的辅助检查方法有：

1. 子宫颈刮片细胞学检查　用于筛查宫颈癌。在宫颈移行带区取材后行染色和镜检。

2. 液基薄层细胞学检测（TCT 检测）　是目前国际上较先进的一种宫颈癌细胞学检查技术，与传统的子宫颈刮片检查相比，明显提高了标本的满意度及子宫颈异常细胞检出率。

3. 高危 HPV - DNA 检测　与细胞学检查联合应用于宫颈癌筛查。

4. 子宫颈及子宫颈管活组织检查　是确诊宫颈癌及癌前病变最可靠的方法。宫颈无明显癌变可疑区时，可在移行带区的 3、6、9、12 点 4 处取材。在碘试验或阴道镜指导下可提高取材的准确性。子宫颈刮片阳性但子宫颈光滑或活检阴性，应用小刮匙搔刮子宫颈管，刮出物送病理检查。

5. 碘试验　子宫颈上涂碘溶液，在不着色区进行活组织检查，可提高宫颈癌癌前病变及宫颈癌的诊断率。

6. 阴道镜检查　在阴道镜下观察子宫颈表面病变情况，选择可疑病变区行活组织检查，提高诊断准确率。

7. 子宫颈锥形切除术（图 13 - 5）　子宫颈刮片检查多次阳性，而子宫颈活检阴性；或活检为原位癌需确诊者，可采用冷刀、冷凝电刀或环形电切做锥切术，切除组织做连续病理切片检查。

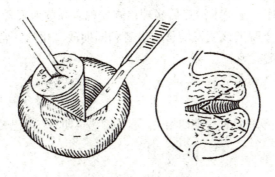

图 13 - 5　子宫颈锥形切除术

确诊后根据具体情况选择胸部 X 线摄片、静脉肾盂造影、膀胱镜检查、直肠镜检查、B 型超声检查及 CT、MRI 等影像学检查及了解病变侵犯程度，协助进行临床分期。

（二）鉴别诊断

宫颈癌需与宫颈柱状上皮异位、宫颈息肉、宫颈子宫内膜异位症、宫颈结核、宫颈乳头状瘤、子宫黏膜下肌瘤、子宫内膜癌宫颈转移等疾病相鉴别，子宫颈活检是最可靠的鉴别方法。

（三）辨病思路要点

早期宫颈癌多无明显症状，应采用子宫颈刮片细胞学检查和（或）高危型 HPV - DNA 检测、阴道镜检查、子宫颈及子宫颈管活组织检查的"三阶梯"程序，确诊依据组织学诊断。随着病变发展，可出现阴道流血、阴道排液，甚至是癌灶累及部位的继发性症状，子宫颈有明显病灶者，可直接在病灶取材做病理学检查。

【治疗】

根据临床分期、患者年龄、生育要求、全身情况、医疗技术水平及设备条件等综合考虑制定适当的个体化治疗方案。采用以手术和放疗为主、化疗为辅的综合治疗方案。

1. 手术治疗 宫颈癌ⅠA～ⅡA期患者宜早期手术治疗。

（1）ⅠA1期 经腹全子宫切除术。对要求保留生育功能的年轻患者，可行子宫颈锥形切除术。

（2）ⅠA2期 行改良性广泛性全子宫切除术及盆腔淋巴结清扫术。

（3）ⅠB1期和ⅡA1期 行广泛性全子宫切除术及盆腔淋巴结清扫术，必要时行腹主动脉旁淋巴结取样。

（4）ⅠB2期和ⅡA2期 行广泛性全子宫切除术及盆腔淋巴结清扫术和腹主动脉旁淋巴结取样，或同期放、化疗后行全子宫切除术。未绝经，年龄<45岁的鳞癌患者可保留卵巢。

2. 放射治疗 适用于①中晚期患者；②全身情况不适宜手术的早期患者；③子宫颈大块病灶的术前放疗；④手术治疗后病理检查发现有高危因素者。

3. 化疗 主要用于晚期或复发转移的患者和同期放、化疗。常用化疗药物有顺铂、卡铂、紫杉醇、氟尿嘧啶等。

【预后】

本病与临床期别、病理类型等密切相关。宫颈腺癌早期易有淋巴转移，预后相对较差。

【随访】

治疗后2年内每3～4个月复查1次；第3～5年每6个月复查1次；第6年起每年复查1次。随访内容包括盆腔检查、阴道细胞学检查、胸部X线摄片、B型超声、血常规等。

【预防】

孕龄妇女每1～2年定期进行防癌检查1次；提倡晚婚晚育、计划生育，避免对子宫颈的损伤；性生活须安全而有节制；HPV疫苗注射，阻断HPV感染，预防宫颈癌的发生。

第三节 子宫内膜癌

子宫内膜癌是发生在子宫内膜的一组上皮性恶性肿瘤，为女性生殖道三大恶性肿瘤之一。多发生于50岁以上妇女。根据子宫内膜癌的主要临床表现，其相当于中医的"癥瘕""五色病""崩漏""带下病"等。中医治疗应根据其主要临床表现及兼症，参照上述相关疾病来辨病和辨证治疗。如以无规律出血为主症者，可参考"崩漏"辨证施治；以阴道排液量增多为主症者，可参考"带下病"辨证施治。

【病因病理】

1. 病因　确切病因不十分清楚。目前认为有两种发病类型。Ⅰ型是雌激素依赖型，其发生可能与无孕激素拮抗，子宫内膜长期受雌激素作用而发生子宫内膜增生症，继而癌变有关，此类型占大多数。并且患者较年轻，常伴有肥胖、糖尿病、高血压、不孕、不育及绝经延迟。Ⅱ型是非雌激素依赖型，其发病与雌激素无明显关系，多见于年老体瘦妇女，较少见。另外，大约有10%的子宫内膜癌还与遗传因素有关。

2. 病理

（1）巨检　大体可分为两种类型：①弥漫型：子宫内膜大部或全部被癌组织侵犯，病灶呈菜花样，灰白或淡黄色，质脆。②局限型：较少见，癌肿的范围局限，多见于宫底部或宫角部，表现为息肉状、菜花状或结节状，表面有溃疡，易出血，常伴肌层浸润。

（2）镜检　常见的病理类型有：内膜样腺癌（80%～90%）、腺癌伴鳞状上皮化生、浆液性癌（1%～9%）、黏液性癌（约占5%）、透明细胞癌（不足5%）。

【转移途径】

本病主要为直接蔓延及淋巴转移，晚期可有血行转移。

【分期】

采用国际妇产科联盟（FIGO）修订的手术－病理分期（2009年）（表13－2）。

表13－2　子宫内膜癌手术－病理分期（FIGO，2009年）

分期	肿瘤范围
Ⅰ期	肿瘤局限于宫体
ⅠA	肿瘤浸润深度＜1/2肌层
ⅠB	肿瘤浸润深度≥1/2肌层
Ⅱ期	肿瘤侵犯宫颈间质，但无宫体外蔓延
Ⅲ期	肿瘤局部和（或）区域扩散
ⅢA	肿瘤累及浆膜层和（或）附件
ⅢB	阴道和（或）宫旁受累
ⅢC	盆腔淋巴结和（或）腹主动脉旁淋巴结转移
ⅢC1	盆腔淋巴结阳性
ⅢC2	腹主动脉旁淋巴结阳性伴（或不伴）盆腔淋巴结阳性
Ⅳ期	肿瘤侵及膀胱和（或）直肠黏膜和（或）远处转移
ⅣA	肿瘤侵及膀胱和（或）直肠黏膜
ⅣB	远处转移，包括腹腔内和（或）腹股沟淋巴结转移

【临床表现】

本病早期无明显症状，以后出现阴道流血、阴道排液等。

1. 阴道流血　为最常见症状，主要表现绝经后不规则少量阴道流血。未绝经者表现为经量增多、经期延长或月经紊乱。

2. 阴道排液 早期多为浆液性或浆液血性排液，合并感染则有脓血性排液，并有恶臭。

3. 疼痛 晚期肿瘤侵犯周围组织或压迫神经可引起下腹及腰骶部疼痛，并可向下肢及足部放射。癌灶堵塞子宫颈管导致宫腔积脓时，出现下腹胀痛及痉挛样疼痛。

4. 全身症状 晚期患者有贫血、消瘦、恶病质等症状。

早期妇科检查无明显异常。随病情发展，可出现子宫增大、稍软。晚期子宫增大明显，极软，若合并宫腔积脓可有明显压痛，偶见癌组织自宫口脱出，质脆，易出血。肿瘤累及周围组织时，子宫固定或在盆腔内扪及不规则结节状物。

【诊断与鉴别诊断】

（一）诊断

根据患者的年龄、症状、体征和高危因素，结合辅助检查，可做出初步诊断，确诊依靠分段刮宫病理检查结果。常用的辅助检查方法有：

1. 分段诊刮 是确诊子宫内膜癌最常用、最可靠的方法。先用小刮匙刮取子宫颈管内组织，再进入宫腔刮取子宫内膜，获得的内容物分别装瓶、标记、送病理检查。诊刮时动作要轻柔，刮取组织够病理检查所需即停止操作，以防出血及癌组织扩散。

2. B 型超声检查 对子宫内膜癌在宫腔的大小、位置、肌层浸润程度、肿瘤是否穿破子宫浆膜或是否累及子宫颈管等有一定意义，是子宫内膜癌的常规检查之一。

3. 宫腔镜检查 可观察癌灶部位、大小，以及是局限性或弥散性、子宫颈管是否受累等。对可疑病变直视下取材活检，有助于发现较小的或早期病变。

4. 其他检查 CT、MRI、淋巴造影及血清 CA_{125} 测定可协助诊断病变范围。

（二）鉴别诊断

子宫内膜癌需与功能失调性子宫出血、子宫黏膜下肌瘤或内膜息肉、子宫肉瘤、宫颈癌及原发性输卵管癌、萎缩性阴道炎等疾病相鉴别，分段诊刮、B 型超声检查、宫腔镜、腹腔镜等检查有助于鉴别。

（三）辨病思路要点

子宫内膜癌患者多为老年妇女，高危人群及绝经后又有不规则阴道流血或排液者应给予高度关注。对年轻患者有不规则阴道流血者，也要慎重，弄清其原因，尤其经过治疗而无效者，也应做分段诊刮。重点应放在早期发现、早期治疗上。

【治疗】

子宫内膜癌的治疗原则应根据癌细胞的分化程度、临床分期、患者全身情况等因素综合考虑决定。早期治疗以手术为主，晚期采用手术、放疗、化疗及其他药物等综合治疗。

1. 手术治疗 术中首先留取腹腔积液或盆腔冲洗液进行细胞学检查，然后全面探查腹腔内脏器，对可疑病变取样行病理检查。子宫切除后术中剖检，必要时行冰冻切片检查，以确定侵犯深度，进一步决定手术范围。Ⅰ期患者行筋膜外全子宫切除术及双侧附件切除术，必要时行盆腔淋巴结切除及腹主动脉旁淋巴结取样。Ⅱ期行改良广泛性子宫切除术及双侧附件切除术，同时行盆腔淋巴结切除与腹主动脉旁淋巴结取样。Ⅲ期和Ⅳ期以尽量切除肉眼可见病灶为目的。

2. 放射治疗 放疗包括腔内及体外照射两种。单纯放疗仅适用于有手术禁忌证和晚期无法手术的患者。术后放疗可降低Ⅰ期高危和Ⅱ期内膜癌的局部复发，提高Ⅲ期和Ⅳ期患者的治疗效果。

3. 化疗 多用于术后有复发高危因素的患者、晚期或复发患者。常用的化疗药物有顺铂、环磷酰胺、氟尿嘧啶、丝裂霉素、依托泊苷、紫杉醇等。可单独或联合用药，也可和孕激素同时应用。

4. 孕激素治疗 多用于手术或放疗后复发或转移的病例，也用于腺癌分化好、早期、年轻、需要保留生育功能的患者。常用药物有醋酸甲羟孕酮（口服，200～400mg/d）、己酸孕酮（500mg 肌内注射，每周 2 次）。常见的副作用有轻度水钠潴留、消化道反应、药物性肝炎等，停药后即可恢复。

【预后】

其预后与肿瘤手术病理分期、病理类型、肌层浸润程度、有否转移、治疗的充分与否、患者的全身情况等因素有关。

【随访】

治疗后应定期随访，术后 2～3 年内每 3 个月 1 次，3 年后每 6 个月 1 次，5 年后每年 1 次。随访检查内容包括询问病史、盆腔检查、阴道细胞学涂片检查、胸部 X 线摄片、血清 CA_{125} 检测等，必要时行 CT 和 MRI 检查。

【预防】

普及防癌知识，定期防癌检查；注意高危因素，重视高危患者；正确掌握雌激素应用指征及方法；重视绝经过渡期妇女月经紊乱和绝经后妇女阴道流血的诊治。

第四节 女性生殖器官肿瘤医案讨论

一、医案讨论

医案一（谷铭三医案）

王某，85 岁。1982 年 10 月 21 日初诊。

患者于1977年因白带增多，检查确认为宫颈癌。因当时年已八旬，且心脏功能不全，医院建议保守治疗。5年来，曾服用蟾蜍汤、核桃枝煮鸡蛋等偏方，间断到中医院治疗，病情较为稳定。近1个月来，下腹部出现坠痛感，带下恶臭加重，伴阴道出血，经用青霉素、止血敏（酚磺乙胺）等药物治疗症状不缓解。诊时症见形体消瘦，精神不振，少气懒言，卧床不起。舌暗红，边有多量紫斑，苔黄褐微腻，脉细数无力。

（《古今名医妇科医案赏析》）

问题：
1. 中医无宫颈癌一病，从其临床表现看应归属于中医的什么疾病？
2. 谷铭三是如何结合患者的体质状况、病程长短和患者的临床表现辨证施治的？

医案二（庞泮池医案）

刘某，70岁。1999年1月6日初诊。

患者1996年因子宫内膜腺癌行手术及术后化疗，并辅助使用中药治疗。1998年12月19日又行腹腔化疗，化疗后反应较大，心悸耳鸣，口干乏力，口苦无味，二便正常，苔薄，舌质红，脉细小结代。

（《古今名医妇科医案赏析》）

问题：中医在纠治癌症术后化疗出现的化疗反应及术后调理恢复方面颇具特色，结合医案讨论参考谈谈庞泮池是如何结合患者的体质和病情变化灵活运用扶正祛邪一法诊治此类疾病的？

二、医案讨论参考

医案一

本案属晚期宫颈癌患者，证属五色带，系由毒邪凝结胞宫门户，腐蚀溃败，损伤冲任脉络，湿毒化热下注所致。因此临床症状表现为带下恶臭，淋漓不断，伴有阴道出血，五内皆虚则卧床不起。治法宜益气养血，清热利湿，解毒散结，祛瘀止血。

处方：黄芪50g，当归15g，薏苡仁40g，半枝莲20g，墓头回20g，莪术25g，焦山楂20g，贯众炭20g，茯苓15g，冬葵子15g。水煎，早晚分服，每日1剂。

1982年11月6日，服前方10余剂后，带下及阴道出血略有减少，仍卧床不起。依前方将焦山楂量改至35g，加三七粉2g（冲服），鱼腥草25g。

1983年6月18日，依前方辨证出入，患者连续服药半年余，其间曾加服马钱子丸300余克，犀角丸20盒，阴道出血完全停止，带下明显减少，已能下地活动，于同年8月17日安全返回老家。

方中黄芪、当归益气养血以扶正，薏苡仁、冬葵子、茯苓、鱼腥草清热利湿，伍以半枝莲、莪术、墓头回、马钱子丸等解毒散结，焦山楂、三七粉祛瘀止血。患者经过中医治疗后，临床症状明显缓解，减轻了痛苦。

（《古今名医妇科医案赏析》）

医案二

该患者辨证为术后气血亏虚，脾肾不足。治法以健脾益肾，扶正固本，兼祛邪抑癌。

处方：党参15g，黄芪15g，生白术9g，生薏苡仁12g，枸杞子12g，鹿角片9g，八月札30g，半枝莲30g，土茯苓30g，白石英30g（先煎），制半夏9g，紫苏梗9g，陈皮6g，砂仁6g（打碎，后下）。

二诊：1999年1月20日。服上方14剂后，化疗反应减，心悸平，纳食香，夜寐乍安乍差，气短乏力，苔薄，脉细。原方去紫苏梗、鹿角片，加厚朴花6g。

三诊：1999年2月3日。服14剂后，纳寐均安，苔薄，脉细，上方去白术、制半夏、厚朴花，加当归12g，白芍15g，制香附12g，枳壳9g，青皮6g，以养血行气，巩固治疗。

癌症术后，化疗后既需攻邪，又要扶正。通过扶正，改善机体免疫状态，抑制癌细胞生长，促进机体的恢复，延长寿命。癌症患者在术后，化疗期间身体一般都很虚弱，应以扶正为主。停用化疗后，则除以扶正为主外，还应加祛邪之品（如清热解毒、软坚消癥等药物）。本案患者证属气血亏虚，脾肾不足。方中以党参、黄芪、白术益气健脾；当归、白芍、枸杞子、鹿角片养血补肾，共达扶正固本。以半枝莲、薏苡仁、土茯苓、白石英清热解毒，祛瘀消癥，抗癌抑癌。紫苏梗、陈皮、砂仁行气健脾和胃，半夏降逆止呕，以减轻患者化疗后的反应，全方共达扶正固本、抗癌抑癌之效。

（《古今名医妇科医案赏析》）

第十四章 不孕症

第一节 不孕症

婚后夫妻同居2年以上,有正常性生活,未避孕而不受孕者;或曾孕育过,未避孕而又2年以上未再受孕者,称为不孕症。前者为原发性不孕,古称"全不产";后者为继发性不孕,古称"断绪"。世界卫生组织在1995年时将不孕症的临床标准定为1年。夫妇一方有先天或后天生殖器官解剖方面的缺陷,无法纠正而不能妊娠者,称绝对性不孕;夫妇一方,因某些因素阻碍受孕,一旦纠正仍能受孕者,称相对性不孕。中西医所指的不孕症是一致的,只是时间上有1年(西医)和2年(中医)的差别。本节主要讨论女性因素引起的相对性不孕症。

【病因病理】

(一) 中医病因病机

肾主生殖,不孕与肾的关系密切,并与天癸、冲任、胞宫的功能失调,或脏腑气血不和,影响胞脉胞络的功能有关。肾气不足,则冲任虚衰,不能摄精成孕;肾阳不足,命门火衰,冲任失温,亦不能摄精成孕;肾阴不足,胞失滋养,冲任失调,不能摄精成孕,均可导致不孕。肝司血海,冲为血海,任主胞胎,情志伤肝,肝气郁结,则冲任二脉不能相资,不能摄精成孕。瘀血内停,阻于冲任、胞宫、胞脉阻滞不通,亦不能摄精成孕。痰湿内生,流注下焦,滞于冲任,壅阻胞宫,也不能摄精成孕。故不孕症常见的原因有肾虚、肝郁、血瘀、痰湿。

(二) 西医病因病理

西医认为受孕必须具备下列条件:卵巢提供正常的卵子;精液、精子及性生活正常;卵子和精子能在输卵管内结合形成受精卵,并被适时送入子宫腔内;子宫内膜已准备充分,适合受精卵着床。此环节中任何一个因素发生异常,均可导致不孕的发生。临床引起不孕的原因有女方因素、男方因素或男女双方因素或原因不明。本节主要讨论女方因素引起的不孕症。

1. 排卵障碍 主要原因有:①持续性无排卵;②多囊卵巢综合征;③卵巢早衰和

卵巢功能减退；④先天性性腺发育不良；⑤低促性腺激素性性腺功能不良；⑥高催乳素血症；⑦黄素化卵泡不破裂综合征；⑧甲状腺功能异常；⑨具分泌激素功能的卵巢肿瘤等。

2. 输卵管因素 ①输卵管异常、慢性输卵管炎引起输卵管阻塞或伞端闭锁，或输卵管积水均可导致精卵结合障碍而致不孕；②盆腔粘连、盆腔炎症、子宫内膜异位症、结核性盆腔炎等均可引起局部或广泛的疏松或致密粘连，造成盆腔和输卵管功能和结构的破坏而引起不孕。

3. 子宫因素 ①子宫内膜病变：常见的有子宫内膜炎症、宫腔粘连、息肉、内膜结核等；②子宫肌瘤：包括黏膜下子宫肌瘤、体积较大的肌壁间肌瘤影响宫腔形态时可影响妊娠；③子宫畸形：常见的有纵隔子宫、双角子宫和单角子宫等；④子宫颈病变：子宫颈管感染、宫颈息肉、子宫颈口过小等均可影响精子穿过而致不孕；⑤其他：如黄体功能不足使子宫内膜分泌反应不良或雌激素不足使子宫颈黏液过于稠厚，不利于精子穿过。

此外，阴道因素、免疫因素、身心因素、性生活因素及染色体异常等均可导致不孕。

【临床表现】

不孕症的临床表现即如前面概念所述。不孕原因不同，临床表现也有差异。如排卵功能障碍者，常有月经失调、闭经、多毛、肥胖等表现；输卵管炎症引起者，常有下腹痛、白带增多等症状；子宫内膜异位症所致者，常伴痛经、经量过多等不适；宫腔粘连引起者，可有周期性下腹痛、闭经等表现；免疫性不孕症患者，可无症状。

【诊断及鉴别诊断】

（一）诊断

凡符合不孕症诊断的患者应结合下列病史和检查，寻找不孕原因。

1. 病史 注意询问结婚年龄、丈夫健康状况、性生活情况、避孕方法、经带胎产史、既往史（有无结核、阑尾炎手术、甲状腺病等）、家族史和个人史等。

2. 体格检查 致病原因不同，体征各异。注意体格发育、营养状况、第二性征、甲状腺情况及有无其他异常体征。妇科检查应注意内外生殖器的发育状况，有无病理性改变（结节、包块、炎症、畸形、疼痛等）。

3. 女性不孕特殊检查

（1）基础体温测定 周期性连续的基础体温测定，可以大致反映排卵和黄体功能，但不能作为独立的诊断依据。

（2）B型超声监测卵泡发育 推荐使用经阴道超声检查，可以诊断盆腔肿瘤、子宫及附件的病变，还可以监测卵泡发育状况及排卵情况、子宫内膜的厚度等。

（3）基础激素水平测定 一般在排卵异常和高龄妇女（>35岁）中进行，包括周期第 2~4 天的 FSH、LH、E_2，可反映卵巢的储备功能和基础状态，TSH 反映甲状腺功能，PRL 反映是否存在高催乳素血症，T（睾酮）反映是否存在高雄激素血症等内分泌紊乱所致的排卵障碍。

(4) 输卵管通畅试验 常用输卵管通液术或子宫输卵管 X 线造影及子宫输卵管超声造影，主要了解输卵管通畅度，是否有狭窄、阻塞、积水等病变。应在经净后 3~7 天进行。

(5) 宫腔镜检查 可观察子宫腔形态、内膜的情况、输卵管开口，发现是否有宫腔粘连、畸形、息肉、黏膜下肌瘤等病变。一般在月经干净后 3~7 天进行。

(6) 腹腔镜检查 可在腹腔镜直视下观察子宫、输卵管、卵巢的大小和形态及和盆腔有无粘连；还可在直视下进行输卵管通液试验，观察输卵管的通畅度。同时可进行盆腔粘连分离、伞端造口、异位病灶电灼、多囊卵巢打孔等多种纠治不孕原因的手术。

(7) 排除检查 当怀疑垂体病变时，应做 CT、MRI 检查，排除垂体病变。

(8) 免疫因素检查 如血清抗精子抗体（AsAb）、抗子宫内膜抗体（EMAb）、抗卵巢抗体、抗心磷脂抗体、抗透明带抗体等检测。

(二) 鉴别诊断

不孕症需注意与暗产相鉴别。暗产为怀孕 1 个月不知其已受孕而殒堕者，即发生在月经期前的流产，也称生化妊娠。由于无明显停经史，受孕时间过短，不易觉察而误认为不孕。结合 BBT 测量、早孕试验及血 hCG 检测可协助诊断。

(三) 辨病和辨证思路要点

1. 辨病思路要点 不孕症是由一种或多种因素共同作用所导致的生育功能障碍。不孕原因是治疗的关键所在，临床上必须根据情况借助上述相关检查予以明确，然后再结合中医的辨证方法辨证施治。先辨病再辨证，中西医结合才能取得较好的效果，而且能避免盲诊盲治。

2. 辨证思路要点 全面详细采集四诊资料，包括患者年龄、月经、带下、婚产、性生活及避孕情况，重点审脏腑、冲任、胞宫之病位；辨气血、寒热、虚实之变化；还要辨病理因素痰湿与瘀血。

【治疗】

(一) 中医治疗

本病的治疗除针对各证外，应指导患者清心寡欲，择氤氲之时而合阴阳，以利于成孕。

1. 肾虚证

(1) 肾气虚证

证候：婚久不孕，月经不调或停闭，经量或多或少，色暗，头晕耳鸣，腰酸膝软，精神疲倦，小便清长，舌淡，苔薄，脉沉细，两尺尤甚。

治法：补肾益气，填精益髓。

方药：毓麟珠（《景岳全书》）（人参，白术，茯苓，白芍，当归，川芎，熟地黄，炙甘草，菟丝子，杜仲，鹿角霜，川椒）。

(2) 肾阳虚证

证候：婚久不孕，月经错后，或停闭不行，经色淡暗，性欲淡漠，小腹冷，带下量多，清稀如水，或子宫发育不良，头晕耳鸣，腰酸膝软，夜尿多，眼眶暗，面部暗斑，或环唇暗，舌质淡暗，苔白，脉沉细尺弱。

治法：温肾暖宫，调补冲任。

方药：温胞饮（方见盆腔炎性疾病后遗症）或右归丸（方见无排卵性功血）。子宫发育不良，宜加血肉有情之品紫河车、鹿角片（或鹿茸）、桃仁、丹参、茺蔚子等补肾活血，通补奇经助子宫发育；性欲淡漠，加淫羊藿、仙茅、肉苁蓉温肾填精。

(3) 肾阴虚证

证候：婚久不孕，月经延期，量少色淡，形体消瘦，头晕耳鸣，腰酸膝软，五心烦热，失眠多梦，眼花心悸，肌肤失润，阴中干涩，舌质稍红略干，苔少，脉细或细数。

治法：滋肾养血，调补冲任。

方药：养精种玉汤（《傅青主女科》）（当归，白芍，熟地黄，山萸肉）。

可加龟甲、知母、紫河车、何首乌、肉苁蓉、菟丝子、牡丹皮增强滋肾益精之功，稍佐制火。

2. 肝郁证

证候：婚久不孕，月经或先或后，经量多少不一，或来经腹痛，或经前烦躁易怒，胸胁、乳房胀痛，精神抑郁，善太息，舌暗红或舌边有瘀斑，脉弦细。

治法：疏肝解郁，理气调经。

方药：开郁种玉汤（《傅青主女科》）（当归，白芍，白术，茯苓，天花粉，牡丹皮，香附）。

3. 血瘀证

证候：婚久不孕，月经多错后或周期正常，经来腹痛，甚或呈进行性加剧，经量多少不一，经色紫暗，有血块，块下痛减，或经行不畅，淋沥难净，舌质紫暗或舌边有瘀点，苔薄白，脉弦或弦细涩。

治法：活血化瘀，温经通络。

方药：少腹逐瘀汤（方见痛经）。

4. 痰湿证

证候：婚久不孕，多自青春期始即形体肥胖，月经常错后、稀发，甚则停闭不行，带下量多，色白质黏无臭，头晕心悸，胸闷泛恶，面目虚浮或㿠白，舌淡胖，苔白腻，脉滑。

治法：燥湿化痰，理气调经。

方药：苍附导痰丸（方见月经过少）。

(二) 西医治疗

对不孕症的治疗尽量采取自然、安全、合理的方案进行治疗。首先要改变生活方式，对体重超重者减轻体重至少 5%；对体质瘦弱者，纠正营养不良和贫血；戒烟、戒酒、戒毒；掌握性知识，了解自己的排卵规律，性交频率适中，以增加受孕机会。对不孕症的治疗应根据诊断的病因进行：

1. 治疗生殖道器质性病变

(1) 输卵管因素不孕的治疗

①一般疗法　对男方精液指标正常、女方卵巢功能良好、不孕年限 < 3 年的年轻夫妇，可先试行期待治疗，或配合中医药调整。

②输卵管成形术　对输卵管不同部位阻塞或粘连，可行腹腔镜下输卵管造口术、整形术、吻合术及输卵管子宫移植术等，以达到输卵管再通的目的。手术效果取决于伞端组织保留的完整程度。对较大的输卵管积水，目前主张切除或结扎，阻断炎性积水对子宫内膜环境造成的干扰，为辅助生殖技术创造条件。

(2) 卵巢肿瘤　有内分泌功能的卵巢肿瘤可影响卵巢排卵，应予切除；性质不明的卵巢肿块，应尽量于不孕症治疗前得到诊断，必要时手术探查，根据快速病理诊断考虑是否进行保留生育能力的手术。

(3) 子宫病变　子宫肌瘤、内膜息肉、子宫中隔、子宫腔粘连等如果影响宫腔环境，干扰受精卵着床和胚胎发育，可行宫腔镜下切除、粘连分离或矫形手术。

(4) 子宫内膜异位症　首诊应进行腹腔镜诊断和治疗，对于复发性内异症、卵巢功能明显减退的患者，慎重手术。对中重度病例术后可辅以孕激素或 GnRH-α 治疗 3~6 个周期。重症和复发者可考虑辅助生殖技术。

(5) 生殖系统结核　活动期应行抗结核治疗，用药期间应采取避孕措施。因盆腔结核多累及输卵管和子宫内膜，多数患者需借助辅助生殖技术妊娠。

2. 诱发排卵

(1) 氯米芬　适用于体内有一定雌激素水平者和下丘脑-垂体轴反馈机制健全的患者。月经周期第 3~5 日起，每日口服 50mg（最大剂量达 150mg/d），连用 5 日，3 个周期为 1 个疗程。排卵率可达 70%~80%，每周期的妊娠率为 20%~30%。

(2) 绒促性素（hCG）　结构与 LH 极相似，常在促排卵周期卵泡成熟后，1 次注射 5000U 模拟内源性 LH 峰值作用，诱导卵母细胞成熟分裂和排卵发生。

(3) 尿促性素（hMG）　系从绝经后妇女尿中提取，又称绝经后促性腺激素，每支含 FSH 和 LH 各 75U，可促使卵泡生长发育成熟。一般于周期第 6 日起，每日肌内注射 50~150U，共 7 日。用药期间需经阴道超声和（或）血雌激素水平监测卵泡发育情况，卵泡发育成熟后加用绒促性素 5000U 肌内注射，促进排卵及黄体形成。

3. 不明原因不孕的治疗　因病因尚不确定，目前缺乏肯定有效的治疗方法和疗效指标，对年轻、卵巢功能良好的夫妇，可行期待治疗，一般不超过 3 年。对卵巢功能减退和年龄 > 30 岁的夫妇，一般慎重选择期待。可行宫腔内人工授精 3~6 个周期诊断性治疗。

4. 辅助生殖技术 包括人工授精、体外受精-胚胎移植及其衍生技术等。

（三）其他治疗

1. 经验方 香附子500g，当归350g，鹿角100g，上三味和匀，醋糊丸，如梧桐子大，每服10g，早起临睡各一服，白滚汤下（《济阴纲目》）。

2. 针刺促排卵

取穴：①中极，归来，三阴交；②中极，大赫，血海。

针法：两组穴位交替使用，每日一组，于排卵前2~3天开始，针刺后有小便感则停针，5分钟捻转1次，中等刺激，留针15分钟。

3. 中成药 安坤赞育丸、定坤丹、培坤丸、嫦娥加丽丸、鹿胎膏。按说明辨证服用。

第二节 不孕症医案讨论

一、医案讨论

饶某，女，36岁，医生，于1978年4月15日初诊。

患者婚后同居5年余，未有子嗣。丈夫检查正常。本人经全面检查亦大致正常，四处求医，未见疗效。今年初曾在广州某医院取子宫内膜（来经3小时）活检，病理报告为"分泌期子宫内膜，腺体分泌欠佳"。月经15岁初潮，周期尚准。但自1973年婚后出现月经先后不定，以后期为多，有时二三月一潮，经量少，甚则点滴1天即净，色暗红，经前乳胀。曾用人工周期几个月，用时有效，但停药后依然如故。平素头晕，疲倦不耐劳，腰酸痛，尿清长，四肢不温，胃纳一般，白带较多；面色晦黄，有暗斑，舌淡暗苔白，脉沉细尺弱。

（罗颂平《罗元恺医著选》）

问题：

1. 根据患者的病理报告结果，西医诊断应考虑什么，怎样治疗？
2. 中医诊断及治法、方药如何？
3. 本病肝郁脾肾两虚并见，罗元恺在治疗上以何为主，为什么？

二、医案讨论参考

1. 西医治疗 本病西医诊断为黄体功能不健全，可用黄体酮做替代疗法或用绒促性素做刺激疗法。

2. 中医治疗

辨证：脾肾两虚兼肝郁。

治法：补肾健脾为主，佐以疏肝解郁。

方药：菟丝子 25g，覆盆子 10g，枸杞子 15g，金樱子 25g，当归 12g，川芎 6g，何首乌 25g，党参 20g，香附 10g。每天 1 剂。

二诊（1978 年 4 月 26 日）：自服上方加减 10 多剂，腰痛稍减，余症同前。

处方：菟丝子 25g，淫羊藿 10g，党参 20g，白术 15g，鸡血藤 30g，白芷 6g，香附 10g。每天 1 剂。

三诊（1978 年 5 月 3 日）：药后经来无乳胀，精神较前好转。仍以补肾健脾养血治之。

处方：菟丝子 25g，淫羊藿 12g，续断 20g，狗脊 20g，党参 20g，白术 15g，何首乌 30g，白芷 10g。每天 1 剂。

四诊（1978 年 6 月 25 日）：回单位自行照上方服用后月经较准，末次月经 1978 年 6 月 3 日，1 天干净，量比前稍多，头晕腰痛减，四肢较暖，纳可，舌淡红苔白，脉沉细。

处方：菟丝子 25g，覆盆子 10g，党参 20g，枸杞子 15g，金樱子 25g，何首乌 25g，川芎 6g，当归 12g，香附 10g。嘱经净后每周服 4 剂，复查。连服两三个月后复诊。

五诊（1978 年 9 月 23 日）：遵医嘱服上方，诸症均见好转，月经准时于 1978 年 7 月 23 日来潮，经量增多，4 天干净。经后仍依上方上法服药至 1978 年 8 月 20 日。现停经 2 个月，头晕欲呕，纳差，疲乏，在当地查小便妊娠试验阳性。舌淡红，苔白略腻，脉沉细滑。

妇科检查：外阴、阴道正常，子宫颈软、着色，子宫体前倾、软、增大如孕 2 个月，双侧附件正常，诊为早孕。治宜补肾健脾安胎，拟寿胎丸合四君子汤加减。

追踪至今，已妊娠 6 个月矣。

（罗颂平《罗元恺医著选》）

第十五章 其他疾病

第一节 葡萄胎

葡萄胎亦称水泡状胎块，是一种滋养细胞的良性病变，由于妊娠后胎盘绒毛滋养细胞异常增生，绒毛间质水肿而形成大小不等的水泡，水泡间借蒂相连成串，形如葡萄而得名。可分为完全性葡萄胎和部分性葡萄胎。

【病因病理】

1. 病因 不清。可能与种族遗传因素、营养不良、HPV 感染、内分泌功能紊乱、既往葡萄胎病史等有关。

2. 病理

（1）**完全性葡萄胎** 水泡状物占满整个宫腔，弥漫性滋养细胞增生、绒毛高度水肿、无胚胎或胎儿及其附属物，间质水肿、间质内胎源性血管稀少或消失。

（2）**部分性葡萄胎** 仅部分绒毛呈水泡状，有胚胎或胎儿组织存在，但胎儿多已死亡或畸形。局限性滋养细胞增生、绒毛大小及水肿程度不一、间质内可见胎源性血管。

【临床表现】

（一）完全性葡萄胎

1. 停经后阴道流血 为最常见症状，一般在停经 8～12 周后出现不规则阴道流血，量多少不定，可发现水泡状物。若大血管破裂可造成大出血、休克，甚至死亡。反复流血不及时治疗，可继发贫血和感染。

2. 妊娠呕吐 多发生于子宫异常增大和血 hCG 异常增高的葡萄胎患者，其出现时间较正常妊娠早，且持续时间长，程度也较之为重，纠正不及时可导致水和电解质紊乱。

3. 腹痛 阵发性下腹痛常发生于阴道流血前，由于葡萄胎增长迅速、子宫急速膨大扩张所致。表现为腹部不适或阵发性隐痛，若发生卵巢黄素化囊肿、急性蒂扭转则为急性腹痛。

4. 甲状腺功能亢进 7%患者可出现轻度甲状腺功能亢进表现，如心动过速、皮肤潮湿和震颤、血清游离 T_3、T_4 水平升高，突眼少见。

妇科检查大多子宫异常增大、变软，约半数以上的子宫体积大于停经月份，质地变软，并伴有 hCG 的异常升高，少数与停经月份相符或小于停经月份；一侧或双侧附件区或可触到卵巢黄素化囊肿（由滋养细胞增生产生大量 hCG，刺激卵巢卵泡内膜细胞发生过度黄素化反应而形成，发生率为 30%~50%，多为双侧性，一般无症状，常在葡萄胎清宫后 2~4 个月自行消退）；腹部听不到胎心，触不到胎动、胎体；子宫异常增大者，在妊娠 24 周前可出现高血压、水肿和蛋白尿，但子痫罕见。

（二）部分性葡萄胎

部分性葡萄胎大多没有完全性葡萄胎的典型症状，程度也较轻。阴道流血常见，但子宫大小多数与停经月份符合甚至更小，一般无子痫前期、卵巢黄素化囊肿等，妊娠呕吐也较轻。

【自然转归】

正常情况下，葡萄胎排空后血清 hCG 逐渐下降，平均大约 9 周可降至正常，最长不超过 14 周。若葡萄胎排空后血清 hCG 持续异常要考虑妊娠滋养细胞肿瘤。完全性葡萄胎发生子宫局部侵犯和远处转移的概率分别为 15% 和 4%。当出现下列高危因素之一时应视为高危葡萄胎：①血 hCG>100kU/L；②子宫明显大于相应孕周；③卵巢黄素化囊肿直径大于 6cm；④年龄大于 40 岁和重复葡萄胎的患者。

部分性葡萄胎发生子宫局部侵犯的概率为 4%，一般不发生转移，缺乏明显的临床或病理高危因素。

【诊断与鉴别诊断】

（一）诊断

凡具有上述临床表现者应选择下列辅助检查以明确诊断。

1. 超声检查 是诊断葡萄胎的一项可靠和敏感的检查方法，多选用经阴道彩色多普勒超声。完全性葡萄胎表现为子宫明显大于相应孕周，宫腔充满弥漫分布的光点和小囊样回声区，呈"落雪样"或"蜂窝状"，无孕囊及胎心搏动。常可测到一侧或双侧卵巢囊肿。

2. 绒毛膜促性腺激素（hCG）测定 葡萄胎时血 hCG 滴度明显高于相应孕周的正常值，而且在停经 8~10 周以后继续持续上升。多数葡萄胎随子宫增大，血 hCG 在 100kU/L 以上，>80kU/L 即支持诊断。也有少数尤其是部分性葡萄胎因绒毛退行性变，hCG 升高不明显。

3. DNA 倍体分析 流式细胞计数是最常用的倍体分析方法。完全性葡萄胎的染色体核型为二倍体，部分性葡萄胎为三倍体。

4. 母源表达印迹基因检测 部分性葡萄胎拥有双亲染色体，所以表达父源印迹、母源印迹，母源表达的印迹基因如 $P57^{KIP2}$，而完全性葡萄胎无母源染色体，故不表达该类基因，因此检测母源表达印迹基因可区别完全性和部分性葡萄胎。

5. 其他检查 X 线胸片、CT 或 MRI 检查可发现肺、肝、脑、盆腔等处的转移病灶。

（二）鉴别诊断

1. 流产 完全性葡萄胎与先兆流产容易鉴别，B 超检查可以确诊。但部分性葡萄胎与不全流产或稽留流产不仅临床表现相似，在病理检查时也因绒毛水肿、滋养细胞增生不明显等造成鉴别困难，需要通过 DNA 倍体分析和 $P57^{KIP2}$ 免疫组化染色等检查进行鉴别。

2. 双胎妊娠 子宫大于相应孕周，hCG 水平也略高于正常，与葡萄胎相似，但双胎妊娠无阴道流血，B 超检查可以确诊。

3. 羊水过多 一般发生在妊娠晚期，若发生于妊娠中期，因子宫迅速增大，需与葡萄胎鉴别。羊水过多无阴道流血，hCG 水平在正常范围，B 超检查可以确诊。

（三）辨病思路要点

凡停经后有不规则阴道流血、子宫大于停经月份者，要考虑葡萄胎的可能。若在早期妊娠出现子痫前期、阴道排出葡萄样水泡组织等则支持诊断。B 型超声检查及血清 hCG 测定是临床常用的两种检查方法，二者结合有助于本病的诊断。DNA 倍体分析及母源表达印迹基因检测有助于区分完全性和部分性葡萄胎。X 线胸片、CT 或 MRI 检查有助于发现肺、肝、脑、盆腔等处的转移病灶。

【治疗】

1. 清除宫腔内容物 葡萄胎的诊断一旦确立，应立即予以清宫，一般选用吸宫术。清宫前首先应注意有无休克、子痫前期、甲亢及贫血等合并症，若有应先对症处理，稳定病情。吸宫时选择大号吸管、尽量一次吸刮干净，若子宫大于妊娠 12 周或术中感到 1 次刮净有困难者可在 1 周后第二次刮宫。每次刮出物均需取靠近宫壁的新鲜无坏死组织送病检。术中应注意预防出血过多、穿孔及感染。操作须轻柔，在充分扩张子宫颈管和开始吸宫后再应用缩宫素，并做好抢救准备。

2. 预防性化疗 不常规推荐。但对于有高危因素和随访困难的完全性葡萄胎患者可做预防性化疗，部分性葡萄胎不做预防性化疗。一般应在葡萄胎排空前或排空时实施。可供选择的化疗药物有甲氨蝶呤（MTX）、放线菌素 D（Act-D）、氟尿嘧啶（5-F_U）等，多采用单一药物、多疗程化疗直至 hCG 阴性。

3. 子宫切除术 单纯切除子宫不能预防葡萄胎发生子宫外转移。所以不作为常规处理。但对于近绝经年龄、无生育要求、无转移患者在初次治疗时可选择全子宫切除术，保留两侧卵巢，术后定期随访。

4. 卵巢黄素化囊肿的处理 一般情况下不需要处理，但当发生急性蒂扭转，可在 B 型超声或腹腔镜下做穿刺吸液，囊肿多能自然复位。若扭转时间长，卵巢血运障碍坏死时，应手术切除患侧附件。

【随访】

葡萄胎患者清宫后必须定期随访，以便尽早发现滋养细胞肿瘤并及时处理。

1. 随访内容

（1）定期 hCG 测定：葡萄胎清宫后每周 1 次，直至连续 3 次阴性，以后每个月 1 次共 6 个月，然后 2 个月 1 次共 6 个月，自第一次阴性后共计 1 年。

（2）询问病史：在随访血、尿 hCG 的同时应注意月经是否规则，有无阴道异常流血、咳嗽、咯血及其他转移灶症状。

（3）定期做妇科检查，必要时可选择盆腔 B 超、X 线胸片或 CT、MRI 检查。

2. 注意事项 随访期间应可靠避孕 1 年，避孕方法宜选用阴茎套或阴道隔膜。不选用宫内节育器，以免引起子宫穿孔或混淆子宫出血的原因。

第二节 阴道前后壁膨出及子宫脱垂

一、阴道前后壁膨出

阴道前壁膨出多因膀胱和尿道膨出所致，以膀胱膨出常见，常伴有不同程度的子宫脱垂。阴道后壁膨出也称直肠膨出，两者可单独存在或并见。

【病因】

1. 阴道前壁膨出 阴道分娩时盆底支持组织肌肉、筋膜、韧带等撕裂；产后过早操劳，盆底支持组织未能很好修复，使膀胱底部失去支持力；这些因素导致与膀胱紧连的阴道前壁向下膨出，在阴道口或阴道口外可见，称膀胱膨出。

2. 阴道后壁膨出 阴道分娩损伤是导致阴道后壁膨出的主要原因，受损的盆底支持组织未能修复，直肠向阴道后壁中段逐渐膨出，在阴道口能见到膨出的阴道后壁黏膜，称直肠膨出。其次，老年女性盆底肌肉及肛门内括约肌肌力减弱，便秘、排便用力均可导致或加重直肠膨出。

【临床表现】

轻者无症状，重者自诉阴道内有肿物脱出或当阴道后壁明显凸出于阴道口外时有外阴摩擦异物感，伴腰酸、下坠。阴道脱出肿物在休息时小，站立过久或活动过度时增大。难于排空膀胱，易发生膀胱炎；重度膀胱膨出多伴有尿道膨出，出现压力性尿失禁症状。膨出严重者导致排尿、排便困难，需用手将阴道前壁向上抬起或下压阴道后壁方能排尿或排便。

妇科检查可见阴道前壁或后壁黏膜呈球状膨出，阴道口松弛，多伴有陈旧性会阴裂伤，膨出膀胱柔软，该处阴道壁黏膜皱襞消失，如反复摩擦可发生溃疡。肛门检查时手指向前方可触及向阴道凸出的直肠，呈盲袋；如无盲袋感觉，可能仅为阴道后壁黏膜膨出。阴道后壁有两个球状凸出时，位于阴道中段的球形膨出为直肠膨出，位于后穹隆部的球形突出是肠膨出，指诊可触及疝囊内的小肠。

分度：临床上传统分度为3度，以屏气下膨出最大限度来判定。

Ⅰ度：阴道前壁或后壁呈球状物，向下突出，达处女膜缘，但仍在阴道内。

Ⅱ度：阴道壁展平或消失，部分阴道前壁或后壁突出于阴道口外。

Ⅲ度：阴道前壁或后壁全部脱出于阴道口外。

【诊断】

妇科检查发现膨出的阴道前壁或（和）后壁，不难诊断和分度，但要注意区分是阴道前壁膨出还是尿道膨出（与尿道紧连的阴道前壁，以尿道外口下3~4cm膨出），或两者并存，还需了解有无压力性尿失禁存在。肛门指诊时应注意肛门括约肌功能，还应注意盆底肌肉组织的检查，了解肛提肌的肌力和生殖裂隙宽度。

【治疗】

无症状的患者无需治疗。重度有症状的患者应行阴道前壁、后壁及会阴修补术，加用医用合成网片或生物补片能够达到加强修补、减少复发的作用。合并压力性尿失禁者，应同时行膀胱颈悬吊手术或阴道无张力尿道中段悬吊术。修补阴道后壁时，应将肛提肌裂隙及直肠筋膜缝合于直肠前，以缩紧肛提肌裂隙。

二、子宫脱垂

子宫从正常位置沿阴道下降，子宫颈外口达坐骨棘水平以下，甚至子宫全部脱出于阴道口以外，称为"子宫脱垂"（图15-1）。常伴有阴道前、后壁膨出，中医统称为"阴挺""阴脱""阴菌""阴䕸"等。

【病因病理】

（一）中医病因病机

本病的病因病机与分娩损伤有关，或产伤未复，中气不足；或肾气不固，带脉失约，日渐下垂脱出。亦见于长期慢性咳嗽、便秘、年老衰弱之体，冲任不固，带脉提摄无力而致。

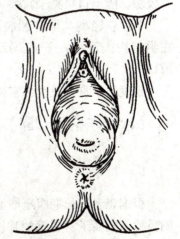

图15-1 子宫脱垂

(二) 西医病因病理

1. 分娩损伤 多产、滞产、难产、第二产程延长，产后未恢复正常，产妇过早重体力劳动，复旧子宫未能升举到固定位置，或阴道支持组织未能恢复正常而发生脱垂。

2. 长期腹压增加 慢性咳嗽、便秘、超重负荷、腹部巨大肿瘤、大量腹水等均使腹内压增加，迫使子宫向下移位。

3. 盆底组织发育不良或退行性病变 先天性盆底组织发育不良或年老女性激素分泌不足，盆底组织萎缩退化、薄弱，容易发生子宫脱垂，或营养不良引起支持子宫的组织薄弱导致子宫脱垂。

【临床表现】

轻度患者一般无不适，中度以上患者常有不同程度的腰骶部疼痛或下垂感；站立过久、劳累、腹压增加时症状明显，卧床休息后减轻。严重者，常伴有排尿、排便困难，或尿有余沥及张力性尿失禁（患者不解小便，取膀胱截石位，令患者用力咳嗽或向下屏气，观察有无尿液溢出。如有尿溢出，检查者用示、中两指分别轻压尿道两侧，再嘱咐患者用力咳嗽，若无溢尿则为阳性），易并发膀胱炎。脱出块状物不能自行回缩，常需推送才能还纳至阴道，甚至难以回纳。脱出子宫及阴道黏膜长期与衣服摩擦，导致子宫颈、阴道壁溃疡，继发感染可见带下淋沥秽浊。

脱出的阴道前后壁呈球状膨出，触之柔软，黏膜变薄透亮，皱襞消失。不能还纳的子宫脱垂常伴有直肠、膀胱脱垂，阴道黏膜增厚，子宫颈肥大延长。

妇科检查时根据患者平卧用力向下屏气时子宫下降的程度，将子宫脱垂分3度（图15-2）：

Ⅰ度：轻型：子宫颈外口距处女膜缘＜4cm，未达处女膜缘；重型：子宫颈外口已达处女膜缘，阴道口可见子宫颈。

Ⅱ度：轻型：子宫颈脱出阴道口，宫体仍在阴道内；重型：子宫颈及部分宫体脱出阴道口。

Ⅲ度：子宫颈及全部宫体脱出阴道口外。

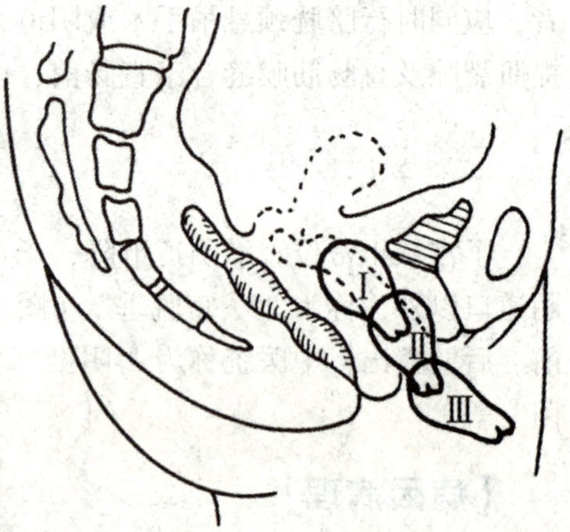

图15-2 子宫脱垂分度

【诊断与鉴别诊断】

(一) 诊断

根据患者有长期腹压增加、体弱、营养不良、产后过早从事体力劳动等病史，结合妇科检查判断子宫脱垂的程度、有无张力性尿失禁、有无阴道前后壁膨出即可做出诊断。有宫颈糜烂样改变或溃疡患者，应子宫颈刮片或活检除外恶性变。

（二）鉴别诊断

1. 阴道壁肿物 肿物在阴道壁内，固定、边界清楚。

2. 子宫黏膜下肌瘤或宫颈肌瘤 患者有月经过多病史，子宫颈口见红色、质硬之肿块，表面找不到子宫颈口，但在其周围或一侧可扪及扩张变薄的子宫颈边缘。

3. 子宫颈延长 阴道前后壁无脱垂，阴道内子宫颈虽长，但宫体在盆腔内，向下屏气并不移位。子宫探针探测子宫颈外口距子宫颈内口的距离即可确诊。

（三）辨病和辨证思路要点

1. 辨病思路要点 子宫脱垂诊断的关键是患者屏气用力增加腹压时，子宫颈外口超出坐骨棘水平以下。可伴有不同程度的阴道前后壁膨出，甚至子宫颈及阴道壁的溃疡。分度主要是依据其脱出部分与坐骨棘水平及阴道口的位置关系确定，临床诊断并不困难。

2. 辨证思路要点 结合兼症辨证。小腹下坠、四肢无力、神疲气短，属中气下陷；腰膝酸软、小腹下坠、小便频数，属肾元不固；若脱垂的子宫表面溃烂、带下淋沥者，为兼湿热。

【治疗】

（一）中医治疗

子宫脱垂多为虚证。治疗当以益气升提、补肾固脱为主。合并湿热者，宜先清热利湿，热清湿去后，仍以补气扶正为主。除内治之外，还要重视局部外治，必要时可手术治疗。

1. 气虚证

证候：子宫下移或脱出于阴道口外，阴道壁松弛膨出，劳则加重，小腹下坠，身倦懒言，面色不华，四肢乏力，小便频数，带下量多，质稀色淡，舌淡苔薄，脉缓弱。

治法：补中益气，升阳举陷。

方药：补中益气汤（方见排卵性功血之黄体功能不足）加金樱子、杜仲、续断。

若带下量多、质清稀，加茯苓、车前子、莲子以利湿止带；小便频数，加益智仁、乌药、桑螵蛸以补肾缩泉；腰痛，加菟丝子、桑寄生以补肾强腰膝；小腹胀痛，加香附、小茴香以行气消胀止痛；阴中痛，加白芍、郁金、川楝子以行气缓急止痛。

2. 肾虚证

证候：子宫下脱，日久不愈，头晕耳鸣，腰膝酸软冷痛，小腹下坠，小便频数，入夜尤甚，带下清稀，舌淡红，脉沉弱。

治法：补肾固脱，益气升提。

方药：大补元煎（方见月经后期）加黄芪。

若腰腹冷痛加小茴香、补骨脂、肉桂；日久气陷加升麻、芡实、金樱子；带下量多加白芷、牡蛎；小便频数加益智仁、桑螵蛸，便溏加炒白术、葛根。

若子宫脱出日久，局部破溃，红肿不消，黄水淋沥，灼热痒痛，带下量多，小便黄赤，先以龙胆泻肝汤（《医宗金鉴》）加减，清泻肝经湿热，后宜扶正培元，升举固脱。

（二）西医治疗

1. 保守治疗 放置子宫托。子宫托是一种支持子宫和阴道壁并使其维持在阴道内而不脱出的工具，适用于不同程度的子宫脱垂和阴道前后壁脱垂。但重度子宫脱垂伴盆底肌明显萎缩及子宫颈或阴道壁有炎症或溃疡者不宜使用，经期、孕期停用。在放置子宫托之前阴道应有一定水平的雌激素作用。绝经后在应用子宫托前4~6周规则使用阴道雌激素霜剂，并最好在放托过程中长期使用。一般白天放置，晚上睡前取出，以免发生子宫托嵌顿、尿瘘、粪瘘等严重的并发症，使用期间注意休息，每3个月复查1次。

2. 手术治疗 阴道前后壁修补术适用于Ⅰ、Ⅱ度阴道前后壁脱垂者。阴道前后壁修补术加主韧带缩短及宫颈部分切除术（Manchester 手术）适用于年纪较轻、子宫颈延长希望保留子宫的Ⅱ度子宫脱垂伴阴道前后壁脱垂者；阴道子宫全切除及阴道前后壁修补术适用于Ⅱ、Ⅲ度子宫脱垂伴阴道前后壁膨出、年龄大、无生育要求者。阴道纵隔形成术（Le Fort 手术）适用于年老体弱不能耐受较大手术、不需保留性交功能的患者。子宫悬吊术适用于轻度子宫脱垂、年轻、需保留生育功能者。

【医案讨论】

何某，女，53岁，家庭妇女，门诊号37970。

主诉：患者阴道脱出物20年之久。18岁结婚，足月生产6次，于第5次产后7日下地劳动。自诉阴道肿物逐渐增大，并有咳嗽、尿频、尿失禁、腰酸、腹坠和气短，末次生产在13年前。有慢性咳嗽史，1年前绝经。刻下症：面白不华，舌淡苔白，脉来虚缓。经妇科检查诊断为子宫Ⅱ度脱垂，并子宫颈中度糜烂。中医辨证为脾气下陷，系胞无力，冲任不固，带脉失于约束所致。

（刘敏如《中医妇科学》）

问题：
1. Ⅱ度子宫脱垂的诊断标准是什么？
2. 谈谈刘敏如治疗子宫脱垂选用的外用药物有什么特点？她是用何方加减内服的？

【医案讨论参考】

因患者畏惧手术，改中医治疗。治拟升阳举陷、益肾固脱之剂。

处方：野党参15g，山药、熟地黄、杜仲各9g，当归12g，山茱萸、枸杞子各9g，川续断、桑寄生各12g，菟丝子30g。6剂，水煎服。

另用蛇床子9g，黄柏9g，石榴皮9g，蒲公英24g，金樱子12g，炒枳壳12g，小茴香6g，乌梅6g，五倍子6g。6剂，布包煎水坐浴熏洗，每日两三次。并嘱卧床休息，资助治疗。

以上方为基础依症加减,迭进益气升阳、养血固肾之剂,至五诊子宫已收归原位,恢复工作半月余,未再脱出,月事已基本正常,精神、食欲均感良好,嘱服归脾丸半月,每日早晚各1丸,白水送下,以资巩固。熏洗之药依前方继续使用1个月。

(刘敏如《中医妇科学》)

第十六章 计划生育

计划生育是女性生殖健康的重要内容。搞好计划生育,做好避孕工作,对女性的生殖健康有直接影响。科学地控制人口数量、提高人口素质,是我国实行计划生育的一项基本国策。

第一节 避 孕

避孕是计划生育的重要组成部分,是采用科学手段使女性暂时不受孕,主要控制生殖过程中3个关键环节:①抑制精子与卵子产生;②阻止精子与卵子结合;③使子宫环境不利于精子获能、生存,或不适宜受精卵着床和发育。目前常用的女性避孕方法有宫内节育器、药物避孕及外用避孕等。男性避孕在我国主要是阴茎套。

一、宫内节育器

宫内节育器(IUD)是一种安全、有效、简便、经济、可逆的避孕工具,为我国育龄女性的主要避孕措施。

(一)种类

1. 惰性宫内节育器(第一代IUD) 由惰性材料如金属、硅胶、塑料等制成。由于金属单环脱落率及带器妊娠率高,1993年已停止生产使用。

2. 活性宫内节育器(第二代IUD) 其内含有活性物质如铜离子、激素及药物等,这些物质能提高避孕效果,减少副作用。分为含铜IUD和含药IUD两大类。

(1)含铜宫内节育器 目前是我国应用最广泛的IUD。在宫内持续释放具有生物活性、有较强抗生育能力的铜离子。避孕有效率均在90%以上。

(2)含药宫内节育器 将药物储存在节育器内,通过每日微量释放提高避孕效果,降低副作用。目前我国临床主要应用含孕激素IUD和含吲哚美辛IUD。

(二)作用机制

1. 干扰着床:长期异物刺激导致无菌性炎症,并产生前列腺素。前列腺素改变输卵管蠕动,使受精卵运行速度与子宫内膜发育不同步,不利于受精卵着床。对抗机体囊胚着床的免疫耐受性,使囊胚崩解,有免疫抗着床的作用。

2. 影响囊胚发育。
3. 改变宫腔自然环境：吞噬细胞被覆于子宫内膜，吞噬精子。
4. 毒害胚胎：宫腔内炎症细胞增多，对胚胎有毒性作用。

（三）宫内节育器的副作用

不规则阴道流血是放置 IUD 常见的副作用，主要表现为经量增多、经期延长或少量点滴出血，一般不需处理，3～6 个月后逐渐恢复。少数患者放置 IUD 可出现白带增多或伴有下腹胀痛，应根据具体情况明确诊断后对症处理。

二、激素避孕

激素避孕是指女性使用甾体激素避孕，是一种高效避孕方法。甾体避孕药的激素成分是雌激素和孕激素。

（一）甾体激素避孕药的作用机制

甾体激素避孕药的作用机制主要是抑制排卵；使子宫颈黏液量减少，黏稠度增加，不利于精子穿透；改变子宫内膜组织形态与功能，不利于受精卵着床；影响输卵管蠕动及其上皮纤毛的功能和输卵管液的分泌，干扰受精卵着床。

（二）甾体激素避孕药的种类

1. 口服避孕药 包括复方短效口服避孕药、复方长效口服避孕药。

（1）*复方短效口服避孕药* 是雌、孕激素组成的复合制剂。雌激素成分为炔雌醇，孕激素成分各不相同，构成不同配方及制剂。复方短效口服避孕药的主要作用为抑制排卵，正确使用避孕药的避孕率接近100%。

（2）*复方长效口服避孕药* 由长效雌激素和人工合成孕激素配伍制成，服药 1 次可避孕 1 个月。复方长效口服避孕药激素含量大，副作用较多，如类早孕反应、月经失调等。

2. 长效避孕针 目前的长效避孕针有单孕激素制剂和雌、孕激素复合制剂两种，有效率达98%以上。尤其适用于对口服避孕药有明显胃肠道反应者。

3. 探亲避孕药 探亲避孕药除双炔失碳酯外均为孕激素类制剂或雌、孕激素复合制剂。服用时间不受经期限制，适用于短期探亲夫妇。探亲避孕药的避孕效果可靠，达98%以上。

4. 缓释避孕药 又称缓释避孕系统。缓释避孕药是以具备缓慢释放性能的高分子化合物为载体，一次给药在体内通过持续、恒定、微量释放甾体激素，主要是孕激素，达到长效避孕目的。目前常用的有皮下埋置剂、阴道药环、避孕贴片及含药的宫内节育器。

（三）甾体激素避孕药的禁忌证

1. 严重心血管疾病、血栓性疾病不宜应用，如原发性高血压、冠心病、静脉栓塞等。

2. 急、慢性肝炎或肾炎。
3. 恶性肿瘤、癌前病变。
4. 内分泌疾病：如糖尿病、甲状腺功能亢进。
5. 哺乳期不宜使用复方口服避孕药，因雌激素可抑制乳汁分泌。
6. 年龄 >35 岁的吸烟女性，服用避孕药会增加心血管疾病发病率，不宜长期服用。
7. 精神病患者。
8. 有严重偏头痛，反复发作者。

（四）甾体激素避孕药的副作用

1. 类早孕反应 服药初期约 10% 的女性出现食欲缺乏、恶心、呕吐、乏力、头晕等类似妊娠早期的反应。

2. 阴道不规则流血 服药期间阴道流血又称突破性出血。

3. 闭经 有 1%~2% 女性发生闭经，多发生于月经不规则女性。

4. 体重变化 避孕药中的第一代和第二代孕激素具有雄激素活性，个别女性服药后食欲亢进，体内合成代谢增加，体重增加。

5. 皮肤问题 极少数女性面部出现淡褐色色素沉着，停药后多数女性能逐步恢复。

6. 其他 个别女性服药后出现头痛、复视、乳房胀痛等。

三、其他避孕

（一）紧急避孕

1. 定义 无保护性生活后或避孕失败后几小时或几日内，女性为防止非意愿性妊娠的发生而采用的补救避孕法，称为紧急避孕。其包括放置宫内节育器和口服紧急避孕药。

2. 适应证 ①避孕失败：包括阴茎套破裂、滑脱；未能做到体外排精；错误计算安全期；漏服短效避孕药；宫内节育器脱落。②性生活未使用任何避孕方法。③遭到性暴力。

3. 方法

（1）宫内节育器 带铜宫内节育器可用于紧急避孕，特别适合希望长期避孕而且符合放置节育器者及对激素应用有禁忌证者。在无保护性生活后 5 日之内放入。

（2）紧急避孕药 主要有雌、孕激素复方制剂，以及单孕激素制剂、抗孕激素制剂 3 大类。

（二）外用避孕

1. 阴茎套 也称避孕套，作为屏障阻止精子进入阴道而达到避孕目的。

2. 外用杀精剂 外用杀精剂是性交前置入女性阴道，具有灭活精子作用的一类化学避孕制剂。

3. 安全期避孕 又称自然避孕。是根据女性生殖生理的知识推测排卵日期,判断周期中的易受孕期,在此期间禁欲而达到避孕目的。安全期避孕法并不十分可靠,不宜推广。

第二节 人工终止妊娠术

因避孕失败所致的意外妊娠,可在妊娠早期人为地采取措施终止妊娠,作为避孕失败的补救措施。人工终止妊娠术包括药物流产和手术流产。

一、药物流产

药物流产是指在妊娠早期用非手术措施终止早孕的一种方法。优点是痛苦小、安全、高效、简便、副作用少、效果肯定。适用于停经49天内,确诊宫内妊娠的孕妇。目前最佳方案为米非司酮与米索前列醇配伍终止早孕。完全流产率达90%~95%。

用药方法:米非司酮25mg,每日口服2次,连续3日,于第4日上午配伍米索前列醇0.6mg,一次服完。用药后应严密随访,若药物流产失败,宜及时手术终止;有时引起不全流产,出血量多者也需及时刮宫。

二、手术流产

手术流产是采用手术方法终止妊娠,包括负压吸引术和钳刮术。

(一) 适应证

手术流产的适应证包括:①因避孕失败要求终止妊娠者;②因各种疾病不宜继续妊娠者。

(二) 禁忌证

手术流产的禁忌证包括:①各种疾病的急性期或严重的全身性疾患,需待治疗好转后住院手术;②生殖器官急性炎症;③妊娠剧吐酸中毒尚未纠正;④术前两次体温≥37.5℃。

(三) 手术操作

1. 负压吸引术 适用于妊娠10周以内者。

(1) **术前准备** 术者穿清洁工作衣,戴帽及口罩,戴无菌手套。受术者排空膀胱,取膀胱截石位。用碘伏或1%苯扎溴胺液消毒外阴、阴道,铺盖消毒洞巾。做双合诊复查子宫位置、大小及附件情况。用阴道窥器暴露子宫颈,消毒子宫颈,用棉签蘸1%利多卡因溶液置子宫颈管内3~5分钟。

(2) **探测宫腔** 宫颈钳夹持子宫颈前唇后,用子宫探针探测子宫腔方向和深度。

(3) 扩张子宫颈 宫颈扩张器以执笔式顺子宫位置方向扩张子宫颈管，一般自 5 号开始，扩张至大于准备用的吸管半号或 1 号。扩张时用力要稳、准、轻，切忌强行扩张。

(4) 吸管吸引 按孕期选择吸管粗细及负压大小，负压一般为 400～500mmHg。将吸管与术前准备好的负压装置连接，试负压。将吸管的头部缓慢送入子宫底部，遇阻力时稍后退，送入吸管的深度不宜超过子宫探针所测的宫腔深度。吸管开口应尽量对准胚胎着床部位。将吸管按顺时针或逆时针方向转动，当橡皮管内有振动感时，表示吸出胚胎及胎盘组织，负压瓶内可见组织物。当感觉宫腔缩小、宫壁粗糙、吸头紧贴宫壁、上下移动受阻时，仅见少量血性泡沫而无出血，表示已经吸净，可折叠并捏住皮管，取出吸管。

(5) 检查宫腔是否吸净 用小号刮匙轻刮宫腔一周，尤其宫底及两侧宫角部，检查是否吸刮干净。全部吸出物用纱布过滤，检查有无绒毛及胚胎组织，有无水泡状物。肉眼观察发现异常者，即送病理检查。

2. 钳刮术 适用于妊娠 11～14 周，因胎儿较大，需做钳刮及吸宫终止妊娠。为保证钳刮术顺利进行，应先做扩张子宫颈准备，可在术前 3～4 小时将前列腺素制剂塞入阴道或肌内注射，以软化或扩张子宫颈。或在术前 12 小时将 16 号或 18 号导尿管插入子宫颈，直至宫腔深度的 1/2 以上，阴道内的一段导尿管用消毒纱布包裹，置于后穹隆，次日手术时取出。

3. 常见并发症 ①出血多（妊娠月份大，子宫收缩欠佳；吸管过细；胶管过软；负压不足）。②子宫穿孔（手术时突然感到无宫底感觉，或手术器械进入深度超过原来所测得深度）。③人工流产综合反应（受术者在术中或术毕出现恶心呕吐、心动过缓、心律不齐、面色苍白、头昏、胸闷、大汗淋漓，严重者甚至出现血压下降、昏厥、抽搐等迷走神经兴奋症状）。④漏吸或空吸（未吸出胚胎及绒毛导致继续妊娠或胚胎停止发育，称为漏吸；误诊宫内妊娠行人工流产术，称为空吸）。⑤吸宫不全（术后部分妊娠组织物残留）。⑥感染。⑦羊水栓塞。⑧宫颈粘连、宫腔粘连、慢性盆腔炎、月经失调、继发性不孕等远期并发症。

第三节 节育措施常见不良反应的中医药治疗

一、宫环出血

宫环出血是指育龄女性放置节育器后，节育器位置正常，而出现以经期延长或月经过多、非经期阴道流血等异常子宫出血为主症的疾病。近代中医妇科将其归属于"经期延长""月经过多"等月经不调的范畴。

【病因病理】

中医学认为，宫内放环所致"金刃损伤"是宫环出血的主要原因。其发病机理主要是环卧子宫，子宫、胞脉为金刃硬物所伤，致子宫藏泻失调，胞脉瘀阻，血不归经而妄行。

【辨证论治】

本病病位在子宫，证有虚实寒热之分。一般而言，以实证和虚实夹杂证多见，纯虚者少见；热证较多而寒证较少，尤以瘀热常见。

1. 肝郁血瘀证

证候：宫内置环后出现经行时间延长或经量多于以往月经量，经色暗红，有血块或经行不畅，精神郁闷，时欲太息，胸胁、乳房胀痛，嗳气口苦，舌质暗红，苔薄，脉弦涩。

治法：理气化瘀止血。

方药：四草止血汤（《中西医结合妇产科学》）（炒蒲黄，香附，五灵脂，马鞭草，柴胡，白芍，女贞子，旱莲草，夏枯草，仙鹤草，甘草）。

2. 阴虚血瘀证

证候：宫内置环后出现经行时间延长或经量多于以往月经量，经色暗红，有血块或经行不畅，潮热颧红，咽干口燥，手足心热，舌红，苔少，脉细数。

治法：滋阴化瘀止血。

方药：二至丸（方见排卵性功血之经间期出血）加生地黄、炒蒲黄、牡丹皮、茜草、山萸肉、仙鹤草、续断。

3. 气虚血瘀证

证候：宫内置环后出现经行时间延长或经量多于以往月经量，经色暗红，有血块或经行不畅，神疲体倦，气短懒言，少腹空坠，舌淡，苔白，脉缓弱。

治法：益气化瘀止血。

方药：举元煎（方见排卵性功血之月经过多）加炒蒲黄、五灵脂、血余炭、茜草、益母草。

4. 瘀热互结证

证候：宫内置环后出现经行时间延长或经量多于以往月经量，经色暗红，有血块或经行不畅，心烦口渴，或伴发热，小便黄，大便燥结，舌红，苔薄，脉弦数。

治法：凉血化瘀止血。

方药：清经散（方见排卵性功血之黄体功能不足）加茜草，三七，益母草。

二、流产术后出血

流产术后出血是指人工流产或药物流产术后阴道流血超过10日，淋沥不净，或血量过多，或流血停止后又有多量阴道流血者。

【病因病理】

中医学认为本病多因机械性刺激或瘀血未净，使冲任脉络受损，或术后血室正开，邪毒乘虚而入，而致胞脉或子宫瘀阻，迫血外溢。

【辨证论治】

1. 瘀阻子宫证

证候：出血量时多时少，或淋沥不净，色紫黑，有血块，小腹阵发性疼痛，腰骶酸胀，头昏乏力，恶心欲呕，纳食欠佳，口渴不欲饮，大便秘结，舌质紫暗，脉细涩。

治法：化瘀固冲止血。

方药：生化汤（方见产后出血）加益母草、续断、党参。

2. 气血两虚证

证候：出血量多，或淋沥不净，色淡红或稍暗，小腹坠胀，或伴腰痛，神疲乏力，纳食欠佳，头昏心慌，汗出较多，夜寐欠佳，舌质淡红，边有齿印，脉细无力。

治法：益气养血，固冲止血。

方药：归脾汤（《校注妇人良方》）（白术、茯神、黄芪、龙眼肉、酸枣仁、人参、木香、当归、远志、甘草、生姜、大枣）加阿胶、升麻。

3. 湿热壅滞证

证候：出血量时多时少，色紫暗如败酱，质黏腻，有臭味，小腹作痛，发热头昏，腰酸下坠，纳呆口腻，小便短赤，舌苔黄腻，质红或有紫点，脉细数无力。

治法：清热利湿，化瘀止血。

方药：五味消毒饮（方见非特异性外阴炎及阴道炎症）加红藤、败酱草、薏苡仁、当归、赤芍、蒲黄、车前草、益母草、焦山楂、五灵脂。

第四节 计划生育措施的选择

为保证计划生育国策有效地贯彻，计划生育工作者应根据每对夫妇的具体情况，指导其选择最适宜的避孕方法，以达到节育的目的。

1. 新婚期

（1）原则　新婚夫妇年轻，尚未生育，应选择使用方便、不影响今后生育的避孕方法。

（2）选用方法　复方短效口服避孕药使用方便，避孕效果好，不影响性生活，列为首选。阴茎套也是较为理想的避孕方法，性生活适应后可选用阴茎套。还可选用外用避孕栓、薄膜等。由于尚未生育，一般不选用宫内节育器。不适宜用安全期、体外排精及长效避孕药避孕。

2. 哺乳期

（1）原则　不影响乳汁质量及婴儿健康。

（2）选用方法　阴茎套是哺乳期选用的最佳避孕方式。也可选用单孕激素制剂长效避孕针或皮下埋植剂，使用方便，不影响乳汁质量。哺乳期放置宫内节育器，操作要轻柔，防止子宫损伤。由于哺乳期阴道较干燥，不适用避孕药膜。哺乳期不宜使用雌、孕激素复合避孕药或避孕针及安全期避孕。

3. 生育后期

（1）原则　选择长效、安全、可靠的避孕方法，减少非意愿妊娠进行手术带来的痛苦。

（2）选用方法　各种避孕方法均适用，根据个人身体状况进行选择。已生育两个或以上女性，宜采用绝育术为妥。

4. 绝经过渡期

（1）原则　此期仍有排卵可能，应坚持避孕，选择以外用避孕药为主的避孕方法。

（2）选用方法　可采用阴茎套。原来使用宫内节育器无不良反应可继续使用，至绝经后半年取出。绝经过渡期阴道分泌物较少，不宜选用避孕药膜避孕，可选用避孕栓、凝胶剂。不宜选用复方避孕药及安全期避孕。

第十七章 妇产科常用特殊检查

妇产科常用的特殊检查包括实验室检查、影像学检查、脱落细胞学检查、活组织病理检查、细胞遗传学检查等，所有这些检查在妇产科领域被广泛应用，是重要的诊断依据。

第一节 基础体温测定

基础体温是机体处于静息状态下的体温。在月经周期中，随不同时期雌、孕激素分泌量的不同，基础体温呈周期性变化。在月经后及卵泡期基础体温较低，排卵后因卵巢有黄体形成，产生的孕酮作用于下丘脑体温调节中枢，使体温上升 $0.3℃\sim0.5℃$，一直持续到经前 1~2 日或月经第 1 日，体温又降至原来水平。因此，正常月经周期，将每日测得的基础体温画成连线则呈双相曲线。若无排卵，基础体温无上升改变则呈单相曲线。正常排卵女性，体温升高后应持续 12~14 日。

（一）测量方法

每晚睡前将体温表水银柱甩至 35℃ 以下，置于伸手可取的地方。第二日清晨醒后，不讲话，也不活动，取体温表放于舌下，测口腔温度 5 分钟。每天测体温时间最好固定不变，将测得的结果逐日记录于基础体温单上，并连成曲线。将生活中有可能影响体温的情况如月经期、性生活、失眠、感冒等也随时记在体温单上。一般需连续测量，至少 3 个月经周期以上。

（二）临床应用

1. 判断是否排卵，指导避孕 一般卵泡期基础体温在 36.6℃ 以下，黄体期则上升 $0.3℃\sim0.5℃$ 而呈双相表现，多表示有排卵；若无明显的高温相和低温相而呈单相型体温曲线，则提示无排卵，其准确率为 70%~80%。

2. 诊断妊娠 妊娠后由于妊娠黄体的作用，雌、孕激素水平均增高，故基础体温于排卵后持续升高。若基础体温上升时间持续 3 周以上，则提示有妊娠可能。

3. 观察黄体功能 排卵后基础体温应迅速上升，且高温相持续时间 ≥12 日。若基础体温上升缓慢，或高温相持续时间 <12 日，应考虑黄体功能不足。

4. 提示其他病变 经期基础体温不降低，可能有子宫内膜异位症或早期亚临床流产，子宫内膜异位症的病灶出血后会产生吸收热。原发闭经患者基础体温呈双相型时，应考虑子宫性闭经，如先天性无子宫或生殖道结核使子宫内膜破坏等。

5. 推算适宜的内膜活检时间 周期不规则的患者，要了解黄体的功能和子宫内膜的分泌状态，应在基础体温上升后估计下次月经来潮前 2~3 日做内膜活检。

第二节 常用激素测定

妇产科某些疾病的诊断、疗效观察、预后评估及生殖生理和避孕药物的研发均需要测定有关激素。妇产科临床常需测定的激素有促性腺激素包括 FSH 及 LH、PRL、E（雌激素）、孕激素、雄激素等。

（一）垂体促性腺激素测定

垂体在下丘脑促性腺激素释放激素控制下分泌促性腺激素，包括 FSH 及 LH。这些激素在生育年龄女性中随月经周期出现周期性变化。

促性腺激素测定，临床主要用于：

1. 协助判断闭经原因 FSH 及 LH 水平低于正常，提示闭经原因在垂体或下丘脑。FSH 及 LH 水平高于正常，病变在卵巢。

2. 排卵监测 测定 LH 峰值可以估计排卵时间及了解排卵情况，有助于不孕症的诊断及研究避孕药物的作用机制。

3. 协助诊断多囊卵巢综合征 测定 LH/FSH 比值，如 LH/FSH≥2，有助于诊断多囊卵巢综合征。

4. 诊断性早熟 有助于区别真性和假性性早熟。真性性早熟由促性腺激素分泌增多引起，FSH 及 LH 呈周期性变化；假性性早熟 FSH 及 LH 水平较低，且无周期性变化。

（二）催乳素测定

PRL 是垂体催乳素细胞分泌的一种多肽蛋白激素，受下丘脑催乳素抑制激素和催乳素释放激素的双重调节。PRL 的主要功能是促进乳房发育及泌乳，以及与卵巢类固醇激素共同作用促进分娩前乳房导管及腺体发育。PRL 还参与机体的多种功能，特别是对生殖功能的调节。

PRL 测定，临床主要用于：

1. 闭经、不孕及月经失调者，无论有无泌乳，均应测 PRL，以除外高催乳素血症。
2. 垂体肿瘤患者伴 PRL 异常增高时，应考虑有垂体催乳素瘤。
3. PRL 水平升高还见于性早熟、原发性甲状腺功能低下、卵巢早衰、黄体功能欠佳、长期哺乳、神经精神刺激、药物作用（如氯丙嗪、避孕药、大量雌激素、利血平）等；PRL 水平降低多见于垂体功能减退、单纯性催乳素分泌缺乏症等。
4. 10%~15% 的多囊卵巢综合征患者表现为轻度的高催乳素血症，其可能为雌激素持续刺激所致。

(三) 雌激素测定

雌激素测定主要用于检查卵巢及胎盘功能。雌激素主要由卵巢、胎盘产生，少量由肾上腺产生。雌激素分为雌酮、雌二醇、雌三醇。各种雌激素均可从血、尿及羊水中测得。雌激素中以雌二醇活性最强，是卵巢产生的主要性激素之一，对维持女性生殖功能及第二性征有重要作用。绝经后女性以雌酮为主。雌三醇是雌酮和雌二醇的代谢产物。妊娠期间，胎盘产生大量雌三醇，测血或尿中雌三醇水平，可反映胎儿胎盘功能状态。

(四) 孕激素测定

女性体内孕激素由卵巢、胎盘和肾上腺皮质产生。血浆中的孕酮通过肝代谢，最后形成孕二醇，其80%由大小便排出。临床通过测定血中孕酮及尿中孕二醇含量，了解体内孕酮水平，用以判断卵巢功能及胎盘功能。

孕激素测定，临床主要用于：

1. 排卵监测　血孕酮水平>15.9nmol/L，提示有排卵。使用促排卵药物时，可用血孕酮水平观察促排卵效果。若孕酮符合有排卵，而无其他原因的不孕患者，需配合B型超声检查观察卵泡发育及排卵过程，以除外黄素化未破裂卵泡综合征。其他因素如原发性或继发性闭经、无排卵性月经或无排卵性功能失调性子宫出血、多囊卵巢综合征、口服避孕药或长期使用GnRH激动剂等，均可使孕酮水平下降。

2. 评价黄体功能　黄体期孕酮水平低于生理值，提示黄体功能不足；月经来潮4~5日血孕酮仍高于生理水平，提示黄体萎缩不全。

3. 辅助诊断异位妊娠　异位妊娠时，孕酮水平较低，如孕酮水平>78.0nmol/L，基本可除外异位妊娠。

4. 辅助诊断先兆流产　孕12周内，孕酮水平低，早期流产风险高。先兆流产时，孕酮值若有下降趋势有可能流产。

5. 观察胎盘功能　妊娠期胎盘功能减退时，血中孕酮水平下降。单次血清孕酮水平≤15.6nmol/L，提示为死胎。

6. 孕酮替代疗法的监测　孕早期切除黄体侧卵巢后，应用天然孕酮替代疗法时应监测血清孕酮水平。

(五) 雄激素测定

女性体内雄激素由卵巢及肾上腺皮质分泌。雄激素分为睾酮及雄烯二酮。睾酮主要由卵巢和肾上腺分泌的雄烯二酮转化而来；雄烯二酮50%来自卵巢，50%来自肾上腺皮质。血清中的脱氢表雄酮主要由肾上腺皮质产生。绝经前，血清睾酮是卵巢雄激素来源的标志，绝经后肾上腺皮质是产生雄激素的主要部位。

雄激素测定，临床主要用于：

1. 卵巢男性化肿瘤　女性短期内出现进行性加重的雄激素过多症状及血清雄激素

升高往往提示卵巢男性化肿瘤。

2. 多囊卵巢综合征 睾酮水平通常不超过正常范围上限 2 倍，雄烯二酮常升高，脱氢表雄酮正常或轻度升高。若治疗前雄激素水平升高，治疗后应下降，故血清雄激素水平可作为评价疗效的指标之一。

3. 肾上腺皮质增生或肿瘤 血清雄激素异常升高。

4. 两性畸形 男性假两性畸形及真两性畸形，睾酮水平在男性正常范围内；女性假两性畸形则在女性正常范围内。

5. 女性多毛症 测血清睾酮水平正常时，多系毛囊对雄激素敏感所致。

6. 应用雄激素制剂或具有雄激素作用的内分泌药物 如达那唑等，用药期间有时需监测雄激素水平。

7. 高催乳素血症 女性有雄激素过多症状和体征，但雄激素水平在正常范围者，应测定血清催乳素水平。

第三节 输卵管通畅检查

输卵管通畅检查的主要目的是检查输卵管是否通畅，了解宫腔和输卵管腔的形态及输卵管的阻塞部位。常用方法有输卵管通液术、子宫输卵管造影术。

一、输卵管通液术

输卵管通液术是检查输卵管是否通畅的一种方法，且具有一定的治疗作用。检查者通过导管向宫腔内注入液体，根据注液阻力大小、有无回流及注入液体量和患者感觉等判断输卵管是否通畅。由于操作简便，无需特殊设备，广泛应用于临床。

（一）适应证

输卵管通液术的适应证包括：①不孕症，男方精液正常，疑有输卵管阻塞者。②检验和评价输卵管绝育术、输卵管再通术或输卵管成形术的效果。③对输卵管黏膜轻度粘连有疏通作用。

（二）禁忌证

输卵管通液术的禁忌证包括：①内、外生殖器急性炎症或慢性炎症急性或亚急性发作。②月经期或有不规则阴道流血。③可疑妊娠。④严重全身性疾病，如心肺功能异常等，不能耐受手术。⑤体温高于 37.5℃。

（三）术前准备

1. 月经干净 3~7 日，术前 3 日禁性生活。
2. 术前半小时肌内注射阿托品 0.5mg 解痉。
3. 患者排空膀胱。

(四）方法

1. 常用器械 阴道窥器、宫颈钳、宫颈导管、Y型管、压力表、注射器等。

2. 常用液体 生理盐水或抗生素溶液（庆大霉素8万U、地塞米松5mg、透明质酸酶1500U、注射用水20mL），可加用0.5%的利多卡因2mL以减少输卵管痉挛。

3. 操作步骤

（1）患者取膀胱截石位，外阴、阴道常规消毒后铺无菌巾，双合诊了解子宫位置及大小。

（2）放置阴道窥器充分暴露子宫颈，再次消毒阴道穹隆及子宫颈，以宫颈钳钳夹子宫颈前唇。沿宫腔方向置入宫颈导管，并使其与子宫颈外口紧密相贴。

（3）用Y型管将宫颈导管与压力表、注射器相连，压力表应高于Y型管水平，以免注射液进入压力表。

（4）将注射器与宫颈导管相连，并使宫颈导管内充满生理盐水或抗生素溶液。排出空气后沿宫腔方向将其置入子宫颈管内，缓慢推注液体，压力不超过160mmHg。观察推注时阻力大小、经子宫颈注入的液体是否回流、患者下腹部是否疼痛等。

（5）术毕取出宫颈导管，再次消毒子宫颈、阴道，取出阴道窥器。

（五）结果评定

1. 输卵管通畅 顺利推注20mL生理盐水无阻力，压力维持在80mmHg以下，或开始稍有阻力，随后阻力消失，无液体回流，患者也无不适感，提示输卵管通畅。

2. 输卵管阻塞 勉强注入5mL生理盐水即感有阻力，压力表见压力持续上升而无下降，患者感下腹胀痛，停止推注后液体又回流至注射器内，表明输卵管阻塞。

3. 输卵管通而不畅 注射液体有阻力，再经加压注入又能推进，说明有轻度粘连已被分离，患者感轻微腹痛。

（六）注意事项

1. 所用无菌生理盐水温度以接近体温为宜，以免液体过冷刺激输卵管发生痉挛。
2. 注入液体时必须使宫颈导管贴紧子宫颈外口，以防止液体外漏。
3. 术后2周禁盆浴及性生活，酌情给予抗生素预防感染。

二、子宫输卵管造影术

子宫输卵管造影术是通过导管向宫腔及输卵管注入造影剂，行X线透视及摄片，根据造影剂在输卵管及盆腔内的显影情况了解输卵管是否通畅、阻塞部位及宫腔形态。该检查损伤小，能对输卵管阻塞做出较正确诊断，准确率可达80%，且具有一定的治疗功效。

（一）适应证

子宫输卵管造影术的适应证包括：①了解输卵管是否通畅及其形态、阻塞部位；

②了解宫腔形态，确定有无子宫畸形及类型，有无宫腔粘连、子宫黏膜下肌瘤、子宫内膜息肉及异物等；③内生殖器结核非活动期；④不明原因的习惯性流产，了解子宫颈内口是否松弛，子宫颈及子宫有无畸形。

（二）禁忌证

子宫输卵管造影术的禁忌证包括：①内、外生殖器急性或亚急性炎症；②严重全身性疾病，不能耐受手术；③妊娠期、绝经期；④产后、流产、刮宫术后 6 周内；⑤对造影剂过敏者。

（三）术前准备

1. 造影时间以月经干净 3~7 日为宜，术前 3 日禁性生活。
2. 术前半小时肌内注射阿托品 0.5mg 解痉。
3. 患者术前排空膀胱，便秘者术前行清洁灌肠，以使子宫保持正常位置，避免出现外压假象。
4. 做碘过敏试验，试验阴性者方可造影。

（四）方法

1. 设备及器械 X 线放射诊断仪、子宫导管、阴道窥器、宫颈钳、20mL 注射器等。

2. 造影剂 目前国内外均使用碘造影剂，分油溶性与水溶性两种。

3. 操作步骤

（1）患者取膀胱截石位，外阴、阴道常规消毒后铺无菌巾，双合诊检查子宫位置及大小。

（2）放置阴道窥器：充分暴露子宫颈，再次消毒阴道穹隆及子宫颈，以宫颈钳钳夹子宫颈前唇，探查宫腔。

（3）将造影剂充满宫颈导管，排出空气，沿宫腔方向将其置入子宫颈管内，徐徐注入碘化油，在 X 线透视下观察碘化油流经输卵管及宫腔情况并摄片。24 小时后再摄盆腔平片，以观察腹腔内有无游离碘化油。若用泛影葡胺液造影，应在注射后立即摄片，10~20 分钟后第二次摄片，观察泛影葡胺液流入盆腔情况。

（4）注入造影剂后子宫角圆钝而输卵管不显影，则考虑输卵管痉挛，可保持原位，肌内注射阿托品 0.5mg，20 分钟后再透视、摄片；或停止操作，下次摄片前先使用解痉药物。

（五）结果评定

1. 正常子宫、输卵管 宫腔呈倒三角形，双侧输卵管显影形态柔软，24 小时后摄片盆腔内见散在造影剂。

2. 宫腔异常 患子宫内膜结核时子宫失去原有的倒三角形态，内膜呈锯齿状不平；患子宫黏膜下肌瘤时可见宫腔充盈缺损；子宫畸形时有相应显示。

3. 输卵管异常 输卵管结核显示输卵管形态不规则、僵直或呈串珠状，有时可见钙化点；输卵管积水见输卵管远端呈气囊状扩张；24小时后盆腔X线摄片未见盆腔内散在造影剂，说明输卵管不通；输卵管发育异常，可见过长或过短的输卵管、异常扩张的输卵管、输卵管憩室等。

（六）注意事项

1. 碘化油充盈宫颈导管时必须排尽空气，以免空气进入宫腔造成充盈缺损，引起误诊。

2. 宫颈导管与子宫颈外口必须紧贴，以防碘化油流入阴道内。

3. 宫颈导管不要插入太深，以免损伤子宫或引起子宫穿孔。

4. 注碘化油时用力不可过大，推注不可过快，防止损伤输卵管。

5. 透视下发现造影剂进入异常通道，同时患者出现咳嗽，应警惕发生油栓，立即停止操作，取头低脚高位，严密观察。

6. 造影后2周禁盆浴及性生活，可酌情给予抗生素预防感染。

7. 有时因输卵管痉挛造成输卵管不通的假象，必要时重复进行。

第四节 妇产科内窥镜检查

内窥镜检查是用冷光源探视镜头经人体自然孔道或人造孔道探视人体管、腔或组织内部的窥视系统。妇产科内窥镜有阴道镜、宫腔镜、腹腔镜、输卵管镜、胎儿镜等。

一、阴道镜检查

阴道镜是体外双目放大镜式光学窥镜。阴道镜检查是将充分暴露的阴道和子宫颈光学放大10~40倍，直接观察这些部位的血管形态和上皮结构，以发现与癌变有关的异型上皮、异型血管，对可疑部位行定位活检，以提高宫颈疾病确诊率。

（一）检查方法

阴道镜检查前应排除阴道毛滴虫、假丝酵母菌、淋病奈瑟菌等感染。检查部位出血或阴道、子宫颈急性炎症，不宜进行检查，应先治疗。检查前24小时应避免阴道冲洗、双合诊和性生活。

1. 患者取膀胱截石位，用阴道窥器充分暴露子宫颈阴道部，用棉球擦净子宫颈分泌物。

2. 移动阴道镜物镜距阴道口10cm（镜头距子宫颈15~20cm）处，对准子宫颈或病变部位，打开光源，调整阴道镜物镜焦距使物象清晰。先用低倍镜观察子宫颈外形、颜色、血管及有无白斑。

3. 醋酸白实验：用3%醋酸棉球浸湿子宫颈表面，数秒后使子宫颈柱状上皮肿胀、发白，呈葡萄状改变，鳞-柱状上皮交界处更清楚。上皮内癌时，细胞含蛋白质较多，涂醋酸后蛋白质凝固，上皮变白。

4. 必要时用绿色滤光镜片并放大20倍观察，可使血管图像更清晰；若想进行更精确的血管检查可加用红色滤光镜片。

5. 碘实验：用复方碘溶液（碘30g、碘化钾0.6g，加蒸馏水100mL）棉球浸湿子宫颈，富含糖原的成熟鳞状上皮细胞被碘染成棕褐色，称为碘实验阳性；柱状上皮、未成熟化生上皮、角化上皮及不典型增生上皮不含糖原，涂碘后均不着色，称为碘实验阴性。

（二）结果判断

1. 正常子宫颈上皮与血管

（1）正常鳞状上皮　光滑呈粉红色。醋酸白实验上皮不变色，碘实验阳性。

（2）正常柱状上皮　原始鳞-柱状上皮位于子宫颈管外口（柱状上皮外移），镜下呈微小乳头状，醋酸白实验后呈葡萄状，涂碘不着色；合并炎症时，血管增多、水肿，称为假性糜烂。

（3）正常转化区　为原始鳞-柱状交接部和生理鳞-柱状交接部之间的化生区。阴道镜下见树枝状毛细血管；由化生上皮环绕柱状上皮形成的葡萄状小岛；在化生上皮区内可见针眼状的凹陷为腺体开口，或被化生上皮遮盖的潴留囊肿（宫颈腺囊肿）。醋酸白实验后化生上皮与圈内的柱状上皮界限明显。涂碘后，碘着色深浅不一。病理学检查为鳞状上皮化生。

（4）正常血管　为均匀分布的小微血管点。

2. 异常子宫颈上皮与血管　几乎均出现在转化区内，碘实验均为阴性。

（1）白色上皮　醋酸白实验后上皮呈局灶性白色，边界清楚，无血管。病理学检查可能为化生上皮或上皮内瘤变。

（2）白斑　又称单纯性白斑、真性白斑、角化病。涂醋酸前肉眼或镜下即可见到表面粗糙、稍隆起的白色斑块，表面无血管。病理学检查为角化亢进或角化不全，有时为人乳头瘤病毒感染。在白斑深层或周围可能有恶性病变，应常规取活检。

（3）点状血管　是血管异常增生的早期病变，表现为醋酸白背景下有极细的红色小点（点状毛细血管）。病理学检查可能为上皮内瘤变。

（4）镶嵌　又称为白斑镶嵌。不规则的血管将醋白上皮分割成边界清楚、形态不规则的小块状，犹如红色细线镶嵌的花纹。若表面呈不规则突出，将血管推向四周，提示细胞增生过速，应注意癌变。病理学检查常为上皮内瘤变。

（5）异型血管　血管口径、大小、形态、分支、走向及排列极不规则，可呈螺旋形、逗点形、发夹形、树叶形、线球形、杨梅形等改变。病理学检查可以为各种级别的宫颈上皮内瘤变。

3. 早期宫颈浸润癌　醋白上皮增厚，表面结构不清，呈云雾、脑回、猪油状，表面稍高或稍凹陷。局部血管异常增生，管腔扩大，失去正常血管分枝状，相互距离变宽，走向紊乱，形态特殊，可呈蝌蚪形、棍棒形、发夹形、螺旋形或线球形等改变。醋酸白实验后，表面呈玻璃样水肿或熟肉状，常合并有异形上皮。碘实验阴性或着色极浅。

二、宫腔镜检查与治疗

宫腔镜检查是应用膨宫介质扩张宫腔，通过插入宫腔的光导玻璃纤维窥镜直视观察子宫颈管、子宫颈内口、子宫内膜及输卵管开口的生理与病理变化，以便针对病变组织直观准确取材并送病理检查；同时也可直接在宫腔镜下手术治疗。

（一）宫腔镜检查适应证

宫腔镜检查的适应证包括：①异常子宫出血。②疑宫腔粘连及畸形。③超声检查有异常宫腔回声及占位病变。④节育器定位。⑤原因不明的不孕。⑥子宫造影异常。⑦复发性流产。

（二）宫腔镜治疗适应证

宫腔镜治疗的适应证包括：①子宫内膜息肉。②子宫黏膜下肌瘤及部分突向宫腔的肌壁间肌瘤。③宫腔粘连分离。④子宫内膜切除。⑤子宫中隔切除。⑥宫腔内异物取出，如嵌顿节育器及流产残留物等。⑦宫腔镜引导下输卵管插管通液、注药及绝育术。

（三）禁忌证

宫腔镜检查的禁忌证包括绝对禁忌证和相对禁忌证：

1. 绝对禁忌证 急、亚急性生殖道感染；心、肝、肾衰竭急性期及其他不能耐受手术者；近期（3个月内）有子宫穿孔史或子宫手术史者。

2. 相对禁忌证 子宫颈瘢痕，不能充分扩张者；子宫颈裂伤或松弛，灌流液大量外漏者。

（四）术前准备及麻醉

1. 检查时间 以月经干净1周内为宜，此时子宫内膜处于增生期早期，薄且不易出血，黏液分泌少，宫腔病变易见。

2. 体检及阴道准备 详问病史，进行全身检查、妇科检查、宫颈脱落细胞学及阴道分泌物检查。

3. 术前禁食 患者术前禁食6~8小时。

4. 麻醉 宫腔镜检查无需麻醉或行子宫颈局部麻醉；宫腔镜手术多采用硬膜腔外麻醉或静脉麻醉。

（五）操作步骤

1. 操作流程

（1）受检者取膀胱截石位，消毒外阴、阴道，铺无菌巾，阴道窥器暴露子宫颈，再次消毒阴道、子宫颈，宫颈钳夹持子宫颈，探针了解宫腔深度和方向，扩张子宫颈至大于镜体外鞘直径半号。接通液体膨宫泵，调整压力为最低有效膨宫压力，排空灌流管内气体后，以5%葡萄糖溶液膨开子宫颈，宫腔镜直视下按其子宫颈管轴径缓缓插入宫腔，冲洗宫腔内血液至液体清净，调整液体流量，使宫腔内压达到所需压力，宫腔扩展即可看清宫腔和子宫颈管。

(2) 观察宫腔：先观察宫腔全貌、宫底、宫腔前后壁、输卵管开口，在退出过程中观察子宫颈内口和子宫颈管。

(3) 宫内操作：短时间、简单的手术操作可在确诊后立即施行，如节育环嵌顿、易切除的内膜息肉、内膜活检等。

2. 能源 高频电发生器，单极、双极电切及电凝常用于宫腔镜手术治疗。用于宫腔镜手术的能源还有激光和微波。

3. 膨宫液的选择 使用单极电切或电凝时，膨宫液体必须选用非导电的5%葡萄糖溶液，双极电切或电凝则选用生理盐水，后者可减少过量低渗液体灌注导致的过度水化综合征。对合并糖尿病的患者可选用5%甘露醇膨宫。

(六) 并发症

宫腔镜检查的并发症主要包括子宫穿孔、泌尿系统及肠管损伤、出血、过度水化综合征、盆腔感染、心脑综合征和术后宫腔粘连等。

附录

中医妇科常用方剂

一 画

一贯煎（《柳州医话》）　沙参　麦冬　当归　生地黄　川楝子　枸杞子

二 画

二仙汤（《中医方剂临床手册》）　仙茅　淫羊藿　巴戟天　当归　盐知母　盐黄柏
二至丸（《医方集解》）　女贞子　旱莲草
八珍汤（《正体类要》）　当归　川芎　白芍　熟地黄　人参　白术　茯苓　炙甘草
人参养荣汤（《太平惠民和剂局方》）　人参　黄芪　白术　茯苓　炙甘草　当归　白芍　熟地黄　肉桂　五味子　远志　陈皮　生姜　大枣

三 画

下乳涌泉散（清代太医院配方）　当归　白芍　川芎　生地黄　柴胡　青皮　天花粉　漏芦　通草（或木通）　桔梗　白芷　穿山甲　王不留行　甘草
大补元煎（《景岳全书》）　人参　山药　熟地黄　杜仲　当归　山茱萸　枸杞子　甘草
大黄牡丹汤（《金匮要略》）　大黄　牡丹皮　桃仁　冬瓜子　芒硝
上下相资汤（《石室秘录》）　熟地黄　山萸肉　人参　玄参　麦冬　沙参　玉竹　五味子　车前子　牛膝
小半夏加茯苓汤（《金匮要略》）　制半夏　生姜　茯苓

四 画

开郁种玉汤（《傅青主女科》）　当归　白芍　白术　茯苓　天花粉　牡丹皮　香附
天王补心丹（《摄生秘剖》）　生地黄　玄参　麦冬　人参　天冬　丹参　茯苓　柏子仁　五味子　远志　当归身　酸枣仁　朱砂　桔梗
天仙藤散（《妇人大全良方》）　天仙藤　香附　陈皮　甘草　乌药　生姜　木瓜　紫苏叶

木通散（《妇科玉尺》）　枳壳　槟榔　木通　滑石　冬葵子　甘草

五味消毒饮（《医宗金鉴》）　蒲公英　金银花　野菊花　紫花地丁　天葵子

止带方（《世补斋不谢方》）　猪苓　茯苓　车前子　泽泻　茵陈　赤芍　牡丹皮　黄柏　栀子　牛膝

少腹逐瘀汤（《医林改错》）　小茴香　干姜　延胡索　没药　当归　川芎　官桂　赤芍　蒲黄　五灵脂

内补丸（《女科切要》）　鹿茸　菟丝子　潼蒺藜　黄芪　肉桂　桑螵蛸　肉苁蓉　制附子　白蒺藜　紫菀茸

牛黄清心丸（《痘疹世医心法》）　牛黄　朱砂　黄连　黄芩　山栀　郁金

丹栀逍遥散（《女科撮要》）　柴胡　牡丹皮　栀子　当归　白芍　白术　茯苓　薄荷　煨姜　炙甘草

乌药汤（《兰室秘藏》）　乌药　香附　当归　木香　甘草

双柏散（经验方）　侧柏叶　大黄　黄柏　薄荷　泽兰　水蜜各半，加热调匀

五　画

左归丸（《景岳全书》）　熟地黄　山药　山茱萸　枸杞子　菟丝子　鹿角胶　龟板胶　川牛膝

右归丸（《景岳全书》）　制附子　肉桂　熟地黄　山药　山茱萸　杜仲　枸杞子　菟丝子　鹿角胶　当归

龙胆泻肝汤（《医宗金鉴》）　龙胆草　黄芩　山栀　柴胡　木通　泽泻　生地黄　当归　甘草　车前子

归肾丸（《景岳全书》）　熟地黄　山药　山茱萸　茯苓　当归　枸杞子　杜仲　菟丝子

归脾汤（《校注妇人良方》）　白术　茯神　黄芪　龙眼肉　酸枣仁　人参　木香　当归　远志　甘草　生姜　大枣

四苓散（《伤寒论》）　茯苓　猪苓　泽泻　白术

四草止血汤（《中西医结合妇产科学》）　炒蒲黄　香附　五灵脂　马鞭草　柴胡　白芍　女贞子　旱莲草　夏枯草　仙鹤草　甘草

生化汤（《傅青主女科》）　当归　川芎　桃仁　炮姜　炙甘草

生脉散（《内外伤辨惑论》）　人参　麦冬　五味子

失笑散（《太平惠民和剂局方》）　炒蒲黄　五灵脂

仙方活命饮（《校注妇人良方》）　白芷　贝母　防风　赤芍　当归尾　皂角刺　穿山甲　天花粉　乳香　没药　金银花　陈皮　甘草

白术散（《全生指迷方》）　白术　茯苓　大腹皮　生姜皮　橘皮

白虎汤（《伤寒论》）　石膏　知母　粳米　甘草

半夏白术天麻汤（《医学心悟》）　半夏　天麻　茯苓　橘红　白术　甘草　生姜　大枣

加味四物汤（《医宗金鉴》）　熟地黄　白芍　当归　川芎　蒲黄　瞿麦　桃仁　牛膝　滑石　甘草梢　木香　木通

加味圣愈汤（《医宗金鉴》）　当归　白芍　川芎　熟地黄　人参　黄芪　杜仲　续断　砂仁

加味温胆汤（《医宗金鉴》）　竹茹　甘草　生姜　陈皮　制半夏　茯苓　枳实　黄芩　黄连　麦冬　芦根

加减一阴煎（《景岳全书》）　熟地黄　生地黄　芍药　麦冬　知母　地骨皮　炙甘草

加减苁蓉菟丝子丸（《中医妇科治疗学》）　肉苁蓉　覆盆子　菟丝子　桑寄生　熟地黄　当归　枸杞子　艾叶

圣愈汤（《医宗金鉴》）　人参　黄芪　熟地黄　当归　川芎　生地黄

六　画

夺命散（《妇人大全良方》）　没药　血竭末

当归地黄饮（《景岳全书》）　当归　熟地黄　山茱萸　山药　杜仲　怀牛膝　甘草

血府逐瘀汤（《医林改错》）　桃仁　红花　当归　川芎　生地黄　赤芍　柴胡　枳壳　牛膝　桔梗　甘草

血竭散（朱南孙经验方）　血竭粉　蒲黄　三棱　莪术　川楝子　青皮　柴胡　生山楂　延胡索

安宫牛黄丸（《温病条辨》）　黄连　牛黄　郁金　朱砂　麝香　珍珠　栀子　雄黄　黄芩　金箔衣　梅片

阳和汤（《外科证治全生集》）　熟地黄　肉桂　麻黄　鹿角胶　白芥子　姜炭　生甘草

七　画

寿胎丸（《医学衷中参西录》）　菟丝子　桑寄生　续断　阿胶

苍附导痰丸（《叶天士女科》）　苍术　香附　陈皮　茯苓　半夏　胆南星　枳壳　生姜　甘草

杞菊地黄丸（《医级》）　牡丹皮　熟地黄　山萸肉　怀山药　泽泻　茯苓　枸杞子　菊花

两地汤（《傅青主女科》）　生地黄　玄参　麦冬　白芍　地骨皮　阿胶

牡蛎散（《证治准绳》）　煅牡蛎　川芎　熟地黄　白茯苓　煅龙骨　续断　当归　炒艾叶　人参　五味子　地榆　甘草

完带汤（《傅青主女科》）　白术　山药　人参　白芍　苍术　甘草　陈皮　黑芥穗　柴胡　车前子

完胞饮（《傅青主女科》）　人参　白术　茯苓　生黄芪　当归　川芎　白及　红花　益母草　桃仁

补中益气汤（《脾胃论》）　人参　黄芪　白术　陈皮　升麻　柴胡　当归　甘草

补肾固冲丸（《中医学新编》）　菟丝子　续断　巴戟天　杜仲　当归　熟地黄　鹿角霜　枸杞子　阿胶　党参　白术　大枣　砂仁

八　画

易黄汤（《傅青主女科》）　山药　芡实　车前子　黄柏　白果

固本止崩汤（《傅青主女科》）　人参　黄芪　白术　当归　熟地黄　黑姜

固阴煎（《景岳全书》）　菟丝子　熟地黄　山茱萸　人参　山药　五味子　远志　炙甘草

知柏地黄丸（《医宗金鉴》）　熟地黄　山药　山茱萸　茯苓　泽泻　牡丹皮　知母　黄柏

定经汤（《傅青主女科》）　柴胡　炒荆芥　当归　白芍　山药　茯苓　菟丝子　熟地黄

参附汤（《校注妇人良方》）　人参　附子

九　画

香砂六君子汤（《名医方论》）　人参　白术　茯苓　甘草　半夏　陈皮　木香　砂仁　生姜　大枣

香棱丸（《济生方》）　木香　丁香　三棱　枳壳　莪术　青皮　川楝子　小茴香

顺经汤（《傅青主女科》）　当归　熟地黄　沙参　白芍　茯苓　黑荆芥　牡丹皮

保阴煎（《景岳全书》）　生地黄　熟地黄　黄芩　黄柏　白芍　山药　续断　甘草

胎元饮（《景岳全书》）　人参　当归　杜仲　白芍　熟地黄　白术　陈皮　炙甘草

独参汤（《十药神书》）　人参

独活寄生汤（《备急千金要方》）　独活　秦艽　防风　细辛　桂心　桑寄生　杜仲　牛膝　当归　芍药　川芎　熟地黄　人参　茯苓　甘草

养荣壮肾汤（《叶天士女科证治》）　桑寄生　续断　杜仲　当归　川芎　独活　防风　肉桂　生姜

养精种玉汤（《傅青主女科》）　当归　白芍　熟地黄　山萸肉

举元煎（《景岳全书》）　人参　黄芪　白术　升麻　炙甘草

济生肾气丸（《济生方》）　山茱萸　山药　熟地黄　茯苓　牡丹皮　泽泻　附子　肉桂　牛膝　车前子

宫外孕Ⅰ号方（山西医学院附属第一医院）　丹参　赤芍　桃仁

宫外孕Ⅱ号方（山西医学院附属第一医院）　丹参　赤芍　桃仁　三棱　莪术

十　画

泰山磐石散（《景岳全书》）　人参　黄芪　当归　续断　黄芩　川芎　白芍　熟地黄　白术　炙甘草　砂仁　糯米

真武汤（《伤寒论》） 附子 白术 茯苓 白芍 生姜

桂枝茯苓丸（《金匮要略》） 桂枝 茯苓 芍药 牡丹皮 桃仁

桃红四物汤（《医宗金鉴》） 桃仁 红花 当归 川芎 赤芍 熟地黄

逐瘀止血汤（《傅青主女科》） 生地黄 大黄 赤芍 牡丹皮 当归尾 枳壳 桃仁 龟甲

逐瘀止崩汤（《安徽中医验方选集》） 当归 川芎 三七 没药 五灵脂 牡丹皮炭 炒丹参 炒艾叶 阿胶（蒲黄炒） 龙骨 牡蛎 海螵蛸

逍遥散（《太平惠民和剂局方》） 柴胡 白术 茯苓 当归 白芍 甘草 薄荷 煨姜

消癥散（经验方） 千年健 续断 追地风 花椒 五加皮 白芷 桑寄生 艾叶 透骨草 羌活 独活 赤芍 当归尾 血竭 乳香 没药

调肝汤（《傅青主女科》） 当归 白芍 山茱萸 巴戟天 阿胶 山药 甘草

通乳丹（《傅青主女科》） 人参 黄芪 当归 麦冬 木通 桔梗 猪蹄

通窍活血汤（《医林改错》） 赤芍 川芎 桃仁 红花 老葱 麝香 生姜 红枣

十一画

理冲汤（《医学衷中参西录》） 生黄芪 党参 白术 山药 天花粉 知母 三棱 莪术 生鸡内金

黄芪桂枝五物汤（《金匮要略》） 黄芪 桂枝 白芍 生姜 大枣

萆薢渗湿汤（《疡科心得集》） 萆薢 黄柏 赤茯苓 牡丹皮 薏苡仁 滑石 通草 泽泻

蛇床子散（《中医妇科学》） 蛇床子 川椒 明矾 苦参 百部

银甲丸（《王渭川妇科经验选》） 金银花 连翘 红藤 蒲公英 紫花地丁 椿根皮 生蒲黄 生鳖甲 升麻 桔梗 茵陈 琥珀末 大青叶

羚角钩藤汤（《重订通俗伤寒论》） 钩藤 羚羊角 桑叶 川贝母 生地黄 菊花 白芍 茯神 鲜竹茹 甘草

清肝止淋汤（《傅青主女科》） 当归 白芍 生地黄 牡丹皮 黄柏 牛膝 制香附 黑豆 阿胶 红枣

清肝引经汤（《中医妇科学》） 当归 白芍 生地黄 牡丹皮 栀子 黄芩 川楝子 茜草 牛膝 白茅根 甘草

清经散（《傅青主女科》） 牡丹皮 青蒿 黄柏 地骨皮 熟地黄 白芍 茯苓

清热固经汤（《简明中医妇科学》） 生黄芩 焦栀子 生地黄 地骨皮 阿胶 炙龟甲 牡蛎粉 地榆 生藕节 棕榈炭 生甘草

清热调血汤（《古今医鉴》） 牡丹皮 黄连 生地黄 当归 白芍 川芎 桃仁 莪术 延胡索 香附

清营汤（《温病条辨》） 玄参 生地黄 麦冬 金银花 连翘 丹参 竹叶 黄连 水牛角代

十二画

散聚汤（《妇科秘诀大全》）　半夏　橘皮　茯苓　当归　杏仁　桂心　槟榔　甘草

温经汤（《妇人大全良方》）　人参　当归　川芎　白芍　桂心　莪术　牡丹皮　牛膝　甘草

温经汤（《金匮要略》）　当归　吴茱萸　桂枝　白芍　川芎　牡丹皮　法半夏　麦冬　人参　阿胶　生姜　甘草

温胞饮（《傅青主女科》）　巴戟天　补骨脂　菟丝子　肉桂　附子　杜仲　白术　山药　芡实　人参

滋血汤（《证治准绳》）　人参　黄芪　山药　茯苓　熟地黄　当归　川芎　白芍

十四画

毓麟珠（《景岳全书》）　人参　白术　茯苓　白芍　当归　川芎　熟地黄　炙甘草　菟丝子　杜仲　鹿角霜　川椒

膈下逐瘀汤（《医林改错》）　当归　川芎　赤芍　桃仁　红花　枳壳　延胡索　五灵脂　乌药　香附　牡丹皮　甘草

漏芦散（《济阴纲目》）　漏芦　蛇蜕　瓜蒌

十五画

鲤鱼汤（《备急千金要方》）　鲤鱼　白术　白芍　当归　茯苓　生姜　橘红

十六画

橘皮竹茹汤（《金匮要略》）　橘皮　竹茹　大枣　人参　生姜　甘草

主要参考书目

[1] 王星田. 中西医结合妇产科学. 北京：中国中医药出版社，2001.
[2] 杜惠兰. 中西医结合妇产科学. 北京：中国中医药出版社，2006.
[3] 杜惠兰. 中西医结合妇产科学. 第2版. 北京：中国中医药出版社，2012.
[4] 连方，齐聪. 中西医结合妇产科学. 北京：人民卫生出版社，2012.
[5] 乐杰. 妇产科学. 第7版. 北京：人民卫生出版社，2012.
[6] 谢幸，苟文丽. 妇产科学. 第8版. 北京：人民卫生出版社，2013.
[7] 杨敬改. 妇产科学. 西安：第四军医大学出版社，2006.
[8] 王泽华. 妇产科学. 第6版. 北京：人民卫生出版社，2009.
[9] 马宝璋. 中医妇科学. 上海：上海科学技术出版社，1997.
[10] 马宝璋. 中医妇科学. 第2版. 北京：中国中医药出版社，2012.
[11] 张玉珍. 中医妇科学. 北京：中国中医药出版社，2002.
[12] 李云端. 中医妇科学. 北京：中国中医药出版社，2005.
[13] 傅淑清. 中医妇科学. 第2版. 北京：人民卫生出版社，2010.
[14] 欧阳惠卿. 中医妇科学. 北京：人民卫生出版社，2002.
[15] 罗颂平，谈勇. 中医妇科学. 第2版. 北京：人民卫生出版社，2012.
[16] 北京中医学院. 刘奉五妇科经验. 北京：人民卫生出版社，2006.
[17] 朱南孙. 朱小南妇科经验选. 北京：人民卫生出版社，1981.
[18] 高新彦，袁惠霞. 古今名医妇科医案赏析. 北京：人民军医出版社，2006.